复旦大学公共卫生与预防医学一流学科建设——健康中国研究院系列

Study on Mental Health of the Chinese Migration in a Mega-City

中国超大城市流动人口心理健康研究

主　编　傅　华　[英]尼克·曼宁(Nick Manning)

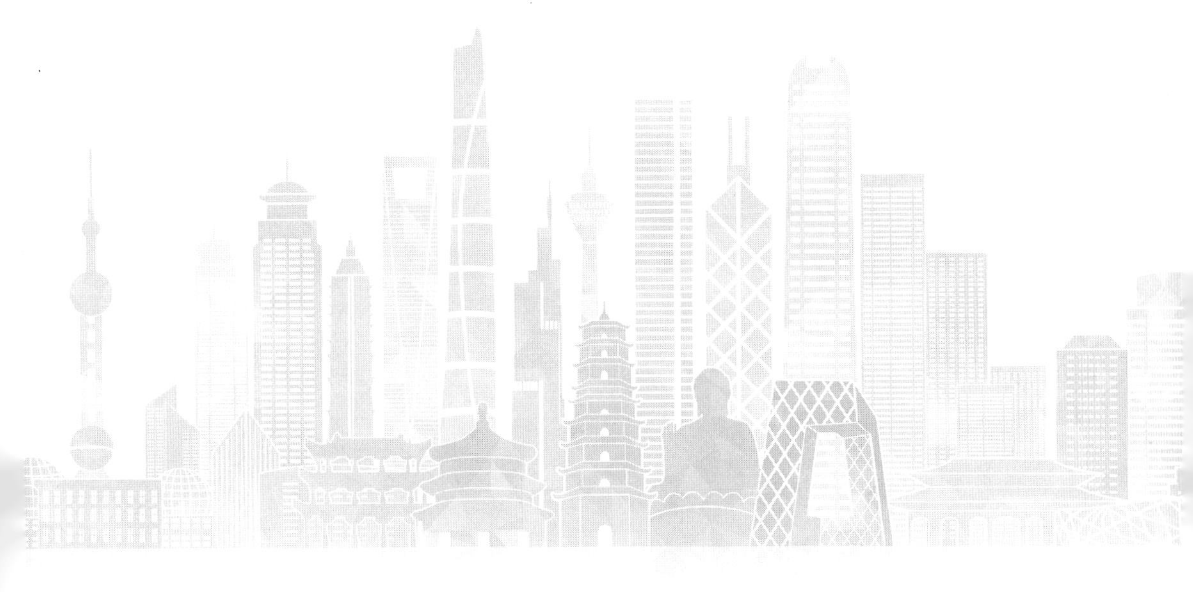

复旦大学出版社

编委名单

主　编：傅　华　[英]尼克·曼宁(Nick Manning)

编　委(按姓氏拼音排序)：

戴俊明(复旦大学公共卫生学院)

[英]德·菲茨杰拉德(Des Fitzgerald)(英国卡迪夫大学社会科学学院)

傅　华(复旦大学公共卫生学院)

高俊岭(复旦大学公共卫生学院)

何燕玲(上海市精神卫生中心)

[英]李劼(Jie Li)(英国伦敦国王学院全球卫生和社会医学系)

[英]丽莎·理查(Lisa Richaud)(英国伦敦国王学院全球卫生和社会医学系)

[英]尼古拉斯·罗斯(Nikolas Rose)(英国伦敦国王学院全球卫生和社会医学系)

[英]尼克·曼宁(Nick Manning)(英国伦敦国王学院全球卫生和社会医学系)

王　帆(复旦大学发展研究院)

王　剑(上海市健康促进中心)

主编简介

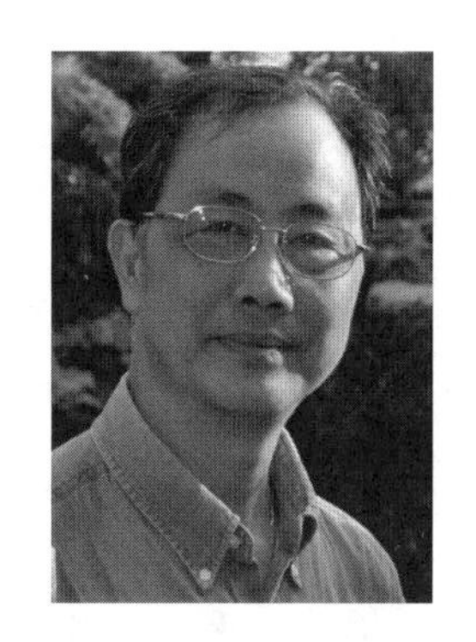

傅华，复旦大学公共卫生学院教授，复旦大学健康传播研究所所长。主要从事的研究方向是健康城市、健康素养、社区慢性病自我管理与场所健康促进等。担任上海市健康促进协会副会长，中华预防医学会健康促进与教育专委会副主任委员，中华预防医学会慢性病专委会副主任委员等。现为中国高校精品课程“非预防医学专业《预防医学》”负责人，上海市教学名师。主编国家卫生健康委规划教材《预防医学》(第七版)、《健康教育学》(第三版)及《健康城市理论与实践》等著作。

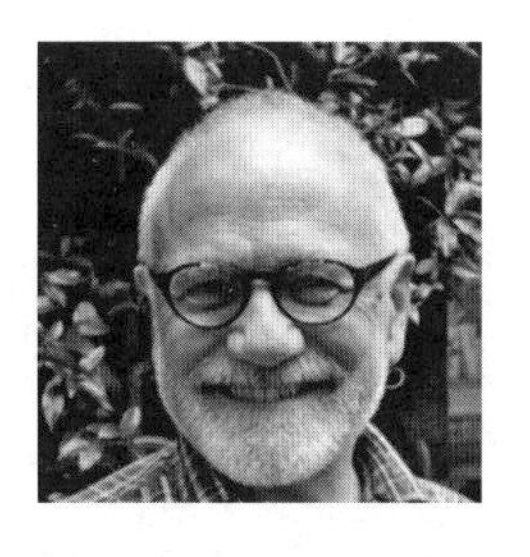

尼克·曼宁(Nick Manning)，英国国王学院全球健康与社会医学系的社会学教授。1995—2014年，他任职于诺丁汉大学，担任社会政策和社会学教授；在此期间，他建立并领导了诺丁汉大学心理健康研究所(2006—2014年)。该研究所是国际多学科研究、服务创新和教学的主要中心，与中国、日本、欧洲和美国有联系。2014年后他受聘于英国国王学院。研究领域包括健康和疾病社会学(尤其是心理健康)、全球社会变革(包括俄罗斯和东欧以及中国)以及社会理论在现实世界中的应用。他还在治疗社区的社会学、俄罗斯和东欧的社会变革、社会问题的社会建构、社会和绿色运动以及心理健康诊断和政策方面发表了大量著作，包括30本书。

前　言

本书是一部研究型的学术著作，主要介绍我们与英国伦敦国王学院合作开展的“中国特大城市外来人口心理健康”研究成果。但与以往健康领域著作专注于一个特定学科领域不同，本书在研究内容和研究方法上力图跳出传统心理健康研究的条条框框，强调学科的交叉融合，从系统论及跨学科的角度，开辟研究超大城市流动人口心理健康的方法，并以公共卫生的视角分析在超大城市(megacity)情境下流动人口的心理健康。因此，本书具体内容安排如下。

第一到四章是一般情况介绍。第一章主要介绍与本研究有关的一些背景知识和概念。第二章介绍研究目的意义和方法。第三章是文献综述，介绍国内外对中国城乡流动人口的城市社会排斥与心理健康问题，并提出了研究的呼吁。第四章介绍上海为外来流动人口提供心理健康服务的现状，以及影响因素的分析。

第五、六章是方法学的研究。第五章介绍了本次研究的一个重要内容，即研究工具开发，包括：应用于心理健康流行病学研究的调查量表，和通过智能手机应用程序“Urban Mind”平台上使用生态瞬时评估(EMA)来研究城市建成环境与心理健康之间的关系。第六章是一篇比较重要的阐述心理健康研究方法学问题的文章。作者曾是英国诺丁汉大学心理健康研究所所长，是本研究的英方负责人。该文在综述大量相关文献的基础上，从科学解释机制的使用转向传统流行病学的缺陷，以及新的“丰富机制”流行病学的可能性进行了阐述；并提出了将来开展心理健康研究方法的建议。

接下来的3章是本书的一个重点，即用人类学的方法研究流动人口心理健康。第七章是人类学的方法学介绍；第八章以上海郊区流动人口为例，从人类学的角度阐述了流动人口心理健康与主体性管理，介绍了在以往许多学者认为流动人口面临严峻的情况下，他们是如何具有忍受和保持乐观的能力，来维持良好的心理状况的；第九章阐述了上海市中心流动人口的生活、地点和生态体验，介绍了上海市区的外来务工人员如何通过居住实践来开辟令自己舒适的空间和赖以喘息的氛围。

除了另辟人类学方法在流动人口心理健康研究的路径外，我们这次的研究在很大部分是从积极心理健康的视角来分析流动人口心理健康问题。第十章在第一章简单介绍的基础上，进一步论述了积极的心理健康保护因素——复原力和心理一致感，然后介绍了我们对上海市流动人口心理健康与影响因素研究的成果。第十一章延续从积极心理健康的视角，分析了长工时对外来务工人员心理健康的影响，并提出了政策建议。后面的几章是从不同方面，分析流动人口心理健康问题。

第十二章，我们进一步论述了流动人口社会资本问题，这在心理健康促进中是一个非常重要的要素。在这一章里，还进一步介绍了我们的研究成果：社会资本对流动人口健康影响的实例研究。

当今时代，互联网、智能手机也成为多数人的必备工具。那么，互联网和智能手机对流动人口心理健康有什么影响，在第十三章介绍了我们的研究成果。

在流动人口的群体里，有一个亚群不应该被忽视，就是流动儿童。我们在第十四章专门介绍了流动儿童心理健康的研究成果。正如上面所阐述，我们对流动儿童心理健康的研究，也同时关注心理幸福和心理健康问题。

最后，在第十五章中，我们以公共卫生干预的视角，介绍了工作场所健康促进对流动人口心理健康干预的作用，并对将来流动人口心理健康促进提出了政策建议。

本书所展示我们在课题所获得的主要研究成果，曾发表在 2019 年 *International Health*（第十一卷）上，在这里也特别要感谢 *International Health* 以及原文作者对本书出版的支持。由于著作和杂志论文的编辑要求及格式上有所不同，各章的内容，尤其是国外作者的文章还有翻译的过程，在表达上可能也不完全一致。另外，本书在编辑过程中也只保留了最为重要的参考文献，且没有在正文中列出参考文献序号。读者如果想进一步了解本课题的研究成果细节，可以到 *International Health*（第十一卷)上查阅。

最后,感谢本书所有的作者作出的贡献。尤其要感谢与我共同主持本研究以及共同主编本书的英方专家尼克·曼宁(Nick Manning)教授,他以深厚的专业功底和宽厚、包容、仁慈且严谨的态度,促成了本课题能与诸多学科专家一起工作,保证了本书的顺利出版。另外,还要感谢在课题开展过程中给予现场调研大力支持,及在本书编辑过程中翻译校对等编辑工作付出辛勤劳动的方方面面人士,尤其是白凯先生,他和丽莎·理查(Lisa Richaud)一起翻译了难度很大的人类学方面的3章内容。最后也感谢复旦大学健康中国研究院给予部分资金的支持,及复旦大学出版社的编辑们在稿件审阅等过程中提出的宝贵意见,他们的共同支持使得本书顺利出版。

由于我们知识水平和经验有限,本书作为学术性著作,书中错误和不成熟之处在所难免,诚恳希望国内外读者和同道不吝指正,以便修正。

目　录

第一章

超大城市流动人口的特点及心理健康概述

外来人口、流动人口、农民工以及心理健康这些关键词其实在近年来都是一个热点话题，有关学者也开展了很多研究。我们所承担的国家自然科学基金中英合作项目“中国特大城市外来人口心理健康”，和以往的研究有什么不同，相关研究背景、研究目的和研究内容将在第二章具体介绍。本章想就上面提及的这些关键词，作一个背景铺垫，以便为读者进一步阅读本书提供参考。

第一节　公共卫生视角下的超大城市

我们在设计课题时，把研究场所定义在 megacity，即我国所称呼的超大城市（以前也曾把 megacity 翻译为特大城市，正如我们课题原名称一样）。根据我国国务院 2014 年 11 月 20 日发布的《关于调整城市规模划分标准的通知》（国发〔2014〕51 号），城区常住人口 1 000 万以上称为超大城市[城区常住人口 500 万～1 000 万为特大城市（supercity）]。截至 2020 年底，中国的超大城市包括上海、北京、深圳、重庆、广州、成都及天津 7 个城市。

在城市化的进展过程中，经济的国际化和全球化给城市发展带来了很大的变化。城市发展速度越来越快，步入 21 世纪后，城市加速扩张，城市吞并了乡村，并且城市规模也越来越大。因此，超大城市是这个时代定义的，它代表 21 世纪经济和区域扩张的方式。

如上述定义所指出的，超大城市首先意味着人口规模大。而人口越多,构成就越复杂分化。其中由农村迁移到城市的外来人口(本书称为流动人口)是其构成复杂化的一个重要的特征。在城市的发展过程中,城市中的流动人口无论是在打破以城乡隔绝为特征的二元结构,还是作为城市吸纳农村剩余劳动力的一部分,他们在与原城市居民通过相互依赖的复杂分工,对推动城市的发展发挥了巨大的作用。从直观上看,紧凑、高度发达的城市空间为人群健康提供了机遇和挑战。一方面,高密度的城市生活为人们提供了很多有利的机会:公共交通促进了更多的身体活动,减少汽车使用带来的空气和噪声污染;高密度的城市生活可以减少社会孤立,城市可以为居民提供获取资源的途径。但是,从公共卫生的角度看,城市的工业和生活活动会导致环境的污染加重,高密度的人群活动会大大促进传染病的快速传播。城市扩张,尤其是那些超大和特大城市的扩张,住宅区、生活区和工作区等公共区域通常被分开,需要更多的道路来连接它们。这带来了汽车使用量的增加与污染增加、机动车事故增加、路怒症风险增加(影响心理健康)、热岛效应、身体活动水平下降以及潜在的社会孤立有关,进而影响人群健康。

除了大规模人口外,超大城市最重要功能是经济活力。城市集中的人力资本为商业活动、创造财富和全球经济增长提供了独特的机会。人口的大量聚集和分化本身也带来经济增长活力,经济活力又能够支持经济增长和城市扩张。在中国,超大城市与国际大都市意义相仿,这样的城市拥有巨大的经济实力,有着独特的个性和相当的国际影响力,比如纽约、伦敦、东京,上海也已经是这样的城市了。经济的快速发展和工作生活节奏的加快,这不仅增加了人们的压力,而且同时也在改变着人们的生活方式,并对身心健康产生影响。

在人口集聚和经济繁荣等方面,城市尤其是特大和超大城市,一直被认为是一个复杂的系统,其内在的物质环境(包括建成环境、气候和地理等)和社会环境(包括社会网络和民间社会结构、政治和治理)在多个维度上具有许多相互关联的特征。正如 Ettman 等人所述,城市也被看作在其内部和外部各种驱动力(即国际、区域、国家和地方一级)的影响下随时间变化的动态场所。例如,在人口变化方面,如出生、死亡、人口流动在不断地影响城市内部构成,导致一些贫困人群过于积聚在某些区域,而另一些中产阶层群体积聚在另一些区域。同时,外部力量如气候变化、社会运动与治理方式通过与系统的各个部分的相互作用而可能影响城市的运行。由此可见，城市一方面被其他“更高层次”的驱动力所塑造，进而影响城市的人群健康；而另一方面城市又反过来影响物质、社会和资源环境，由此也影响着城市人群的健康。因此，在后续介绍的研究中，我们也非常重视城市这个复杂系统与流动人口心理健康的关系。

简而言之，我们现在多数人(65%以上)都生活在城市中，而城市塑造了我们生活、居住条件以及应对日常生活所需的方式。正如世界卫生组织《健康促进渥太华宪章》所指出，健康是人们在他们日常生活中所学习、工作、娱乐和爱的地方创造和维系的。因此，城市这些无处不在的驱动力从各个方面在相互作用，影响着我们的心理活动、与人交流以及生活行为方式，进而影响着城市生活人群的身心健康。因此，公共卫生的视角越来越关注城市，研究分析城市的物质和社会环境，深入了解城市居民周围世界的环境条件是如何塑造人们的行为方式(做什么、人们怎么做、人们消费什么、何时玩什么等)，以及由此又如何进一步塑造城市的人群健康。理解城市对健康影响特征的目的是采取更加有针对性的措施来改善和促进城市人群健康。

本研究就是从公共卫生的视角，以超大城市里一个特定人群(流动人口)的特定健康问题(心理健康)为切入点，探讨城市与人群健康。

第二节　研究对象的定义及一般特点

本研究“中国超大城市外来人口心理健康”中的外来人口，主要是指外来流动人口。所谓的流动人口，是根据户籍的属性来界定的，指跨乡(镇、街道)以上流动，离开户籍地务工、经商及生活居住的人。外来流动人口，一般是指从外地流入城市，在城市中就业和居住，但不具备所居住城市户口的人。目前，国内人口流动的形式主要是从农村向城镇、大城市流动，但也有从小城镇向大城市的流动。由于本研究的场所在城市，研究的人群是外地流入城市的人，所以冠以“外来流动人口”更为恰当。当然，城市由于人口规模不一样，所具有的特点也有很大的不同。本次研究聚焦于“超大城市”，并主要在上海开展研究。因此，本书中所用的流动人口，与外来流动人口同义。

在过去40年里，中国的经济改革和快速城市化进程推动了国内大规模的人口流动。在外地流入城市的人群中，由农村向城市流动占有很大的比例。对这部分人群又称为“农民工”“外来务工人员”“进城务工人员”。根据国家统计局农民工监测调查报告的定义，农民工是指户籍仍在农村，在本地从事非农产业或外出从业6个月及以上的劳动者。包括：①本地农民工指的是在户籍所在乡镇地域以内从业的农民工；②外出农民工指在户籍所在乡镇地域外从业的农民工；③进城农民工指年末居住在城镇地域内的农民工(城镇地域为根据国家统计局《统计上划分城乡的规定》划分的区域，与计算人口城镇化率的地域范围相一致)。本研究“外来流动人口”属于进城农民工的范畴。

这几十年人口迁移流动在中国内部有两种表现形式：一是从农村向居住地附近的大城市迁移，二是向东部沿海一线大城市迁移。根据国家卫生健康委员会的报告，2017年，全国流动人口为2.45亿人。21世纪初的流动人口往往具有以下特征：①从事的工种职业声望相对低下，集中在制造、零售、餐饮、社会服务和建筑业工作；②改善经济现状为流动最大内因；③内心倾向于返回家乡工作。

但是，近10年来，学界认为流动人口群体的内部结构一致性被打破，出现了在资本占有、经济收入、社会声望及价值取向等方面有很大差异的等级群体，即第二代流动人口或新生代流动人口。第二代流动人口或新生代流动人口是指出生在20世纪80年代以后的，年龄在16岁以上的人，也是当下最主要的流动人口群体(6成以上，总量达1亿人)。一方面，第二代流动人口是传统外来流动人口的发展和延续。另一方面，其基本特征也发生明显转变。根据全国总工会新生代农民工问题课题组发布的“关于新生代农民工问题的研究报告”。新生代农民工有以下4点特征：①时代性，即相对于传统的农民工，大众传媒和通信技术的进步使他们能够迅速地接受现代文明的熏陶，形成多元的价值观。②发展性，即新生代农民工年龄大多都比较年轻，职业经历刚刚开始，外出务工观念亦处于不断发展、变化中。③双重性，即他们处于由经济欠发达地区人的身份向发达城市人的身份过渡过程中，同时兼有工人和农民(农民的子女)的双重身份，这影响了他们关注工作条件的改善和农民的特质。④边缘性，即第二代农民工生活在城市，心理预期高于父辈，耐受能力却低于父辈，受城乡二元化结构和自身文化、技能的制约，很难真正融入主流社会，处于边缘化的状态。本研究多数群体都属于第二代或新生代流动人口。

第三节　心理健康与心理幸福

如上所述，流动人口出于利益或发展的内在动机而迁入城市寻求工作机会，但在此过程需要面对诸多困境，诸如户籍、社会保障、子女教育等一系列政策性问题，以及在工作中面临的工作环境差、工作时间长以及压力大等就业环境问题。因此，流动人口的心理健康问题也一直受到多方的关注，以往的研究也将此作为重点。而现在很多研究也证明，心理健康不仅包括心理健康问题，还包括心理幸福或主观幸福感。心理幸福(mental wellbeing)由于能促进更好的身体健康、积极的人际关系以及更健康的社会联系，能帮助人们实现他们的潜力，实现抱负，应付逆境，高效地工作，从而被誉为个人、家庭和社区的宝贵资源。因此，促进心理幸福和预防心理健康问题是促进健康公平、预防过早死亡的重要公共卫生干预措施，从而成为每一项公共卫生战略的关键要素。

一、心理健康的一些概念

1. 心理健康　世界卫生组织指出，心理健康是指一种幸福状态，个体可发挥他或她自己能力，应付正常的生活压力，有成效地工作并为他或她所在的社区作出贡献。这个定义突出了心理健康的积极方面，而不单单是没有心理疾患，并强调了“功能”和“富有成效的”的心理健康要素。世界卫生组织西太区也指出，心理健康是个人幸福与有效地发挥自身功能的基础。它不仅仅指没有心理障碍，还包括思考、学习和理解一个人的情绪和对他人作出反应的能力。心理健康是一种在环境内以及与环境互动中的平衡状态，身体、心理、社会、文化、精神和其他相互关联的因素都参与产生这种平衡。身心健康之间有着不可分割的联系。由此可见，心理健康包括了从心理健康问题、状况、疾患和失调到心理幸福感或积极心理健康，涵盖了从积极状态到消极状态这样的心理健康连续谱(The term mental health is used to describe a spectrum from mental health problems, conditions, illnesses and disorders through to mental

wellbeing or positive mental health)。这是英国公共卫生科学院(Faculty of Public Health，FPH)给心理健康所下的定义。

但是,长期以来,我们往往将没有心理健康问题和具有正常的智力、自我意识、自我调节或认知客观等作为心理健康的判断标准。如果一个人被评价为少焦虑或无焦虑、少恐惧或无恐惧时,就可以被认为是心理健康的。但是,我们忽略了乐观、宽容、创造性、利他和幸福感等积极的心理品质。

2. *“心理健康问题”*(mental health problem)　是指不良的心理健康(poor mental health),或涵盖一系列消极的心理健康状态(negative mental health states),包括那些符合精神疾患诊断标准的心理健康问题,如心理障碍(mental disorder),以及低于诊断标准值的心理健康问题。心理健康问题可进一步分为常见的心理问题,例如,焦虑和抑郁(在心理学上也常把焦虑和抑郁看作是心理健康问题的操作性定义)。这些问题可能是暂时的(复发、缓解和康复)或是严重的心理健康问题,如精神分裂症和双相情感障碍,还有各种行为障碍。人类一些短暂性的心理健康问题不一定对健康是有害的。在生物进化过程中,防止被杀是生命的首要适应任务。人在心理上的消极情绪与撤退取向的行为抑制系统有关,其目的是通过抑制导致痛苦的惩罚和其他不利结果,而使有机体免于受到伤害。消极情绪主要有三类:焦虑、抑郁和愤怒。它们决定了人是战斗,还是逃跑。Watson 认为消极情绪的适应性功能更加明显,它能引发特殊的适应行为:如恐惧使人远离威胁,恶心使人远离有毒物质等。因此,从进化的角度看,消极情绪是有适应意义的,可以使人获得暂时的好处,如逃避或攻击。

在流动人口心理健康方面,中国的研究主要还是聚焦在心理健康问题。据文献报道,中国流动人口存在患抑郁、焦虑、恐慌、紧张等精神或心理健康问题的患病率在 12.8%～35.3%。当前流动人口与心理健康的研究主要集中在北京、上海、杭州、广州和深圳 5 个城市中,中西部地区同样亦有少量研究报道。与本地居民相比,多数研究报道流动人口的心理健康水平较低。常见的心理健康问题有以下几类:①抑郁,Lam 研究显示深圳市流动人口的抑郁水平是当地人的 3.34 倍,类似结论在北京、上海的流动人口调查中同样被证实。②职业紧张,职业紧张(occupational stress, OS)指在某种职业状态下,客观需求和主观反映之间失衡而出现的生理变化和心理压力,以及由于无法满足需求而引起相应的功能性紊乱。职业紧张增加职业倦怠发生的风险,从而降低工作效率,甚至发生离职或影响身体健康。③心理不适,心理不适(psychological distress, PD)是心理压力、焦虑等问题的综合测量方式,新生代流动人口的PD水平要明显高于第一代流动人口,尤其是女性的PD患病率较男性更高。并认为中国流动人口心理问题的发展机制主要与社会经济不平等与社会排斥、社会孤立与心理排斥以及目标奋斗压力有关。本书在第三章的文献综述有专门介绍。

3. *心理幸福*　心理幸福是指心理健康的积极方面,包括感觉良好和能力发挥良好两个方面。良好的感觉是主观的,包括快乐、生活满足和其他积极的情感状态。能力发挥良好包括自我接纳、个人成长、生活有目标、与他人的积极关系、对环境的掌控和自主性等。

郑翔平教授在《积极心理学》一书中,把主观幸福感描述为积极心理状态的标志,具体分为积极的情绪状态、积极的心理功能和社会性的幸福感三方面,并把上述能力发挥良好中的与他人的积极关系归类为社会性幸福感方面。

心理幸福的不同方面在不同的人身上或多或少地会表现出来。心理幸福与积极心理健康(positive mental health)密切相关。然而,心理幸福不能以传统的医学模式来看待,不能以一种“诊断”标准来划分为这个人是心理幸福,那个人不是心理幸福。至今也没有明确的依据来确定一个切点来定义不同类别。

在本书第十到十五章,我们都会涉及主观幸福感的问题。

4. *积极心理学*　现代积极心理学奠基人 Martin E. P. Seligman 指出,积极心理学是“一门关于人的潜能与美德的科学”,旨在激发个体的优势与潜力,促进个体的发展与适应,实现个体的生活幸福和价值超越。其研究领域涉及3个层面:①在主观水平上,研究积极的主观体验。例如,幸福和安宁、满足和满意、希望和乐观,以及流畅和快乐。②在个体成长水平上,研究积极的心理特征,如爱的能力、创造的勇气、积极的人际关系、审美体验、坚持、前瞻、天才、宽容和智慧灵性等。③在群体水平上,研究积极的公众品质。例如,责任、利他、关爱、文明、自制力、容忍力以及职业道德。

积极心理学能帮助人们处理消极情绪，处理焦虑不安，处理抑郁和痛苦的经历及情感问题。研究发现，处理不断增加的抑郁病例个体，最有效的方法是不要直接专注于抑郁和焦虑，而是培养积极性和个人优点，培育激情。培养能力就是创造一个强大的心理免疫系统。正如我们有强大的生理免疫系统一样，就意味着我们不会常生病，就算病了，也能恢复得更快。乐观、追求、意义及规划，正是这些因素的作用，会放大并改变我们看待和体验世界的方式，让我们突破框架，引发潜能，增强我们的免疫系统。

5. 健康本源学　在挑战只关注不良心理健康问题方面，除了积极心理学外，这里还要介绍另一个概念"健康本源学"。健康本源学是由以色列社会学家阿隆·安东诺夫斯基(Aaron Antonovsky)提出的。安东诺夫斯基在他的生活和研究中体会到，那些遭受歧视、贫穷或作为努力适应新环境的移民(或在炎热的夏季或寒冷的冬季在光秃秃的土地上建立集体农场)的人，显然很容易罹患身体或精神疾病。但是，许多这样的人仍保持着良好的健康和幸福。他在一项对纳粹大屠杀幸存下来的妇女进行研究后发现，尽管她们中许多人在集中营中曾有痛苦的经历，移民到以色列后生活条件也很差，但她们当中的许多人却适应得很好。"是什么促使这些人过上健康和幸福的生活?""健康的起源是什么?"安东诺夫斯基把有益健康(saluto)和起源(genesis)结合在一起，创造了一个著名的新词——"健康本源学(salutogenesis)"。在思考这些问题的时候，安东诺夫斯基汲取了医学中"稳态是人类体内平衡基本条件"的观点，并引入了"人类有机体作为原始生物处于异质不平衡状态"的基本哲学观点作为有益健康取向的核心。安东诺夫斯基认为，健康和疾病不应被视为两分法，而应被视为连续体。人类环境本质上就是一个丰富的压力源，无论是微生物学的、个人的、经济的、社会的、还是地缘政治的。因此，人们生活在一个无法避免压力源的世界里，而人类机体的正常状态是一种熵、无序和稳态破坏的状态。健康本源学理论的基本哲学假设是，人的系统应看作是一个基本不健全的系统，不断受到无法阻止的干扰过程和因素(压力源)的攻击。尽管健康本源学和积极心理学都是挑战了主流的致病范式，但在基本哲学假设这点上，其与积极心理学的基本哲学前提是不同的。健康本源学开辟了一条从"舒适(ease)"到"不适(dis-ease)"的连续体来思考健康和疾病的道路。在这种方法中，没有人被划分为健康或患病。所有的人都是介于完全健康和完全疾病的想象两极之间。即使是完全健壮、精力充沛、无症状及功能完好的人也会带有病态或死亡的标志：他/她戴眼镜，有抑郁的时候，患流感，可能还有尚未检测到的恶性细胞；而另一方面，即使是晚期患者的大脑和情绪也可能是完全正常的。我们大多数人处于两极之间。服务的优先次序理所当然地给予那些处于连续体较重一端的人，但所有人都成为研究和干预的焦点。无论它们在连续体的什么地方，都有进一步向健康极点移动的可能性。因此，健康本源学对积极心理学提出了一个全新的挑战，即重新思考它在消极方面的立场。在压力是普遍存在，并且有一个舒适-不适的连续体的假设前提下，我们考虑问题的焦点从如何消除这个或那个压力以及从疾病和风险因素取向(即人们存在的问题和需要)转移到有益健康取向，如何采取人们认为具有控制自身健康和幸福的潜力和能力的方式来促进自己更健康。本书的第八、九章，从人类学的视角探讨了人们应对压力的一些细节；另外，第十章将进一步介绍这方面的概念。

6. *复原力*　复原力意思是指“能够应对生活中的正常压力”和“从问题中恢复过来”。这是许多心理幸福定义的重要组成部分，与预防心理健康问题密切相关。具体详见第十章。

在本书的人类学研究中，我们所得到的一些研究成果，也可以从积极心理学和健康本源学来进一步理解。

二、心理健康是躯体健康的决定因素

在传统上除了把心理健康问题或者不良心理健康作为心理健康的全部，或者在心理健康上把不良心理健康和心理幸福分隔开外，另外一个问题是在大众的认知和服务提供上，也常把心理健康和躯体健康武断分离。现在有强有力的证据表明，心理健康和躯体健康是完全融合和相互依存的，心理和躯体在生理层面上有着不可分割的内在联系。

胡大一教授在他翻译的《自愈力的真相》一书的译者序里，举了两个案例。

案例一：一位中年女性患者因胸闷和早搏被诊断为心肌炎，医生嘱咐她要卧床休息和药物治疗，但患者的胸闷症状非但没有缓解反而逐渐加重，导致长期卧床，生活无法自理。之后患者来北京找胡教授看病，胡教授通过详细的诊疗，最后给出的结论是没有心肌炎，可以正常活动。半年后，患者就登长城去了……胡教授说："类似的案例不胜枚举，在每天就诊的患者中，有 1/3 的病因不在心脏，而是精神或心理问题导致的胸背部不适。"

案例二：上海一位诊治肝癌的老专家讲过一则故事，一位经他治疗的女性肝癌患者，做了手术切除、化疗和放射治疗，癌症还是发生了转移。老专家在无能为力的困境下，问了一个让患者意想不到的问题："你会游泳吗?"患者说："会，也喜欢游"。老专家说："那你出院吧，然后每天去游泳。"奇迹出现了，患者的病痛逐渐减轻，症状最后消失，10 年过去了，患者还健康愉快地活着。

胡教授指出："《自愈力的真相》这本书让我们理解到，大脑对健康具有积极的调节作用，大脑自愈力不是伪科学，但它也不是所谓的灵丹妙药，我们需要客观地看待，有的放矢，用科学的手段和方法，将大脑自愈力这一概念从伪科学中'解救'出来。"

关于心理幸福对躯体健康具有保护作用，在排除精神障碍患者的健康人群队列研究中，积极的情感和积极的性格均可使死亡风险比降低 20%。良好的人际关系是心理健康的一个重要组成部分，同样可以防止孤独和死亡。积极的情感(情绪或感觉)也能降低发病率。其确切机制尚待阐明，但很可能是健康生活方式的采用、对长期疾病的积极管理以及更广泛决定因素的相对影响都发挥了作用。心理健康与哺乳动物(战斗和逃跑)的生理过程以及系统进化上更古老的应激反应有关。自主神经系统与情绪状态有着不可分割的联系，在潜意识层面调节着躯体的心血管、呼吸、消化、修复和防御功能，对疾病的恢复和易感性有着很大的影响。这是一个重要的潜在机制。关注心理健康不同方面的队列研究表明，心理健康的人群具有生存优势。生理和心理健康问题的风险因素通常是重叠的，社会和物质环境决定因素对躯体健康的影响可以对复原力产生深远的影响。这就解释了为什么患有严重而持久的精神疾患的人的躯体健康状况往往很差。酗酒、药物滥用、吸烟和不健康食品的选择，这些不健康的行为方式往往是在缺乏其他支持的情况下被用作应对和管理机制的一种方式。如果一个人具有良好的心理幸福和复原力，就可以减少上述的风险行为，从而成为躯体健康的保护性因素。本书的第六章，也部分论述了心理与躯体健康关系的生物学机制。

由此可见，将躯体健康独立于心理健康单方面采取公共卫生的方法不再有意义。心理健康需要在所有公共卫生政策和规划中作为幸福公式的一个组成部分加以考虑。正如《柳叶刀》杂志在2018年“全球心理健康与可持续发展”中指出的：“心理健康应被视为一个普遍的人类属性，是整体健康不可分割的组成部分，对所有国家和所有年龄的所有人都很重要。虽然‘没有心理健康就没有健康’是一个重要的愿望，但‘没有心理健康就没有可持续发展’的时代已经开始了。”

因此，我们在第十到十五章的研究介绍中，也经常把躯体健康和心理健康一起来描述。

三、公共心理健康

公共心理健康(public mental health)这个术语是为了在公共卫生实践中需要加强，但却被忽视的心理健康因素而创造的。借用公共卫生的定义，公共心理健康是通过社会、组织、公共和私人、社区和个人的有组织的努力和知情选择来改善心理健康和福祉以及预防精神疾患的科学和艺术。它包括促进、预防、有效治疗、护理和康复。它与公共卫生的所有领域都基于同样的原则。

与专注于个体心理疾患不同，公共心理健康关注的是人群，采取的措施是有组织的社会行动，更加强调心理健康促进，尤其是心理幸福感的促进。如上所述，心理健康对公共卫生至关重要；心理幸福感对生活质量和应对生活过程中各种事件起伏的能力具有深远的意义；它同时也具有防止躯体疾病、社会不平等和不健康的生活方式的作用。现在有很多以科学证据为基础的干预方法来促进心理健康和预防精神疾患，而且这些方法每天都在增长。

谈了那么多定义概念，主要是给读者说明，本书在研究内容和研究方法上力图跳出传统心理健康研究的框框，从系统论及跨学科的角度开辟研究超大城市流动人口心理健康的方法，并把研究视野扩大到整个心理健康的连续谱。更进一步讲，本书也希望在政府大力推进健康城市的当下，从公共卫生的视角，为探讨城市与人群健康提供一种新的思路。

（傅华）

参考文献

[1] 傅华,贾英男,高俊岭,等. 健康共治与健康城市建设展望[J]. 上海预防医学,2020,32(1): 12-15.
[2] 国家统计局. 2019 年农民工监测调查报告[EB/OL]. (2020-04-30)[2021-07-01] http://www.stats.gov.cn/tjsj/zxfb/202004/t20200430_1742724.html,2020-04-30.
[3] 国家卫生健康委员会. 中国流动人口发展报告 2018 内容概要[EB/OL]. (2018-12-22)[2021-07-01]. http://www.nhc.gov.cn/wjw/xwdt/201812/a32a43b225a740c4bff8f2168b0e9688.shtml
[4] 李强. 农民工与中国社会分层[M]. 北京: 社会科学文献出版社,2004.
[5] 乔·马钱特. 自愈力的真相[M]. 胡大一,译. 杭州: 浙江人民出版社,2019.
[6] 全国总工会新生代农民工外来务工人员进城务工人员问题课题组,关于新生代农民工外来务工人员进城务工人员问题的研究报告[N]. 工人日报,2010-06-21.
[7] 杨东平. 中国流动儿童教育发展报告(2016)[M]. 北京: 社会科学文献出版社,2017.
[8] 张雪艳,贾光,赵一鸣. 职业紧张概况[J]. 中华预防医学杂志,2007,41: 178-180.
[9] 郑翔平. 积极心理学[M]. 北京: 中国人民大学出版社,2018.
[10] ANWAR J M, DONOVAN R. Developing the perth charter for the promotion of mental health and wellbeing [J]. Advances Mental Health, 2013,12: 10-18.
[11] ETTMAN C K, VLANHOV D, GALEA S. Why cities and health [M]// GALEA S, ETTMAN C K, VLANHOV D. Urban health. New York: Oxford University Press, 2019: 15-23.
[12] Faculty of Public Health & Mental Health Foundation. Better mental health for all: a public health approach to mental health improvement [EB/OL]. (2021-03-22)[2021-08-01]. https://www.fph.org.uk/media/1644/better-mental-health-for-all-final-low-res.pdf.
[13] HOLT-LUNSTAD J, SMITH T B, LAYTON J B. Social relationships and mortality risk: a meta-analytic review [J]. PLoS Med, 2010,27: e1000316.
[14] LAM K K, JOHNSTON J M. Depression and health-seeking behaviour among migrant workers in Shenzhen [J]. Int J Soc Psychiatr, 2015,61: 350-357.
[15] LI J, CHANG S S, YIP PS, et al. Mental wellbeing amongst younger and older migrant workers in comparison to their urban counterparts in Guangzhou city, China: a cross-sectional study [J]. BMC Public Health, 2014, 14: 1280-

1280.
[16] LI J, ROSE N. Urban social exclusion and mental health of China's rural-urban migrants — A review and call for research [J]. Health Place, 2017,48: 20 - 30.
[17] LI X, STANTON B, FANG X, et al. Mental health symptoms among rural-to-urban migrants in China: a comparison with their urban and rural counterparts [J]. World Health Population, 2009,11: 24.
[18] LUO H, YANG H, XU X, et al. Relationship between occupational stress and job burnout among rural-to-urban migrant workers in Dongguan, China: a cross-sectional study [J]. BMJ, 2016,6: e012597.
[19] MEHTA N, CROUDACE T, DAVIES S C. Public mental health: evidenced-based priorities [J]. Lancet, 2015,385(9976): 1472 - 1475.
[20] MITTELMARK M B, SAGY S, ERIKSSON M, et al. The Handbook of Salutogenesis [M]. New York:Sprigner, 2017.
[21] PATEL V, SAXENA S, LUND C, et al. The Lancet Commission on global mental health and sustainable development [J]. Lancet, 2018, 392 (10157): 1553 - 1598.
[22] SEGLIMAN M E P, CSIKSZENTMIHALYI M. Positive psychology: an introduction [J]. Am Psychol, 2000,55(1): 5 - 14.
[23] WATSON D. Positive affectivity: The disposition to experience pleasurable emotional states [M]//SNYDER C R, LOPEZ S J. Handbook of positive psychology. New York: Oxford University Press, 2002: 106 - 119.
[24] WEN M, FAN J, JIN L, et al. Neighborhood effects on health among migrants and natives in Shanghai, China [J]. Health Place, 2010,16: 452 - 460.
[25] WHO. Mental health action plan 2013 - 2020 [R]. Genenva: WHO, 2013.
[26] WHO. Western Pacific Region: Mental health in the Western Pacific [EB/OL]. (2021 - 03 - 22)[2021 - 08 - 01]. https://www. who. int/westernpacific/health-topics/mental-health.
[27] ZHONG B, CHAN S S M, LIU T, et al. Mental health of the old- and new-generation migrant workers in China: who are at greater risk for psychological distress [J] Oncotarget, 2017,8: 59791.

第二章

心理健康、流动人口与超大城市

本书报告了正在进行的国际以及跨学科合作开展的当代超大城市中农村到城市流动人口心理健康状况的研究结果和观点。该研究在中国和英国政府的资助下，由两国的研究机构共同完成。项目使用流行病学、心理健康、精神病学和定性社会科学方法，以及新的数字技术工具收集到的证据，描绘了上海流动人口中所形成的个性化但与临床相关的心理健康的情境图景。在本章的简要介绍中，我们将从当代城市化模式及其与心理健康的关系等方面阐述这一研究项目的背景。然后我们将这些问题与流动人口，特别是与上海这个新型的流动人口导入的城市联系起来。但我们更希望从这一单个城市的研究成果中提出更具广泛意义的观点，从而支撑我们在更多城市开展研究。我们认为，要理解在像上海这样城市里的流动人口心理健康问题是如何产生、如何经历、如何与其共存并如何去改善它，需要用一套与传统明显不同的学科视角和方法，需要跨越社会科学、流行病学和心理学而形成的新型合作形式，甚至需要新的思维模式。

第一节　一个新的城市时代

为什么要关注超大城市的心理健康问题？首先，这是因为如今任何研究人员，只要关注全球健康领域的任何复杂问题，几乎肯定需要考虑这个问题在城市中如何体现。如果在全球范围内把人类生活仅仅归结为一种社会和经济现象，那么，这种现象很可能就是城市化。例如，联合国在最近对《世界城市化前景》报告的修订中表明，1950 年生活在城市地区的人口比例为 30％左右，但目前已经达到 55％，预计到 2050 年将上升到 68％左右。当然，现在再背诵这些数字已经是陈词滥调——在任何当代关于全球健康或健康城市的学术或政策活动中，几乎所有的演讲者都可能在某个阶段提醒听众，在本世纪中叶，约 2/3 的人口生活在城市。但是，这一反复出现的统计数据表面之下究竟意味着什么？这一现象对健康的影响，尤其是心理健康的后果，与早期的城市化模式有何不同？

在众多的因素中，有 3 个比较重要的因素与本研究尤为相关。

(1) 在前几个世纪，欧洲和北美占全球城市化规模的大部分，但今天重心却已经转移到了亚洲、拉丁美洲和非洲。仅东亚地区(也是我们关注的重点)，从 1950 年居住在城市地区的人口不到 18%，发展到 2050 年将超过 80%。以中国为例，中国目前有 100 多个超过 100 万人口的城市，但在 1950 年，仅有略多于 11%的人口生活在城市，而今天已增长到了 60%以上。

(2) 同时，在这些相同的区域，正在形成一种规模化的都市群。在这样的大都市群里，既是一个复杂的多城市集聚，又是由一个界限不清的整体所组成，从而形成了广泛的大都市地区、卫星城和新连接的腹地网络。例如，在巴西圣保罗，1900 年人口不到 25 万，时至今日已增加至 2 000 多万人，占巴西总人口的 10%。但是，大部分外围增长的地区是从中心城区往外辐射而形成的。与其相似的，上海在 1950 年的人口约为 500 万，而今天的人口超过 2 600 万，成为了世界第三大城市。因此，超大城市作为一种非常特殊的社会和经济空间，需要从其自身的特点和角度来考虑，而不是仅从文献所描述的只是密度、过度拥挤和心理健康之间关系那样。

(3) 如果说以前城市人口的增长很大程度上来自于“自然”人口的增长(即高出生率和低死亡率)，那么在当今的城市化进程中，特别是在亚洲和拉丁美洲的超大城市，由农村和小城镇向城市流动人口却是关键的因素。事实上，仅在中国，今天就有 1.4 亿由农村向城市迁移的流动人口。尽管目前中国政府开始限制最大城市的人口，但这一数字预计还会增加。在巴西，许多主要城市周围独特的贫民窟模式同样反映了主要由农村向城市流动人口建立的非正规居住区。

本书各章都与当代城市化的这些特点对健康的影响有关。到目前为止，这些特征本身几乎没有得到深入的研究。也就是说，很少有研究关注亚洲和拉丁美洲不断增长的这些超大城市里的健康问题，也很少关注这些健康问题如何与在这些城市里的农村流动人口的生活联系起来。此外，以前的研究工作关注在超大城市里的环境卫生、食品安全及其相关的主题，但我们所展示的这些论文只集中在这些超大城市的一个新兴的、重要的、但未被充分研究的特点，那就是城市的增长与城市居民心理健康的关系。

第二节 心理健康与城市

我们有充分的理由认为，在这些新的城市形态中，可能存在特殊的心理健康问题。当然，自从18世纪和19世纪工业城市诞生以来，人们就知道，这些城市的普通生活与城市居民的心理健康之间存在着联系，特别是那些出生在其他地方而后迁移到这里生活的居民。在这方面的研究进展，可从19世纪中期纽约匆忙建立的收容所中的外国出生的囚犯到底出现了什么问题开始追溯，发展到即将进入20世纪时伦敦精神病院收治过度兴奋和过度紧张的精神病患者，然后在美国中西部城市化程度低的地区中实施更复杂的尝试，即根据是由先天性因素导致的，还是由环境因素导致的来将城市流动人口精神病患者区分开来。尽管已观察到了心理健康与城市之间存在关系，但在生物和社会层面上，其确切的性质和特殊性的问题仍未得到解决。

事实上，几十年来，学者们一直在争论，是否在这座城市就天生会产生心理疾患，还是更多的精神病患者最终是通过某种形式的“地理漂泊”而生活在某座城市中。相比之下，如今生命科学领域的许多研究工作都集中在个人与城市之间的相互作用，以及可能会调解或加剧不良心理健康与城市生活之间关系的具体生物途径上。目前，在神经生物学和表观遗传水平上也有可能提出一些有希望的建议。其他方面的研究则通常在心理学或流行病学领域，探讨了各种风险因素，以及不同压力源的范围和权重，这可能是农村和城市地区心理发病率差异的部分原因。最近的荟萃(Meta)分析和定量研究所形成广泛的共识是，城市化是包括心理疾患和一些情绪障碍问题等几种主要精神疾病的重要风险因素，从而把城市社会环境的具体特点——包括社会经济地位低、社会资本低、社会孤立以及物质环境中的一系列因素，如包括噪声在内的各种物质环境因素的威胁和污染，以及某些形式的城市设计(例如，大型的、隐约可见的塔楼)与不良心理健康联系在一起。在这方面的研究中，最一致认同的是迁移和压力是城市居民出现心理健康问题的风险因素之一。鉴于大城市与外来流动人口之间的关系，以及与流动人口所处的往往是充满压力的情境之间的关系，我们的研究是基于“大城市流动人口总的心理健康问题可能是一个严重研究不足的问题”来开展的。

流动人口身份与经历重大精神痛苦机会之间的关系是心理学研究的长期主题之一。几十年来，人们一直关注原籍地因素的作用、流动人口迁移到另一个城市的具体因素及迁移本身的实际压力等。最近的研究表明，迁移本身是一种多方面的经历，它具有独特的阶段，每个阶段都有不同的潜在压力源。它对整个心理健康所表现出来症状和诊断有不同的影响，以及代际相传的影响，而且许多流动人口都有抵御能力和应对的策略。然而，有两个值得关注的重要因素却没有成为这场辩论的核心：一是国际迁移与国内农村向城市迁移之间的区别。虽然后者在很大程度上是构成城市心理健康“经典”流行病学文献迁移模式的特征，但不清楚其结论是否会对当代国内迁移趋势有任何非常实在的影响，尤其是在地球南部的主要城市。二是大城市本身的作用。正如我们在上文所指出的，它是一种非常特定的居住形态，在工作、定居和社区等方面具有特定的空间模式，从而给国内流动人口带来了潜在的不同类型的压力以及应对压力的不同方式。这改变了我们如何看待城市与心理健康之间的关系。事实上，对中国农村向城市流动人口的研究表明，流动人口的心理健康状况有比城市流动人口差的，也有比其更好的。那么，在上海这样的城市，流动人口生活有什么独特之处，会使这种关系变得如此复杂吗？在上海这样一个潜力很大的地方，我们可以从中了解 21 世纪流动人口所经历的心理疾患又是什么呢？

第三节　上海——一个流动人口的城市

自 2011 年以来，中国首次成为了城市人口占多数的国家，其推动因素主要是流动人口。因此，我们不再仅是考虑这座城市及其与心理健康的关系，更要思考生活在流动人口所在城市对其心理生活的具体影响，即从一个村庄或乡镇迁移到一些主要城市的心理健康的后果。正如我们在上面所指出的，在19世纪的欧洲，人口的广泛增长推动了城市化进程，而在21世纪的中国，情况却大不相同，农村向城市迁移的人口是城市原住民人口增长的3倍。因此，其对城市化的重要性就显而易见了。当然，仅仅从压力和动荡的角度来看待这样的迁移是错误的，迁移到上海、广州、深圳这样的城市，对那些想找机会发展的人而言提供了很多机会——包括物质和经济的收益、个人和文化上的自由、以及建立自己复杂、灵巧生活的机会，即使他们生活在一个主要的、仍不断发展的大城市边缘。事实上，在本项目的预试验阶段，我们应用准人类学方法对上海的流动人口比较多的区域和市场进行了调研，且很快就与流动人口开展了互动。时间虽然短暂，但与从农村到城市来的流动人口接触给了我们一个与文献所描述的那些和流动人口困难的传统说法相去甚远的形象。我们发现，他们工作时间长，肯定面临困难，但他们的工作往往很好，表现很好，他们觉得这样的生活很有意义。他们经常把攒下来的钱存到银行，想要为了将来更美好的生活，不管将来是留在上海，还是回到自己的家乡。

这是当代上海流动人口所经历的一个重要方面，并将反映在随后的论文中。然而，对许多人来说，城市化也可能要付出高昂的代价，如产生压力、流离失所、文化疏离、社会失败和家庭分散的感觉，这可能会导致发病率上升，特别是心理疾病的发病率上升。当然，这不是一个中国独有的故事。但中国城市化的一些特点加剧了这些弊病。其中最突出的是户口制度，这是中国前几十年所形成一个制度的遗产，现在正处于改革进程中。户口制度是根据个人在出生地的登记，被登记为城市人或农村人，从而决定了他们是否能够得到一些优惠的服务，尤其是那些可以得到服务的地方。因此，没有上海户口的流动人口在实际居住地获得学校教育、医疗服务及优质住房等的权力可能会受到极大限制。尽管正在进行改革，但要把农村户口转为像上海这样大城市的户口仍然非常困难，虽然一些流动人口确实在战略上希望保留他们的农村户口(将他们传给子女，或者因为他们打算在以后的生活中返回自己的村庄)。这样的行政管理制度的复杂性仍然是许多农村流动人口面临巨大压力的根源，也是为压力寻求帮助的障碍。而在上海这样的城市，还有其他治理问题可能与流动人口心理健康发生相互作用。比如，中国最近才出台了第一部《中华人民共和国精神卫生法》，相应的地方性法规仍在制定和实施中。这些法规在地方的形态，特别是在基层发展社区服务，仍然不确定。因此，目前尚不清楚这些法规将如何与流动人口的经历相互作用。尤其不清楚的是，当地制定的地方性法规是否会适合于在变幻莫测大城市的非正式空间里工作和生活的流动人口。

无论是哪种情况，上海仍然是一个独特的流动人口城市。在2000—2010年期间，上海城市人口从大约1600万增加到约2300万；同期，“流动人口”（即没有上海户口的居民）从300万增加到900万。也就是说，这10年人口增长（700万）的86%（600万）是由于农村流动人口所致。相比之下，在巴西圣保罗，其动态是非常相似的，但时间和空间的模式则有些不同。圣保罗的大都市地区也看到了巨大的增长。目前，它的人口大约是2000万，这也是由来自农村的流动人口驱动的。但增长最大的时期发生在20世纪70年代和80年代（从1970年的800万人口增加到1991年的1500多万人口），而此后增长率显著放缓，并且几乎所有的增长率都发生在远离城市中心的郊区。正如我们已经指出的那样：重要的是不要减少这种人口流动，使之沦为赤裸裸的心理危机。然而，根据人们对城市和心理健康的了解，尤其是一方面考虑如何通过密度来调解这种关系，在另一方面，在如上海和圣保罗这样的城市里，迁移在表面上好像得到了控制，但其心理生活在实际上却仍是发生了。我们再次强调，我们不是在这里讨论20世纪初的芝加哥，也不是19世纪初的伦敦——在这些城市里，研究人员给出了城市生活与心理健康之间联系的最初建议。相反，我们现在所面临的是截然不同的社会和流行病学领域。从社会学和生物学的角度来对它们的特性进一步了解一直是本研究项目的中心目标。

第四节　合作的方式

我们在开始调研工作前确定了如下的目的和要求：了解21世纪上海流动人口的感受；了解他们在这种情况下面临的具体压力和紧张；通过收集高质量和可靠的数据，来说明他们在日常生活中所面临各种心理健康问题的实际情况。同时，研究项目也深入地了解上海流动人口在面对生活中的压力时是如何微妙地去应对，克服他们生活所经历的磨难，为自己创造美好的生活。研究项目分析他们是如何利用城市、企业和邻居的复杂资源,用之作为安慰的来源,同时也可能是压力产生的来源。研究项目了解他们如何以及在哪里寻求官方帮助,若寻求官方帮助,他们是否真的得到了这种帮助,以及当他们得到帮助时是否有效。以上这些都不可能单独用流行病学、心理学或定性社会科学的资源来完全解决的。相反,我们认为,了解城市生活与心理健康之间的关系需要建立上述这些方法之间一种新的关系。这样的观点其实也没有什么新意。事实上,大约一个世纪以来,"疯狂与大都市"问题的特点是,学者们对那些原本似乎没有什么共同点的学科产生了核心的兴趣:从古典的社会学理论,到城市社会学的基础研究,到最早的一些精神流行病学论文,以及在一些最著名心理学的理论主张——城市生活和心理健康不佳的问题是否、如何和为什么都积聚在一起,成为了 20 世纪大学中少有的共同关注对象。

虽然这些学科对城市心理健康和心理生活的共同关注程度很高,但它们之间的联合行动却少之又少。至少在近几十年的时间里,基本没有认真尝试过。这不仅要分享见解,更是要真正进行一种新的研究。在开展这样的研究中,既要坚持了解城市日常生活的丰富质感,也要开发合适的调查工具来展现满足于城市心理健康流行病学和临床需求的可靠现实。因此,本研究项目的主要兴趣点不在于为人类学和流行病学同时收集流动人口生活的高质量数据,而在于使用人类学的方法,通过长时间的田野调查,详细地与观察对象访谈和现场的调查工作来收集数据,并开发社会科学新的数字技术工具。所有这些都可以帮助我们获得一些更为真实的流动人口日常生活的经验,并在此基础上修改流行病学和其他临床监测的工具,从而使我们收集到的流动人口心理健康数据更加符合实际。一种新的深度测量工具会开发成什么样子,从而可以将定性社会科学的丰富和质感与严格的定量方法以及流行病学工具的临床和政策相关性结合起来?

第五节 目标、方法、问题以及一些临时结论

本研究的中心目的是开发更好的工具以理解城市生活与心理健康之间的关系,并通过在社会学、流行病学和生命科学之间建立一种新的合作关系来实现这一点。另外,本研究还致力于通过思考城市居民与研究人

员之间的新型关系来实现这一目标。这种关系是通过去现场长时间地体察流动人口各种形式的实践和经验，从而真正了解他们日常生活的压力、磨难和生活的乐趣，而这些却往往飞行在流行病学“雷达”的盲区之下。这一总体愿景将通过如下5个核心研究目标中实现，但我们并没有以高度线性的方式来追求这些目标，而是通过以下论文来进行过滤：①根据像上海这样的城市心理健康问题模式产生新的见解，特别是这些模式是如何受到流动人口影响的；②注重上海流动人口的日常生活，特别关注城市对流动人口的吸纳，以及新型社区和新的生活空间的营造；③研究对流动人口和其他居民的心理健康有影响的治理机制和政策干预措施，即使这些措施具有重大的下游影响；④考虑中国新的精神卫生法和其他相关立法的影响，特别是在这些法律和立法渗透到市政政策和行动的情况下；⑤分析回答上海的这类问题如何能为类似于上海这样空间的心理健康研究提供信息，特别是在南半球的其他超大城市。这些地方人口的增长是当前或历史上大量来自农村人口向城市内流入而导致的。

上述这5方面的目标又体现在如下4种方法中：①对上海现有的流动人口心理健康文献进行回顾和综合，特别关注中国城市化进程的社会和政治经济的特殊性；②对上海流动人口、流动人口家庭及流动人口社区的生活经历进行人类学研究，以关注不同类型的社区和工作经历作为结构，同时位于城市中心的流动人口社区和在外围的“新城”；③使用流动人口参与者使用的伦敦国王学院的研究人员开发的Urban Mind app获取的数据对地点、情绪和日常生活之间的关系进行数字技术研究；④应用早期开发的新型流动人口心理健康测绘仪器，在上海（但不仅仅用于上海）了解流动人口精神症状的表现和社会生活的体验。这将是上海第一个用于心理健康研究的调查仪器。它不仅符合国家和国际比较中使用的流行病学类别，而且是该城市流动人口的体验和剖析流动人口所特有的。它不仅将侧重于临床结果，而且更侧重于支撑这一经验的社会和政府结构。

本书的第一篇报告了对本项目期间收集的数据所作的中期分析，但并不涵盖所有4种方法有关的结果。相反，我们接下来的目标是报告我们从流行病学、人类学和数字技术研究所分析当前数据（上述方法1～3）的结果，与调查工具有关的报告将发表在未来的出版物上。复杂的调查工具开发将很快和读者见面：虽然调查工作一直显示上海流动人口社区至少有适度的精神困扰(占我们调查参与者的一半)，但相反，我们的人类学工作表明，流动人口在其邻里、工作场所和日常生活中利用平凡的应对策略往往能相当好地改善这种痛苦。理解这种矛盾——事实上，它是否在一开始就构成矛盾(当然可能会经历重大的精神困扰，并有良好的应对机制)——是正在进行的讨论的话题。但是，找到一种方法来捕捉这种复杂性，并设计一种工具能够捕获这些模糊甚至相互矛盾的发现，仍然是这个项目的中心目的，也是我们首次在这里报告数据的中心视野。

([英]德·菲茨杰拉德　[英]尼克·曼宁　[英]尼古拉斯·罗斯，傅华)

参考文献

[1] AFRIDI F, LI S X, REN Y. Social identity and inequality: the impact of China's hukou system [J]. J Public Economics, 2015,123:17-29.

[2] ANDRADE L H, WANG Y P, ANDREONI S, et al. Mental disorders in megacities: findings from the São Paulo megacity mental health survey, Brazil [J]. Plos One, 2012,7: e31879.

[3] BAENINGER R. Migration and urbanisation in São Paulo: the new scenario [C]. XXIV IUSSP general population conference 2001.

[4] BAKOLIS I, HAMMOUD R, SMYTHE M, et al. Urban mind: using smartphone technologies to investigate the impact of nature mental wellbeing in real time [J]. BioScience, 2018,68:134-145.

[5] BHUGRA D. Migration and mental health [J]. Acta Psychiatrica Scandinavica, 2009,104:243-258.

[6] CHAN K M. China: internal migration [M]//NESS I, BELLOW P. The encyclopaedia of global human migration. London: WileyBlackwell, 2013.

[7] COW M. Evolving urban form: SÃO PAULO[EB/OL]. (2012-08-28)[2021-08-03]. http://www. newgeography. com/content/003054-evolving-urban-form-s%C3%A3o-paulo

[8] DE BOECK F, PLISSART M -F. Kinshasa: tales of the invisible city [M]. Leuven: Leuven University Press, 2013.

[9] DE VRIES J. European urbanisation [M]. London: Routledge, 1984: 1500-1800.

[10] FARIS R E L, DUNHAM, H W. Mental disorders in urban areas: an ecological study of schizophrenia and other psychoses [M]. Chicago: University of Chicago Press, 1939.
[11] GALEA S, UDDIN M, KOENEN K. The urban environment and mental disorders: Epigenetic Links [J]. Epigenetics, 2011,6:400 - 404.
[12] GRUEBNER P, RAPP M A, ADLI M. Cities and mental health [J]. Deutsches Ärzteblatt International, 2017,114: 121 - 127.
[13] GUIDE H F, CLARK C, ACKRILL G. The impact of the physical and urban environment on mental well-being [J]. Public Health, 2006,120:1117 - 1126.
[14] HU X, COOK S, SALAZAR M A. Internal migration and health in China [J]. Lancet, 2008,372: 1717 - 1719.
[15] KEITH M, LASH S, ARNOLDI J, et al. China constructing capitalism: economic life and urban change [M]. London: Routledge, 1984.
[16] KRÄMER A, KHAN M M H, KRAAS F. Health in megacities and urban areas [M]. Berlin: Springer Verlag, 2011.
[17] LEDERBOGEN F, KIRSCH P, HADDAD L. City living and urban upbringing affect neural social stress processing in humans [J]. Nature, 2011,474:498 - 501.
[18] LEWIS G, DAVID A, ANDRÉASSON M D. Schizophrenia and city life [J]. Lancet, 1992,34(8812):137 - 140.
[19] LI J, ROSE N. Urban social exclusion and mental health of China's rural-urban migrants — a review and call for research [J]. Health Place, 2017, 48: 20 - 30.
[20] LI X, STANTON B, DANG X, et al. Social stigma and mental health among rural-to-urban migrants in China: a Conceptual framework and future research needs [J]. World Health Popul, 2006,8:14 - 31.
[21] LIAO B, WONG D W. Changing urban residential patterns of Chinese migrants: Shanghai, 2000 - 2010 [J]. Urban Geography, 2015,36:109 - 126.
[22] LU L, WANG H M, YE J X, et al. The mental health status of Chinese rural-urban migrant workers [J]. Soc Psychiatry Psychiatr Epidemiol, 2007, 9: 716 - 722.
[23] MALZBERG B. Mental disease among native and foreign-born whites in New York state [J]. Am J Psychiatry, 1936. 83:127 - 137.
[24] MILGRAM S. The experience of living in cities [J]. Science, 1970, 167: 1461 - 1468.
[25] MURPHY H B M. Migration, culture and mental health [J]. Psychol Med, 1977,7:677 - 684.
[26] ORLEANS L A. The Recent growth of China's urban population [J]. American

Geographical Society, 1959,49: 43 - 57.
[27] RAMSDEN E. Stress in the city: mental health, urban planning, and the social sciences in the post-war United States [M]//RAMSDEN E, CANTOR, D. Stress, shock and adaptation in the twentieth century. New York: University of Rochester Press, 2014.
[28] RANNEY M. On insane foreigners [J]. Am J Psychiatry, 1850,7:53 - 63.
[29] SIMMEL G. The metropolis and mental life [M]//BRIDGE G, WATSON S. The Blackwell City Reader. Oxford: Wiley-Blackwell, 2002: 1903.
[30] SIMONE A. City life form Jakarta to Dakar: Movement at the crossroads [M]. London: Routledge, 2011.
[31] TACOLI C, MCGRANAHAN G, SATTERTHWAITE D. Urbanisation, rural-urban migration and poverty [R]. International Institute for Environment and Development Working Paper, 2015.
[32] United Nations. World urbanisation prospects, 2018: country profiles [M]. New York: United Nations, 2018.
[33] United Nations. World urbanisation prospects, the 2018 revision: key facts [M]. New York: United Nations, 2018.
[34] WHITE E W. The Presidential address, delivered at the sixty-second annual meeting of the Medico-Psychological Association, held in London on July 16th, 1903 [J]. J Mental Sci, 1903,9:587 - 605.
[35] WONG D F K, HE X, LEUNG G, et al. Mental health of migrant workers in China: prevalence and correlates [J]. Social Psychiatry Psychiatr Epidemiol, 2008,43:483 - 489.
[36] XIANG Y, LI L, UNGVARI G S, et al. The proposed national mental health law in China: a landmark document for the protection of psychiatric patients' civil rights [J]. Shanghai Archives of Psychiatry, 2012,24:49.
[37] ØDEGÅRD Ø. Emigration and insanity; a study of mental disease among the Norwegian born population of Minnesota [M]. Copenhagen: Levin and Munksgaard, 1932.

第三章

中国城乡流动人口的城市社会排斥与心理健康

——综述与研究呼吁

在户口制度的背景下,中国城乡流动人口遭遇了社会排斥,这可能会对他们的心理健康产生重大影响。作为总课题的一部分,本文综述了农村—城市流动人口与非流动人口相比的心理健康状况的实证研究及总结了与各种社会排斥维度的联系。我们发现,与非流动人口相比,城乡流动人口的心理健康状况证据是相互矛盾的,而且有力的证据表明社会排斥与城乡流动人口的心理健康呈负相关:获得充分劳动权利和社会生活经验的机会有限,“污名化”“歧视”和“不平等”是最重要的影响因素。在此基础上,我们讨论了当前社会流行病学研究的局限性,呼吁尝试使用人类学田野调查收集近距离的数据,以了解流动人口在超大城市里的日常经历,并描述了我们试图开发新的社会学深度调查工具,了解迁移、城市生活和心理健康的关系。

第一节　背景

40 多年来,中国的经济改革和快速城市化造就了前所未有的大规模人口由农村向城市迁移。截至 2015 年,约有 2.77 亿人离开地处农村地区的家乡到快速发展的城市寻找工作机会,追求更好的生活。在这样一个地理、文化和生活方式都差异很大的国家,中国的国内流动人口在适应新环境方面可能会遇到各种挑战,而且这可能与国际流动人口面临的新环境不同。流行病学研究表明,迁移和城市化都助长了精神疾病的风险,这与城市环境的特殊特征或迁移中遇到的困难有关。然而,尽管全世界对精神障碍负担及其与城市化联系的关切日益增加,但人们对中国、巴西和印度等发展中国家迅速扩张的超大城市的这些问题的严重程度了解甚少。正如 Amin 所主张的:“对绝大多数人来说,城市是被污染的、不健康的、令人疲惫的、混乱的和疏远的。而对于每天被吸进社会阶梯底层的许多人来说,它们则是代表低工资工作、不安全、生活条件差和令人沮丧孤立的地方”。对于中国的农村城市流动人口来说,情况尤其如此,他们不得不离开熟悉的农村生活,去面对巨大的社会经济劣势和体制障碍,这可能导致他们遭遇到城市社会排斥。因此,这需要社会学家、历史学家、人类学家、城市地理学家、精神病学家、神经学家和其他学科的学者一起参与开展跨学科的研究去了解这些问题。为此,从 2013 年起,伦敦举办了一系列关于“都市大脑”的国际和跨学科研讨会,呼吁对“神经城市”进行概念知情的实证研究,并形成了一项最初关于上海并聚焦于心理健康、流动人口和超大城市的研究。Adli 等最近呼吁采取一种被称为“神经都市主义”的跨学科方法来“描述城市压力源及其调节因素,并确定无法平等获得城市优势而更容易受到社会孤立等压力源的影响的高危人群(如流动人口)”。在本章中,我们综述了和社会排斥概念相关的中国城乡流动人口心理健康状况的现有文献,讨论了当前流行病学研究的局限性,以及这项研究的必要性。此外,如果我们要对流动人口、城市生活和心理健康的复杂相互关系形成充分的和可操作的理解,我们亦需掌握在超大城市成为流动人口日常经历的近距离街区水平的人类学数据。

第二节　社会排斥

社会排斥的概念是多层面并根植于具体语境中的,其在各个学科之间没有明确和统一的定义。在这样的情况下,欧洲委员会提供了一个有用的全面定义:“社会排斥是指导致人们被排除在现代社会正常交流、实践和权利之外的多重和不断变化的因素。贫穷是最显著的因素之一,但社会排斥同时也指住房、教育、医疗和获得服务的权利不足。它影响个人和群体，特别是影响城市和农村地区的个人和群体，使他们在某种程度上受到歧视和隔离；它强调了社会基础设施的薄弱和允许两极社会默认建立的风险”。这一定义强调某些群体因其无法控制的原因而导致他们的权利不足、机会有限和缺乏社会融合。这里所强调的内容与中国的农村向城市的流动人口尤其相关。在中国，所遗留的户口制度在他们迁移到城市时会有所限制，使他们享受不到他们全部的公民权利。根据户口制度，每个人都在一个居住地登记，并根据户口身份被归类为农村或城市居民。在中国改革开放前的时代，所有资源的分配都与户口制度挂钩，而户口制度的福利严重偏向城市居民。到今天，尽管对户口的监管已经放松，其影响也不那么显著，但根据城市/农村和本地/非本地户口的状况，个人获得的社会福利和服务的数量和质量仍然存在很大差距，如经济适用房、儿童教育和医疗保险。很多关于经济和城市的研究发现了农村流动人口被城市社会排斥及由于职业隔离、工资差异、住房劣势、社会污名和歧视等而被剥夺平等获取城市居民享有且可选择机会的现状。在中国国内流动的具体背景下，学者们重新研究了西方的社会排斥概念，确定了进城务工人员社会排斥的3个方面：经济排斥、社区/人际排斥和文化心理排斥。经济排斥是指出于遗留的户口制度的监管规则，限制农村—城市流动人口获得社会福利和服务、就业和教育的机会。社区/人际社会排斥是指缺乏社会交往和参与的机会及农村-城市流动人口遭受耻辱和歧视的经历。文化/心理排斥是指在流动人口在文化、习俗、身份和归属感方面发生冲突。

城市化、流动人口和心理健康负担之间的联系是中国研究不足的领域。研究报告发现了中国与快速城市化有关的“健康处罚”，但针对迁移对健康的影响的研究较少。那些研究中国国内流动人口的人主要关注的是身体健康，几乎都没有研究过迁移对流动人口心理健康的影响。然而，随着近期国际流动人口健康文献的出现，研究者认识到农村流动人口可能会遇到一系列不同于非流动人口的压力，学者们开始关注中国从农村到城市的流动人口心理健康状况与留在家乡的人口的比较情况及社会排斥的不同层面作为压力源的影响，尤其是户口制度，这产生了丰富而又相互矛盾的结果。此前，Zhong 等是第一次试图综合研究中国进城务工人员心理健康知识。他们根据使用 SCL－90－R 的

48篇中文和2篇英语论文，对进城务工人员的心理症状情况进行了Meta分析，并报告说，几乎在所有症状维度中，中国进城务工人员的心理症状相比一般人口都更加严重。在本章中，我们的目的是提供一个对已发表中英文文献的综述，重点是：①农村流动人口、城市居民和农村非流动人口心理健康状况的差异；②城乡流动人口的城市社会排斥与其心理健康后果之间的联系。这些证据的总结为超大城市的心理健康和迁移提供了解释性的背景，并为未来的"神经都市主义"实证研究提出了建议。

第三节　搜索策略和研究选择

2017年2月，我们使用Medline、Psyc INFO、Web of Science和CNKI(中国学术期刊数据库)进行了文献检索。搜索策略包括使用"中国"和"移民""迁移""外来务工人员""进城务工人员""流动人口""农民工"以及"心理健康""精神疾病""精神障碍""心理困扰"等关键词搜索。对搜集的文献条目的参考清单进行了分析，以确定其他符合条件的条目。我们以标题和摘要为基础，根据我们确定的标准对每篇文章进行了评估，随后进行了全文审阅，以确定该条是否符合所有标准。我们确定的标准有：①英文或中文论文；②研究的人群包括目前居住在城市的中国农村—城市成年流动人口；③比较了流动人口和非流动人口之间的心理健康，或包含了至少一个方面的城市排斥测量。排除标准包括非实证研究和任何关于在国外的中国流动人口、一般流动人口而不是城乡流动人口、返乡流动人口、儿童、青少年或老年人的研究，以及没有特别关注心理健康的研究。

我们最初根据标题和摘要选择了56篇研究论文。在阅读全文后，共有30篇文章符合所有标准，并被纳入综述，其中包括20篇英文文章和10篇中文文章(图3-1，表3-1)。所有这些研究都是在2007年及之后发表的，这表明有关中国流动人口心理健康研究在过去10年中明显增多。包括在本次综述中的Liu等和Liang的文章使用了相同的数据集，但进行了不同的分析。研究地点集中在中国的3个地区：北京、长江三角洲地区和珠江三角洲地区，都是人口流入最多的最发达地区；但也

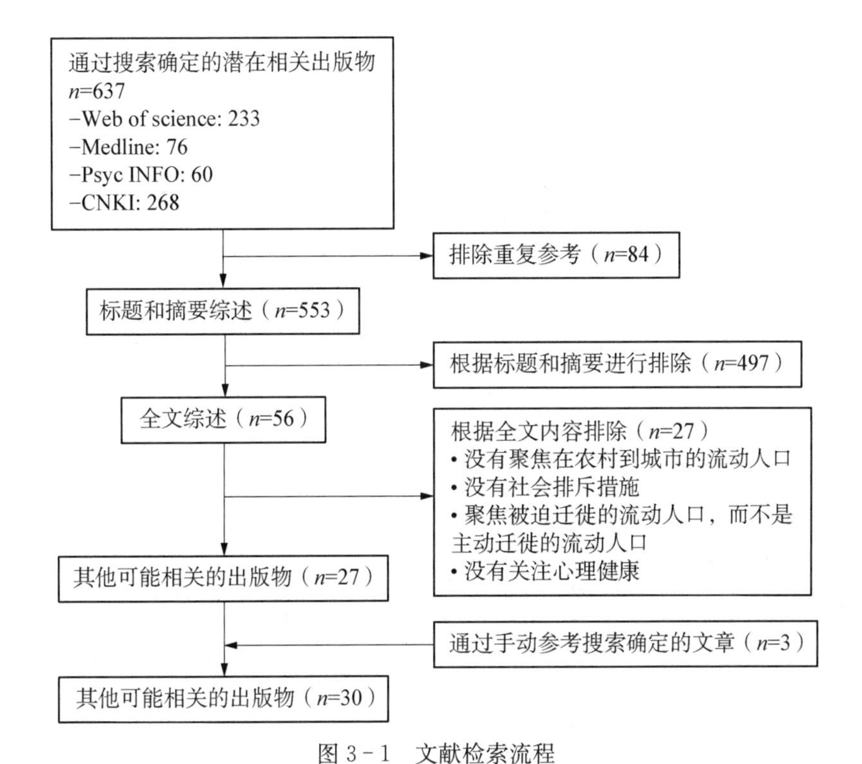

图 3-1　文献检索流程

有其他研究在武汉和成都等中部和西南部的大城市。被纳入的 30 项研究都是定量的，样本量从 328～13 204。只有一项是在 12 个月的时间里进行的纵向研究，其余的均是横断面研究。所有研究都使用了在中国已验证的标准结构化工具来测量心理健康，最常用的是症状自评量表 90（SCL-90）、生活质量量表（SF-36）和流调中心-抑郁量表（CES-D）。SCL-90 是一种自我报告心理测量量表，用于评估 9 个心理健康症状维度，包括躯体化、强迫症、人际敏感性、抑郁、焦虑、敌意、恐惧、偏执及精神质；SF-36 由 8 个量表组成，衡量活力、身体功能、身体疼痛、一般健康感知、身体角色功能、情感角色功能、社会角色功能和心理健康；CES-D 是抑郁症的筛查工具。这些和其他引用措施的详细说明可以在其他文献中找到。

表 3-1 选用的研究文献的总结

作者与发表年份	地区	研究目标	样本	工具	主要结论
Li et al., 2007	杭州	比较城乡流动人口，城市永久居民和农村永久居民的心理健康状况	n=4 452 流动人口， n=1 909 农村居民 n=1 958 城市居民	• 来自中国 SF-36 的 5 项心理健康量表	• 流动人口的心理健康状况较城市居民略好，但心理健康状况较农村居民差 • 自我健康评估报告的自评较好，与伴侣一起迁移以及较高的薪水与更好的心理健康密切相关
Li et al., 2009	北京	比较农村和城市流动人口以及城市和农村人口的心理健康症状	n=1 006 流动人口， n=1 000 城市居民 n=1 020 农村居民	• SCL-90	• 与流动人口所在社区的城市居民相比，流动人口的心理健康状况较差。 • 流动人口没有比农村流动人口更积极的心理健康状况
Wen et al., 2010	上海	比较上海的内部流动人口和城市居民的健康状况，并研究邻里对身体健康和心理健康的影响	n=557 本地居民 n=508 流动人口	• 中文版感知压力量表 • 自测健康表	• 在上海，流动人口的平均健康状况要比本地人好 • 邻里满意度，社会凝聚力和安全性与健康密切相关，但流动人口的影响要弱于本地居民
Lin et al., 2011	北京	研究城乡流动人口与心理健康状况相关的歧视性经历和社会不平等现象	n=1 006 流动人口	• SCL-90	• 日常生活中的歧视经历和感知到的社会不平等都对城乡人口的心理健康产生重大影响
Chen, 2011	北京	了解流动人口的总体健康状况和精神困扰，并将其与城乡非流动人口进行比较	n=1 474 北京城市居民(超过 60%)，北京农村居民(15%)，城市间流动人口(8%)，城乡流动人口(15%)	• 自我身体健康评估表 • K10 心理困扰表	• 与北京城市居民和流动人口相比，北京农村居民的困扰程度最低 • 北京城市居民和流动人口之间的困扰程度没有显著差异

（续表）

作者与发表年份	地区	研究目标	样本	工具	主要结论
He and Wong，2011	上海，昆山，东莞和深圳	探讨移徙的困难和感知意义及其对女性移徙工人心理健康状况的影响	n＝959 女性进城务工人员	• BSI	• 24％的女性进城务工人员心理健康状况不佳 • “与财务和就业有关的困难”，“文化差异”，“针对性别的压力源”和“自我和孩子的美好未来”在很大程度上说明了他们的心理健康结果
Mou et al.，2011	深圳	评估流动人口工厂工人中抑郁症状的患病率及相关因素	n＝4 280 流动人口	• 流行病学研究中心抑郁量表（CES－D）的中文版	• 流动人口工厂工人中临床相关 DS 的患病率为 21.4％ • 少数群体，居留时间短，工作时间长，吸烟者经常吸烟或互联网用户频繁以及受过良好教育会增加患 DS 的风险
Qiu et al.，2011	成都	了解中国进城务工人员的抑郁症状和与抑郁相关的因素	n＝1 180 流动人口	• CES－D	• 在进城务工人员中，临床相关的 DS 患病率为 23.7％，与抑郁症的临床诊断一致为 12.8％ • 自我评估的经济状况，城市适应状况和自我评估的健康状况对抑郁症有负面影响
Liu et al.，2011	长江三角洲和珠江三角洲地区的 19 个城市	了解中国进城务工人员的抑郁症状和与抑郁相关的因素	n＝4 152 流动人口	• GHQ－12	• 更多的加班工作，强迫性工作，不令人满意的劳工权利和危险的工作环境会导致心理健康状况恶化

（续表）

作者与发表年份	地区	研究目标	样本	工具	主要结论
Liu，2011	珠三角	研究新一代进城务工人员的心理健康状况及其影响因素	n=1 116 新一代流动人口（年龄在 26 岁以下）	• 8 大因素（失眠，疲惫，敌对，哭泣，感到孤独，无用，生活艰难，毫无意义）	• 一般而言，新一代流动人口的心理健康状况不佳 • 与流动人口相关的压力。例如，适应城市，对公平和包容的感知，是影响新一代流动人口工作的心理健康的主要因素
Jin et al.，2012	上海	找出流动人口的社会纽带与其心理健康之间的关系	n=339 流动人口 n=554 上海本地人	• K6 心理健康量表	• 流动人口的心理健康状况与本地人的心理健康状况无明显差异 • 跨地方联系有助于对其在上海的地位进行有利的评估，并缓解他们对歧视的看法
Yang et al.，2012	杭州和广州	探讨中国男性城乡流动人口的心理健康状况及相关特征	n=1 595 男性进城务工人员	• 中国感知压力量表（CPSS） • 中国健康问卷（CHQ）	• 精神障碍的可能患病率为 24.4% • 较高的生活压力和较高的工作压力与可能的精神疾病风险呈正相关
Hu and Chen，2012	厦门	研究影响城乡流动人口心理健康的社会因素	n=915 流动人口	• SCL-90	• 对较低收入和社会不平等的感知与心理健康负相关 • 与邻居和同事的更多互动对心理健康产生积极影响，而与厦门当地人的更多互动则对心理健康产生负面影响
Hu et al.，2012	北京和杭州	调查歧视感知，逆境评估与城乡流动人口心理适应之间的关系	n=328 流动人口	• CES-D • 对生活满意评估的量表 • 自尊的量表	• 歧视感知与心理压力有关，通过抑郁，自尊和对生活的满意度来衡量，并通过逆境评估来调节

（续表）

作者与发表年份	地区	研究目标	样本	工具	主要结论
Nie and Feng，2013	珠三角的 19 个城市	了解城市融合如何影响从农村到城市的进城务工人员的心理健康	n＝3 086 进城务工人员	• 霍普金斯症状检查表	• 经济和社会包容与城乡进城务工人员的心理健康状况显著相关
Li et al.，2014	广州	比较不同年龄的进城务工人员与城市劳动力之间的心理健康状况	n＝914 进城务工人员 n＝814 城市居民	• 世卫组织五项幸福指数量表（WHO-5） • SF-36 的 5 项心理健康量表	• 与城市同行相比，进城务工人员在心理健康方面显示出很小但明显的优势 • 老一代的流动人口（1980 年之前出生）比新一代的流动人口显示出更好的心理健康
Zeng et al.，2014	广州 佛山 肇庆 清远	评估工人的心理健康，并探索身体和心理工作环境与工人的心理健康之间的联系	n＝907 流动人口	• WHO-5	• 35.3%的工人的心理健康状况不佳 • 每周工作时间更长，暴露于危险工作环境中的更多时间，更高的工作要求和更低的工作自主性与不良的心理健康状况密切相关
Lam and Johnston，2014	深圳	了解中国进城务工人员的抑郁症状患病率及其对健康寻求行为的影响	n＝859 本地居民 n＝674 流动人口（农村和城市）	• CES-D	• 深圳市流动人口的抑郁症患病率较高，但对医疗服务或自我药物治疗的利用较少
Liang，2014	长江三角洲和珠江三角洲的 19 个城市	调查新老流动人口的心理健康状况及其影响因素	n＝4 152 流动人口	• GHQ-12	• 新一代流动人口的心理健康状况显著低于上一代 • 对所在城市的正面看法和工人的自我认同对老一代产生积极影响，但对新一代却没有影响

（续表）

作者与发表年份	地区	研究目标	样本	工具	主要结论
Dai et al.，2015	四川绵阳	探索年轻农村流动人口身份，心理健康与自杀行为之间的关系	n=756 流动人口 n=890 本地居民	• CES－D • 6 项生活心理质量（Psycho-QOL）	• 在年轻的农村人口中，流动人口身份和不良的心理相关生活质量或一年的自杀行为无显著关系 • 流动人口状况与抑郁风险降低显著相关
Du et al.，2015	北京	了解集体取向与抑郁的纵向关系	n=641 流动人口	• CES－D	• 集体主义的取向通过减少文化压力和文化自我效能感来缓解抑郁症
Hoi et al.，2015	广州	评估流动人口和非流动人口之间抑郁的社会风险因素	n=383 流动人口 n=295 本地居民	• 患者健康问卷 9 • 社会支持量表	• 流动人口显示，与本地居民相比，几乎所有社会资源都显著缺乏，但两组之间的抑郁症无显著差异 • 对于流动人口，更大的归属感与更少的沮丧感相关
Lu et al.，2015	深圳	与当地城市居民相比，了解中国农村到城市进城务工人员的健康相关生活质量（HRQOL）和卫生服务利用	n=2 315 流动人口 n=2 347 城市居民	• SF－36 • 卫生服务利用的自我评测表	• 流动人口在所有领域的 SF－36 得分均显著降低，表明其身心健康状况较差 • 与当地城市居民相比，进城务工人员看医生的可能性要小得多
Cheng et al.，2015	厦门	研究适应性对新老流动人口心理健康的影响	n=1 507 流动人口	• 对生活满意评估的量表（SWLS）	• 相比年轻一代，流动人口对生活的满意度更高，对文化的适应程度更高。 • 保持家乡文化，掌握当地方言和识别城市与心理健康有正相关关系

（续表）

作者与发表年份	地区	研究目标	样本	工具	主要结论
Wang and Chen, 2015	武汉	调查社会资本，社会包容性与流动人口健康之间的关系	n=769 流动人口	• SF-36	• 社会包容与流动人口的身心健康显著正相关
Jin, 2016	全国性	研究从农村到城市的流动人口如何影响流动人口对相对贫困的看法，以及相对贫困如何介导流动人口对心理健康的影响	n=13 204 流动人口	• 幸福感 • 角色运作	• 与农村和城市非流动人口相比，当前的流动人口更有可能感受到相对贫困 • 几乎没有证据表明相对剥夺会介导流动人口与影响角色运作的情绪问题发生频率之间的关系
Lin, 2016	中山	调查中山市内部流动人口的社会融合与健康之间的联系	n=1 999 流动人口 n=1 997 非流动人口	• K6 心理健康量表	• 流动人口与非流动人口在自我报告的健康，主观幸福感，压力感方面的显著差异，但在心理健康方面没有显著差异 • 整个社会在收入或职业上的相对地位，受到他人的尊重程度，参加的活动数量以及带来更多的家庭成员与心理健康呈正相关
Su, et al., 2016	15 个城市	调查贫困与进城务工人员心理健康之间的关系	n=4 197 流动人口	• GHQ-12	• 与城市和非流动人口相比，工作时间长，缺乏社会保险以及相对匮乏与进城务工人员的心理健康负相关

（续表）

作者与发表年份	地区	研究目标	样本	工具	主要结论
Cao，2016	全国性	用结构方程模型研究影响流动人口心理健康的因素	n=4 386 流动人口	• 抑郁，敌对和悲伤3个指标	• 更多的社会交流和较少的城市居民对社会的排斥可以极大地改善流动人口的心理健康
Wen，et al.，2016	上海和深圳	调查农村流动人口的心理困扰以及结构，社会和人格因素的作用	n=896 深圳流动人口 n=316 上海流动人口	• K6 心理健康量表	• 深圳农村流动人口的心理困扰水平明显高于上海 • 邻里社会凝聚力与心理困扰显著相关

第四节　流动人口心理健康与城市居民或农村非流动人口的比较

有 10 项研究比较了农村—城市流动人口和当地城市居民的心理健康状况：其中 4 份报告两组之间的心理健康状况没有显著差异，有两份报告说，流动人口的心理健康状况略高于迁入地城市居民，有 4 份报告则表示流动人口心理健康状况低于城市居民。Li 等报告指出，在 WHO－5 和 SF－36 量表中，广州的进城务工人员得分均高于城市工人（95％*CI*），但这一结果主要出现在老年人群体中。相比之下，Lu 等的报告指出，与当地居民相比，流动人口在所有领域的 SF－36 得分都明显较低，表明他们的身心健康状况差于当地居民。Li 等（2009 年）在北京进行的研究表明，在每个子维度上，流动人口在 SCL－90（健康不佳）上的得分都高于城市居民。上海的一项研究报告显示，在自我评价的健康和慢性病中，流动人口的健康状况比上海本地人好，但在心理健康方面却没有表现出更健康。Lam 和 Johnston 研究发现，流动人口中临床相关抑郁症状的流行率（8％）比城市居民高得多（4.7％）。

其中 5 项研究将流动人口的心理健康与农村非流动人口进行了比较，并一致表明，流动人口的心理健康状况并不比农村非流动人口好。Li 等发现，在 SF－36（*P*＜ly－1）上，流动人口的得分远远低于他们迁出地浙江西部的农村同伴人口。陈还发现，在北京，与当地农村居民相比，流动人口的痛苦程度较高。但是浙西和北京西部的农村地区比大多数内地农民流动的大多数内陆地区要富裕和发达。因此，比较外来流动人口和他们所流动人口的社区中的农村居民时，从何处迁徙过来比迁徙到哪里更有意义。Li 等（2009 年）将流动人口与 75％的流动人口样本来自的 8 个省份的农村居民进行了比较，并报告说，流动人口的心理健康状况并不比农村流动人口更好。在 SCL－90 的抑郁量表和精神病量表上，流动人口得分高于农村居民，在其他维度上没有显著差异。Dai 等调查了中国西南部农村地区的流动人口和非流动人口的农村居民，发现在心理－QOL 或一年自杀行为方面没有显著差异，但流动人口身份显著与抑郁风险降低有关。Jin 表明，目前的流动人口在情感角色方面与农村非流动人口差别不大,但他们不如具有类似背景的农村非流动人口($\beta=-0.12$, $P=0.01$)。

第五节 城市社会排斥与城乡流动人口心理健康

上一节报告的研究显示了一个复杂和矛盾的情况,包括流动人口相对于当地非流动人口居民的心理健康状况,还涉及流动人口相对于其农村同伴的心理健康状况。因此,我们探讨了城市社会排斥是否可能成为造成流动人口和非流动人口之间不同心理健康状况模式的一个重要因素。表 3-2 概述了社会排斥概念在研究中的实施情况。

表 3-2 在所综述文献中主要包括社会排斥的内容

经济排斥	社区/人际排斥	文化/心理排斥
1. 劳工权利 • 劳动合同 • 就业福利 • 社会保险 • 工资延迟 • 薪金扣除 • 管理中的暴力 • 加班工作是自愿的还是强迫的 • 避免自由 • 工作中的自主权 2. 住房隔离 • 住在宿舍/出租/自有住房 • 居住空间 • 房屋质量	1. 社会污名和歧视性经历 • 城市中的自卑感 • 社会经济地位较低 • 与整个社会相比的尊重程度 • 在公众中被鄙视/被禁止进入服务场所/在公众中被警察讯问/因涉嫌流动人口身份而涉嫌犯罪/不当行为 2. 社会互动和参与 • 与当地人的朋友数量 • 与当地朋友互动的频率 • 与当地人结婚 • 参加下班后的活动 • 参与组织	1. 文化差异与冲突 • 文化差异的感知 • 保持家乡的习俗和生活方式 • 要求儿童学习家乡方言 • 了解城市生活方式 • 掌握当地方言 2. 身份和归属感 • 身为农民/工人的身份 • 身为城市成员的身份 • 对城市的归属感 3. 邻里满意度和凝聚力

在所综述的文章中,有 20 篇至少包含社会排斥的一个维度。这些测量结果针对具体情况以反映中国农村—城市流动人口遇到的问题。与就业有关的问题最常用于经济排斥,而只有两篇文章衡量了住房条件,没有针对教育程度的研究。在文章中,社会污名和歧视性经历,以及与当地居民的社会互动和参与等衡量维度几乎均用于衡量社区/人际排斥。文化/

心理排斥的最常用度量是文化冲突和自我认同。

表 3-2 列出了在所综述文献中主要包括社会排斥的内容。

1. 经济排斥与心理健康　在所综述的文献中，有 9 篇研究了与经济排斥有关的某些变量与流动人口心理健康之间的关系。进城务工人员是集中在城中“村”或雇主提供的宿舍而不是体面的城市社区的“非正式”或“临时”雇员，因而与经济排斥有关的问题反映在获得充分劳动权利和有限的住房机会上。其中 8 项研究从某些方面研究了被排除在正式劳动权利之外的情况，并报告了与心理健康状况的显著相关性。例如，对深圳的 4 088 名进城务工人员进行的一项调查显示，具有正式的工作合同($OR=0.211$，95%$CI=0.134$～0.332)与抑郁症的患病率降低相关。Lin 等使用中山市 1999 年内部流动人口家庭的样本报告说，没有劳动合同的人占 25.8%，这与他们的主观幸福感呈负相关，但与他们的心理健康状况没显示出负相关。参加社会保险与以 GHQ-12 或 HSCL 衡量的流动人口心理健康改善有显著关系。迟发工资与 GHQ 衡量的可能的精神障碍有关，工资被扣除的流动人口的心理健康状况较差。而在高压管理下不得不违背自己的意愿工作，如工作中缺乏自主权和被迫(加班)工作，与心理健康状况恶化有很大关系。两项研究审查了住房排斥对心理健康的影响。两人都发现，住在宿舍里的人和住在租住的房子里的人的心理健康状况没有明显差异。但与直觉相反的是，Nie 报告说，住在自有住房的人的心理健康状况较差，可能是因为他们承受了更高的经济负担。他还发现，更大的平均居住空间和更高的住房质量与更好的心理健康状况显著相关。

2. 社区/人际排斥和心理健康　在所综述的文章中，有 15 篇分析了某些社会排斥因素与流动人口心理健康之间的关系。有 5 篇文章一致指出，感知的歧视和污名化与心理健康呈负相关。Lin 等发现，中国城市农村流动人口中的歧视经历很多，且在所有 SCL-90 分量表中歧视都是一个重要因素($P<0.0001$)。有 6 项研究发现，感知到的社会经济地位差异与心理健康呈负相关。比如，Jin 等指出，认为自己的身份低于或远远低于上海本地人的流动人口报告的心理健康状况比那些认为自己与上海本地人平等的流动人口差。7 项研究考察了流动人口的社会交往和互动，4 项研究发现与心理健康的呈正相关，而有 2 个报告的结果却很小。在 Hu 等的分析中，越多与邻居和同事社会交往会可能更少地导致心理健康问

题，但与当地城市居民的互动会更多与心理健康问题有关。他们对这一发现的解释为，流动人口与当地民众互动的次数越多，他们就越认识到其间社会和经济地位的差异，这与心理健康呈负相关。4 项研究分析了社会参与的影响。Nie 发现，更多地参与社会组织有利于改善心理健康，而另外 2 项研究报告没有重大影响。除了组织参与这一简单事实外，Lin 等报告说，参加的活动数量也与心理健康状况呈正相关。

3. *文化/心理排斥与心理健康*　8 篇文章分析了文化和心理排斥对流动人口心理健康的影响。语言差异、价值观和生活方式冲突等"文化差异"是影响进城务工人员心理健康的一个重要因素。不熟悉当地方言会阻碍社会交往，助长排斥；而掌握当地方言与心理健康呈正相关。对所在城市的积极评价与心理健康改善有关。有证据表明，自我认同对流动人口的心理健康很重要。与自称外来的进城务工人员相比，自称当地人的心理健康状况要好，而那些自称是外来务工人员的心理健康状况也比自称农民的人要好。缺乏对城市的归属感与抑郁症有关。Wen 等的研究发现控制个人水平的社会资源后，邻里社会凝聚力与心理困扰显著负相关，这是最早报道邻里社会凝聚力有利于中国进城务工人员心理健康的研究之一。

第六节　讨论和结论

本章综述了当前关于中国城乡流动人口与城市和农村非流动人口心理健康状况比较的实证研究，及城市社会排斥对其心理健康的影响。比较流动人口与迁入地和迁出地人口心理健康状况的研究所得到的结果却变得复杂，这取决于所研究的心理健康的维度以及所要比较问题性质把握的深度。我们所综述研究的结果与 Zhong 等报告的结果不同，后者利用 Meta 分析发现，与城市居民相比，流动人口的心理健康状况更差。而有些研究报告发现流动人口的心理健康状况与城市居民更好或相当。为此，研究者提出了几种可能的解释，一是健康状况较好的人更有可能做出迁移的决定（所谓的"健康流动人口效应"）；二是他们到城市打工，改善经济条件并追求更好的生活；三是健康状况较差的流动人口更有可能返回原籍；四是许多人最终将返回原籍地。因此，与永久跨界流动人口相比，他们的压力较小。相比之下，即使流动人口的社会经济状况有所改善，流动人口的心理健康状况也较差的发现可能源于他们融入城市的一系列困难和压力以及相对贫困感的增强。这些假设中的每一个都具有某些合理性，需要在以后的研究中予以检验。

大多数流动人口可以回到农村的家乡，在变老或遭遇经济困难时，他们可以在那里保留自己的土地和住房，因而中国国内流动人口的"流动"性质值得特别关注。因此，与巴西在大规模城市化进程中"经济流离失所"(失业)是心理健康不良的最重要风险因素有所不同，社会层面因素对于中国背景下的流动人口的心理健康可能更重要。有充分的证据表明，户口制度造成的城市社会排斥的各个方面以及其他经济、社会和文化因素都与中国国内农村流动人口的不利心理健康后果有关。获得充分劳工权利的机会有限、受到歧视的经历、对社会地位较低的看法以及自我认同的冲突是与农村流动人口心理健康状况产生不利关系的关键因素。农村流动人口在住房、教育、保健和获得服务方面的权利不足，其根源在于户口制度造成的城乡二元社会。尽管近年来通过政策改革减少了基于户口的经济排斥，从而为农村流动人口提供了更多的经济机会和社会服务，但由于农村户口持有者被认为是城市中的下等人和外来者，户口的社会和心理影响仍然存在。

我们能够纳入综述的大多数文献仅集中于社会排斥的一个方面。此外，在一些研究中，与社会排斥相关的因素并不是本章的重点。我们需要进行进一步的研究，以检验城市社会排斥的不同维度与流动人口的心理健康之间的关系和途径，以及影响其心理健康负担的关键因素。值得注意的是，我们的综述未发现任何研究流动人口的教育排斥及其对他们心理健康的影响的研究。教育排斥是经济排斥的重要方面，对于重视子女教育的中国父母来说至关重要。目前，教育隔离在中国城市仍然存在，那里的进城务工人员无法将子女送往大城市的公立学校。他们不得不将子女留在自己的家乡接受教育，或将他们送到专门针对"流动人口儿童"的当地民办学校，这些学校的教育质量无法与当地公立学校相比——不能在公立学校就读的流动人口学生的语文和数学的成绩要比能就读于公立学校的流动人口学生差得多。

另一个研究不足的领域是邻里一级居住隔离的影响。居住隔离可能通过群体间互动和归属感影响流动人口的排斥观念。因此，可能会对心理健康产生重要影响。

现有的研究存在一些局限性。首先，这些研究中使用的措施仅能发现较轻的疾病，例如，抑郁症、焦虑症等；而不是较严重的心理疾病。例如，精神分裂症或双相情感障碍。在其他地区的研究中，这两种疾病均被证明与农村人口向城市迁移有关。今后的研究应调查与流动人口城市经历有关的此类严重心理健康问题。其次，现有的研究主要是横向的，不可能从纵向来分析不同移徙阶段心理健康状况的变化。因此，我们的综述强调，有必要对流动人口在移徙前、移徙后实时的心理健康状况进行纵向研究，而且还需要在移徙几年后进行后续研究，这是因为届时流动人口将更多地融入城市社会。然后，现有的中国农村流动人口心理健康研究都是定量流行病学研究，对心理健康进行标准测量，并与离散的社会排斥测量相关联。尽管定量的社会流行病学具有许多优势，但它无法检验城市生活的不同方面和流动人口的各种压力因素在个人的生活经验中相互作用的方式，也无法研究这种机制，也就是说，复杂的生物学，心理和社会学因素相互关联。部分由于定性社会科学与精神科学和流行病学的脱节，很少有可用于流行病学和精神病学研究的特定社会学或人类学数据。因此，我们的综述强调需要进行跨学科研究，以探讨不同城市以及不同类型的工作和环境中不同的移徙经验。

社会流行病学需要与人类学田野调查的特写数据结合起来，以了解当代大城市中流动人口的日常经历，例如，伦敦市 Suzanne Hall 的工作。这种跨学科研究不仅对于了解发展中国家超大城市移徙与心理健康之间关系的复杂性是必要的——例如，年轻人可以从农村生活的束缚中解放出来，去经历迁移的方式以及尝试生活形式的机会(例如，Ash，2017 年描述的那种形式)，或根据城市居民和流动人口对城市经历的理解和反应不同的方式，而利用不同形式的支持来进行管理。鉴于在许多因农村向城市移徙而迅速扩大的城市为流动人口提供的心理健康服务很少，这种研究可能具有重要的政策影响。例如，在开发新的测量工具以描绘移徙、城市生活和心理健康之间的关系时，可以提供对各种城市压力因素及其对农村—城市流动人口的影响的“深入”理解。这种工具可以为规划和健康学科提供必要的知识和工具，以应对当代大规模城市化带来的公共卫生挑战。

（李劼　［英］尼克拉斯·罗斯）

参考文献

[1] ADLI M, BERGER M, BRAKEMEIER E-L, et al. Neurourbanism: towards a new discipline [J]. The Lancet Psychiatry, 2017,4(3):183 - 185.
[2] AMIN A. The good city [J]. Urban Studies, 2006,43(5 - 6):1009 - 1023.
[3] ASH A. Wish lanterns: young lives in new China [M]. London: Pan Macmillan, 2017.
[4] CAO Q. Structural equation model analysis of mental health among floating population in urban cities (in Chinese) [J]. Statistics Information Forum, 2016, 31(10):70 - 75.
[5] CHEN J. Internal migration and health: Re-examining the healthy migrant phenomenon in China [J]. Soc Sci Med, 2011,72(8):1294 - 1301.
[6] CHEN Y. Occupational attainment of migrants and local workers: findings from a survey in Shanghai's manufacturing sector [J]. Urban Studies, 2011,48(1): 3 - 21.
[7] CHENG F L, SHUZHUO, YUE ZHONGSHAN. Influence on rural-urban migrants' mental health by acculturation (in Chinese) [J]. Urban Problems, 2015,(6):95 - 103.
[8] CHOW J C-C, LOU C W-M. Community-based approaches to social exclusion among rural-to-urban migrants in China [J]. China Journal of Social Work, 2015,8(1):33 - 46.
[9] DAI J, ZHONG B L, XIANG Y T, et al. Internal migration, mental health, and suicidal behaviors in young rural Chinese [J]. Soc Psychiatry Psychiatric Epidemiol, 2015,50(4):621 - 631.
[10] DU H, LI X, LIN D, et al. Collectivistic orientation, acculturative stress, cultural self-efficacy, and depression: a longitudinal study among Chinese internal migrants [J]. Community Ment Health J, 2015,51(2):239 - 248.
[11] FITZGERALD D, ROSE N, SINGH I. Living well in the Neuropolis [J]. The Sociological Review Monographs,(2016a),64(1):221 - 237.
[12] FITZGERALD D, ROSE N, SINGH I. Revitalizingsociology: urban life and mental illness between history and the present [J]. The British J Sociol, 2016, 67(1):138 - 160.
[13] GALEA S, LINK B G. Six paths for the future of social epidemiology [J].

American J Epidemiol, 2013,178(6):843 - 849.

[14] GALEA S, UDDIN M, KOENEN K. The urban environment and mental disorders: epigenetic links [J]. Epigenetics, 2011,6(4):400 - 404.

[15] GONG P, LIANG S, CARLTON E J, et al. Urbanisation and health in China [J]. Lancet, 2012,379(9818):843 - 852.

[16] HALL S M. Super-diverse street: a "trans-ethnography" across migrant localities [J]. Ethnic Racial Studies, 2015,38(1):22 - 37.

[17] HE X, WONG D F K. A comparison of female migrant workers' mental health in four cities in China [J]. Int J Soc Psychiatry, 2013,59(2):114 - 122.

[18] HOI C K, CHEN W, ZHOU F, et al. The Association between social resources and depressive symptoms among Chinese migrants and non-migrants living in Guangzhou, China [J]. J Pacific Rim Psychol, 2015,9(2):120 - 129.

[19] HU R, CHEN S. Social factors influencing peasant workers' mental health (in Chinese) [J]. Chinese Journal of Sociology, 2012,32(6):135 - 157.

[20] HU W, WANG F, MA L, et al. Discrimination perception, adversity appraisal and psychological adjustment in rural-to-urban migrants (in Chinese) [J]. Chinese Journal of Clinical Psychology, 2012,20(5):679 - 683.

[21] HU X, COOK S, SALAZAR M A. Internal migration and health in China [J]. Lancet, 2008,372(9651):1717 - 1719.

[22] HUANG Y, GUO F, TANG Y. Hukou status and social exclusion of rural-urban migrants in transitional China [J]. J Asian Public Policy, 2010,3(2):172 - 185.

[23] HUANG Y, TAO R. Housing migrants in Chinese cities: current status and policy design [J]. Environ Plan C Gov Policy, 2015,33(3):640 - 660.

[24] JIN L, WEN M, FAN J X, et al. Trans-local ties, local ties and psychological well-being among rural-to-urban migrants in Shanghai [J]. Soc Sci Med, 2012, 75(2):288 - 296.

[25] JIN L. Migration, relative deprivation, and psychological well-being in China [J]. Am Behav Sci, 2016,60(5 - 6):750 - 770.

[26] LAM K K, JOHNSTON J M. Depression and health-seeking behaviour among migrant workers in Shenzhen [J]. Int J Soc Psychiatry, 2014:0020764014544767.

[27] LI J, CHANG S S, YIP P S, et al. Mental wellbeing amongst younger and older migrant workers in comparison to their urban counterparts in Guangzhou city, China: a cross-sectional study [J]. BMC Public Health, 2014,14(1):1.

[28] LI L, WANG H M, YE X J, et al. The mental health status of Chinese rural-urban migrant workers [J]. Soc Psychiatry Psychiatr Epidemiol, 2007,42(9):716 - 722.

[29] LI X, STANTON B, FANG X, et al. Mental health symptoms among rural-to-urban migrants in China: a comparison with their urban and rural counterparts [J]. World Health Population, 2009,11(1):24 - 38.
[30] LI X, ZHANG L, FANG X, et al. Stigmatization experienced by rural-to-urban migrant workers in China: findings from a qualitative study [J]. World health population, 2007,9(4):29 - 43.
[31] LIANG H. Mental health of peasant workers: an intergenerational perspective (in Chinese) [J]. Population Research, 2014,38(4):87 - 100.
[32] LIN D, LI X, WANG B, et al. Discrimination, perceived social inequity, and mental health among rural-to-urban migrants in China [J]. Community Ment Health J, 2011,47(2):171 - 180.
[33] LIN Y, ZHANG Q, CHEN W, et al. Association between Social Integration and health among internal migrants in ZhongShan, China [J]. Plos One, 2016, 11(2):e0148397.
[34] LIU L, HUANG Y, ZHANG W. Residential segregation and perceptions of social integration in Shanghai, China [J]. Urban Studies, 2017:0042098016689012.
[35] LIU L, ZHENG G, SUN Z. Labor rights and mental health: survey on migrant workers in Pearl River Delta and Yangtze River Delta (in Chinese) [J]. Sociological Studies,2011(4):164 - 184.
[36] LIU Y. The new generation migrant workers' mental health and influence factors (in Chinese) [J]. Population Economics(5),2011:99 - 105.
[37] LU C-H, LUO Z-C, WANG J-J, et al. Health-related quality of life and health service utilization in Chinese rural-to-urban migrant workers [J]. Int J Environ Res Public Health, 2015,12(2):2205 - 2214.
[38] LU Y, QIN L. Healthy migrant and salmon bias hypotheses: a study of health and internal migration in China [J]. Social Science Medicine, 2014, 102: 41 - 48.
[39] LUDERMIR A B, HARPHAM T. Urbanization and mental health in Brazil: Social and economic dimensions [J]. Health Place, 1998,4(3):223 - 232.
[40] MIAO J, WU X. Urbanization, socioeconomic status and health disparity in China [J]. Health Place, 2016,42:87 - 95.
[41] MOU J, CHENG J, GRIFFITHS S M, et al. Internal migration and depressive symptoms among migrant factory workers in shenzhen, China [J]. J Community Psychology, 2011,39(2):212 - 230.
[42] NIE W F, XIAOTIAN. The Urban inclusion of migrant workers and their mental health: based on a survey in the Zhujiang Delta Area (in Chinese) [J]. Journal of Nanjing Agricultural University(Social Sciences Edition), 2013,

13(5):32-40.

[43] PEEN J, SCHOEVERS R, BEEKMAN A, et al. The current status of urban-rural differences in psychiatric disorders [J]. Acta Psychiatrica Scandinavica, 2010,121(2):84-93.

[44] QIU P, CAINE E, YANG Y, et al. Depression and associated factors in internal migrant workers in China [J]. J Affect Disord, 2011, 134 (1): 198-207.

[45] SU Q, ZHAO X, JI L. The Migrant workers' mental health study based on Deprivation Theory (in Chinese) [J]. Journal of Huazhong Agricultural University(Social Sciences Edition)2016,(6):93-101.

[46] SÖDERSTRÖM O, EMPSON L A, Codeluppi Z, et al. Unpacking "the City": an experience-based approach to the role of urban living in psychosis [J]. Health Place, 2016,42:104-110.

[47] VAN OS J, KENIS G, RUTTEN B P. The environment and schizophrenia [J]. Nature, 2010,468(7321):203-212.

[48] VIRUPAKSHA H G, KUMAR A, NIRMALA B P. Migration and mental health: An interface [J]. J Nat Sci Biol Med, 2014,5(2):233-239.

[49] WANG P C, XINGUANG. Social capital, social cohesion and health attainment: taking example for rural-to-urban migrants (in Chinese) [J]. Huazhong University of Science Technology, 2015,29(3):81-88.

[50] WANG W W, FAN C C. Migrant workers' integration in urban China: experiences in employment, social adaptation, and self-identity [J]. Eurasian Geogr Econ, 2012,53(6):731-749.

[51] WANG Z, ZHANG F, WU F. Intergroup neighbouring in urban China: implications for the social integration of migrants [J]. Urban Studies, 2016,53(4):651-668.

[52] WEN M, FAN J, JIN L, et al. Neighborhood effects on health among migrants and natives in Shanghai, China [J]. Health Place, 2010,16(3):452-460.

[53] WEN M, ZHENG Z, NIU J. Psychological distress of rural-to-urban migrants in two Chinese cities: Shenzhen and Shanghai [J]. Asian Population Studies, 2016:1-20.

[54] YANG T, XU X, LI M, et al. Mental health status and related characteristics of Chinese male rural-urban migrant workers [J]. Community Ment Health J, 2012,48(3):342-351.

[55] ZENG Z, GUO Y, LU L, et al. Mental health status and work environment among workers in small-and medium-sized enterprises in Guangdong, China-a cross-sectional survey [J]. Bmc Public Health, 2014,14(1):1.

[56] ZHANG L. The rise of therapeutic governing in postsocialist China [J]. Medical

Anthropol, 2016,35(2):119-131.
[57] ZHONG B L, LIU T B, CHIU H F, et al. Prevalence of psychological symptoms in contemporary Chinese rural-to-urban migrant workers: an exploratory meta-analysis of observational studies using the SCL-90-R [J]. Soc Psychiatry Psychiatr Epidemiol, 2013,48(10):1569-1581.

第四章

求助于心理健康服务的流动人口心理困扰问题及相关因素分析

第一节 流动人口常见的心理问题

在中国经济快速发展过程中，人口的大规模流动是其特点之一，特别是最近10年内，每年有超过2亿人从一个地区涌入另一个地区，成为人口学家定义的“流动人口”，其中大部分人是从农村进入城市。流动意味着变化，人口流动是一个涉及多种改变的复杂过程。多数情况下，流动代表着从熟悉的环境进入到不熟悉甚至是全新的环境，意味着经济、工作、生活、语言、文化、社交网络及自然环境等多维度的改变。尽管有研究显示流动过程能通过给流动人口创造更多的机会、提高经济收入，从而对心理健康提供一定的保护作用，但总体上，流动人口必须面对流动过程中带来的风险，比如，住房与就业的不稳定、人际关系的不稳定、社会支持的减少、社会孤立与歧视等，这些都可能会带来心理健康的损害。因此，流动人口一直被认为是心理疾病的敏感和高危人群。

欧洲精神病协会在一篇综述中曾描述道：“总体上，流动会增加精神病性障碍、常见精神障碍(抑郁、焦虑、创伤后应激障碍、躯体化障碍等)、物质使用障碍、自杀和进食障碍”。国内一项大样本流行病学调查显示，流动人口中符合各类精神障碍的终身患病率为18.1%，其中以焦虑(9.0%)和心境障碍(8.8%)最常见。实际上，与一般人群类似，除了符合精神障碍的个体外，在流动人口群体中更多是有症状、同样承受痛苦但未达到诊断标准的个体，这部分群体的数量可能是符合诊断标准个体的2～

5倍。2013年的一项Meta分析研究显示，进城务工人员在症状自评量表SCL-90除强迫因子以外的各个因子评分均高于常模，即进城务工人员的心理问题比一般人严重。此外，大量研究也发现常见的精神健康问题，如抑郁、焦虑和孤独感，在进城务工人员中更普遍，超过1/3的进城务工人员有常见精神健康问题，平均睡眠时间低于全国平均水平。

流动过程不仅影响流动者本人的心理健康，也会影响流动者的后代及流出地家庭的心理健康。流动人口子女在SCL-90的躯体化、人际关系、偏执、焦虑和恐怖等因子方向的得分均高于非流动子女。由自我监护和其他监护的流动人口子女比由父母和隔代监护的流动人口子女更易出现心理问题，由隔代监护的流动人口子女比由父母监护的流动人口子女更易出现心理健康问题。但也有其他研究发现流动子女的心理健康状况好于非流动子女或者相差不大。尽管研究结果不一致，但多数研究支持流动人口子女心理健康总体水平相对较差的观点。Meta分析研究结果显示，流动人口的子女出现抑郁、焦虑、自杀想法、自残行为、行为问题及物质使用等心理健康问题的风险高于非流动人口的子女。不仅如此，相对于没有成员外出的家庭，留守在流出地的成年家庭成员的心理健康也会受到影响，他们更容易出现抑郁症状。

第二节　流动人口心理健康的影响因素

尽管流动人口是一个相对统一的定义，但实际上流动群体的组成是非常多元的，他们有不同的人口学特征：年龄、性别、职业、民族、受教育水平及流出的地区等。不同的社会学特征：经济、语言、文化、家庭、社会支持及性格等。不同的流动特征：流动的目的、目标性、时间、准备、预期、适应能力和应对方式等。这些多元化的特征无疑都会对流动人口的心理健康产生影响。因此，流动对心理健康的影响十分复杂且具有文化差异性。这也是为什么不同研究之间流动人口各类心理健康问题调查结果差异较大的原因之一。比如针对抑郁问题，以症状自评量表(SCL-90)为工具的调查结果跨度为6.5%～56.4%，以流调中心抑郁量表(CES-D)为工具的结果跨度为10.5%～52.9%。除了工具或方法之间的差别，流动本身的复杂性更可能是主要的原因。

与一般人群心理健康的流行病学研究结果类似，流动人口的心理健康状况也与多种社会人口学、文化以及心理学特征等因素紧密相关，是多种因素共同作用的结果。总体上，可以把影响流动人口常见心理问题或精神疾病发生的因素归类为三大方面：①社会人口学（性别、年龄、流出地、婚姻、受教育程度、社会经济状况）和心理学特征；②与流动过程有关的因素，如流动原因，流动之前发生的事件，签证情况、流入地家庭安置情况，文化适应过程、语言能力和流入地的居住时间；③和流入地的社会和职业环境有关的因素，包括社会支持、社会偏见/歧视、就业和职业状况。已有的国内外研究中关于这3类因素对流动人口心理健康的影响结论并不一致，但有比较倾向性的结论，具体见表4-1。

表4-1 和流动人口的心理问题或常见精神疾病相关的因素汇总

因素	主要结果
1. 社会人口学和心理学特征	
性别	女性更常见
年龄	在年轻人和老年人中均常见，但是在流动时年龄小者中更常见
流出地	不同的流出地之间存在差别
婚姻状况	在离婚、孤寡或分居者中更常见
文化水平	在低文化水平者中更常见
社会经济状况	在社会经济水平低者中更常见，和向下的社会阶层流动有关； 在主观经济地位高者中较少见
心理学特征	在乐观、有控制感、适应力强和自我认同者中较少见；而在低自尊和外控个性者中更常见；在应对策略不成熟者中更常见
2. 和流动过程相关的因素	
流动之前是否有创伤性事件	在流动前发生创伤性事件者中更常见
流动的类型	在被迫流动者中更常见
流动的原因	在流动计划不周全者或不得不流动者中更常见； 有强烈的流动原因者中较少见
流动的动机	在流动动机不强者中更常见
流动的范围	在流动范围小者中更常见，如省内流动者患病率高于跨省流动者

（续表）

因素	主要结果
流动次数	在流动次数多者中更常见
回家次数	在回家次数少者中更常见
在流入地的家庭安置情况	在流入地独居或和家人分开者中更常见；而与家人团聚者中较少见
文化适应情况	在文化适应力差或文化压力大者中更常见
语言掌握情况	在掌握流入地语言者中较少见；在语言障碍者中更常见
流入地居住时间	在居住时间长者中更常见
3. 和流入地社会及职业环境有关的因素	
社会支持	在社会支持水平高者中较少见；而在缺少社会支持/支持水平低者中更常见
感受到的社会偏见/歧视	在感受到社会歧视/偏见者中更常见
社会网络	有社会网络、归属感的群体中较少见
社会参与	在社会、社区活动参与较少者中更常见
就业和职业状况	在失业者中更常见；在工作条件差的就业者中更常见

第三节　城市外来人口求助于精神卫生机构者的心理问题

流动人口在精神卫生机构就诊情况的研究相对较少。较早的一项研究来自于20世纪90年代。研究发现在精神专科医院就诊的流动人口中70%以上是神经症，即以抑郁、焦虑和神经衰弱为主的精神健康问题。2018年，上海一家精神专科医院以151例就诊的流动人口为研究对象开展了调查，结果与上面研究类似，抑郁和焦虑障碍患者接近80%。其中值得关注的是，除部分主诉为情绪问题的个体被诊断为抑郁或焦虑外，很多人一开始主诉有睡眠问题、工作压力、人际问题和身体不适的个体最后也被诊断为抑郁或焦虑。

这一结果一方面表明无论是在一般人群中还是在流动群体中，抑郁和焦虑均是最常见的精神疾病；另一方面也显示了文化因素在流动人口疾病解释和表达方面发挥的作用。东方文化本身鼓励压抑情感表达，在人际互动中尽量避免直接表露情绪，而身体症状的呈现比精神症状的文化接纳性更高，带来的病耻感更少，可以避免社会文化环境对他们造成伤害。因此，东方文化中的个体很少直接表达精神方面的问题，而是以压力或者一些非特定性的躯体症状来取代（如各种疼痛、疲劳、不适及睡眠问题等），后者我们称之为“躯体化”。躯体化的呈现在于一种社会文化没有突出主体的人的地位，在对事件和身体状态的前因后果的理解上更多地归结为身体的，甚至是超自然的、神秘的因素，于是在不满、沮丧及失望等各种情绪发生时，更多地指向自己的身体。一方面，流动人口在流入地主体地位不突出，处于文化劣势地位；另一方面，他们相对来说受教育水平较低，心理健康素养也偏低，影响了其真正的症状表达。因此，流动人口心理问题的躯体化表达比当地人更突出。这一现象在国内外的研究中都有体现。刘越等人的研究发现流动妇女 SCL－90 中躯体化因子分高于全国常模；程绍珍等也发现流动子女的躯体化因子分也高于非流动子女。一项针对移民至丹麦的有心理问题的土耳其女性的主诉发现，只有 8％的女性有精神方面的主诉，剩下 92％主诉均与躯体症状有关。其中一些非特定性的身体感觉如睡眠问题、疼痛及胸闷等主诉超过 70％。

第四节　心理问题和求助行为及影响因素分析

与一般人群相比，流动群体寻求精神健康服务的比例相对较低。深圳一项针对流动人口的大样本社区流行病学研究显示：只有 9％和 4.5％的流动人口分别在一生中和最近 1 年内曾经因为心理健康问题寻求过服务，一生中因心理健康问题使用非卫生服务的比例（6.3％）显著高于使用卫生服务的比例（4.6％），补充和替代疗法是最常用的服务。只有 3.4％的流动人口曾经接受过精神专科服务。在符合精神科诊断的流动人口中，一生中和最近 1 年因此寻求服务的比例也不过是 18.3％和 9.2％，寻求非卫生服务比例（13.9％）高于卫生服务（10.9％）。同样，补充和替代治疗是最常用的服务。精神专科服务的使用比例在有诊断人群中仅为 8.7％。精神病性障碍患者的使用率最高，也不超过 24.5％。

与之类似，源于精神专科医院的就诊者调查从另一个角度验证了流动群体较少使用精神卫生服务的事实。151 名流动就诊者中，最近 12 个月平均寻求专科服务的次数为1次，26.3%的患者在此之前未寻求过任何服务，只有6.3%的受访者此前曾经就诊过精神专科服务，自助、求助于亲朋好友及非精神专科卫生服务人员是最常见的解决方式。

造成这一局面的原因是多方面的。影响流动群体求助的因素和影响他们心理健康的因素一样复杂，且研究结果也并不完全一致。多数研究显示女性、年轻人、受教育水平高、诊断为精神病性障碍或焦虑症、无家可归、自杀未遂、高收入、社会支持水平高、宗教信仰、来自大城市及有社会保险等因素等会增加寻求服务的可能性，病耻感、语言障碍、服务可及性低、文化和价值冲突等因素会降低寻求服务的可能性。大体上可以把影响因素分成以下两类。一是来自流动人口群体本身的因素。整体上，这个群体受教育水平较低，对精神疾病的认知不高，很难意识到自己有心理健康方面的需求。即使他们意识到了需求，多重因素会阻碍他们去寻求服务：①在不熟悉流入地卫生资源和服务流程的情况下，他们很难寻求到需要的服务；②病耻感、风俗宗教禁忌等文化因素会阻碍他们主动寻求服务；③语言沟通、症状的躯体化表达和解释等也会成为顺利获得服务的一大障碍；④流动群体中的大多数生活艰辛，大多数时间都在为生存奔波，除非不得已的紧急情况，一般他们不愿意在维护自身精神健康上投入时间、精力和金钱。二是结构性因素：①精神卫生资源紧缺，服务可及性不高，流动人群在流入地很难找到服务；②这个群体流动性太强，即使有服务，也缺乏连续性；③非精神专科的卫生服务人员因为缺少精神卫生专业知识和能力，加上语言沟通问题，无法正确和及时地识别有需求的个体并转介到精神卫生服务；④在现有的政策体系下，很多地区的医疗保险难以覆盖到流动群体，医疗费用把他们挡在服务之外。

不求助的后果是显而易见的，其中比较典型的是漏诊和延误治疗。针对罹患精神分裂症未治疗时间(duration of untreated psychosis, DUP)调查发现，流动人口患者的DUP中位数为262天，远长于一般人群。主要原因有：一是由于外来人员流动性强、缺少系统稳定的社会支持，难以获得及时有效的专科医疗服务；二是外来人员常独自离乡到异地打工，罹病后对精神症状缺乏自知或存在病耻感，不能主动求医，等家人发觉督促就诊时已多延误；三是外来人员缺少获取信息的稳定渠道，对精神卫生知识了解不够或缺乏正确认识，患病后不知道如何正确寻求精神卫生专业帮助;四是外来人口分布在工、商、渔、林及农等各个行业,部分人员无业或居无定所,当地精神疾病防控措施对外来人口实施难度大,容易出现监测、服务和管理死角。无论是漏诊,还是延迟治疗,都会加重病情,会给他们自身、家庭和社会造成更严重的经济负担和精神负担。

第五节 以需求为导向为外来人口提供精神卫生服务

为流动人口提供适宜的精神卫生服务是非常必要的,因为他们的心理健康不仅影响到他们自身,还影响他们的家庭、下一代,与个体、家庭和社会的发展和稳定息息相关。就现状来看,流动人口不仅缺乏临床服务,更缺乏预防和早期筛查服务,而后者的缺失也直接会影响到临床服务。由于流动人口是非常复杂、多元化的群体,因此无论是哪种服务,针对这个群体的需求,具有个体敏感性、文化敏感性是非常重要的。借鉴欧洲精神病协会以及国内研究的经验,为流动人口提供服务时,有几点是值得考虑的。

1. 针对政策的制定者　包括:①流动人口政策中应该关注这一群体的心理健康,充分考虑和流动人口心理健康有关的因素。比如,住房、就业、躯体健康、文化建设和接纳、家庭等,制定有利于流动人群心理健康的政策;②提供各种资源,包括各类精神卫生服务资源和信息;③公共的精神卫生服务和健康教育,帮助流动人口了解精神卫生,也帮助其他人了解流动群体以及他们的需求,增进不同群体的沟通和理解;④制订相关政策,定期收集和了解流动人口的健康信息,评估流动人口的需求;⑤制订保障政策,为流动人口在流入地获得精神健康服务提供医疗保障。⑥有定期为卫生服务提供者开展与文化敏感性相关的服务能力培训的政策。

2. 针对服务提供者　包括:①服务者不仅要在地理位置上具有可及性,还应具有文化可及性和情感可及性;②应该有专门针对流动人口需求的心理健康服务;③定期参加相关的培训以提升自身的能力;④在面向流动人口时,要有耐心,从关心躯体出发,鼓励表达;⑤采用与流动人口相适应的语言、方式及工具来评估和识别其心理健康问题;⑥尊重、接纳和理解流动人口对症状的产生、维持和结局的理解和解释;⑦提出符合流动人口社会文化背景的干预措施，获得流动群体的充分理解。

毫无疑问，流动过程是相当复杂多变的，有些过程本身就充满挑战和压力。而个体应对压力的反应受到多重因素的影响，有些个体可能会比其他人更敏感，更容易发展成为精神障碍。因此，服务提供者在面对流动人口时要有这方面的意识，防止个体的偏见或歧视给流动人口带来的影响。政策制定者更要综合考虑，根据流动人口的需求制定相关的服务政策，在宏观层面为流动群体提供生活、就业、卫生服务等政策保障，以促进他们的心理健康。

（何燕玲　曾庆枝）

参考文献

[1] 陈敬兰，班春霞，孙仲礼. 外来人口精神分裂症患者未治疗期及其影响因素[J]. 临床精神医学杂志，2019，29(1)：12－14.

[2] 程绍珍，杨明，师莹. 城市流动人口子女的家庭环境与心理健康的关系研究[J]. 南京工程学院学报(社会科学版)，2012，12(1)：14－16.

[3] 李建清，王丽珍. 福州地区流动人口的精神疾病分析[J]. 中原精神医学杂志，1997，3(2)：70，97－98.

[4] 李强，高文珺，龙鲸，等. 心理疾病患者自我污名及影响初探[J]. 中国临床心理学杂志，2010，18(3)：323－325.

[5] 刘越，林朝政，孙晓明，等. 江苏省流动妇女心理健康状况及影响因素分析[J]. 中国妇幼保健，2010，25(04)：460－463.

[6] 王继军，朱紫青，李春波. 精神分裂症未治期及其影响因素研究[J]. 上海精神医学，2009，21(1)：10－14.

[7] 魏瑜，周睿珺. 兰州市流动人口子女心理健康状况的现状调查[J]. 教育观察，2018，7(20)：7－9，12.

[8] 赵仁成，刘开钳，刘曼云，等. 广东省 2012 年就业流动人口睡眠状况及影响因素分析[J]. 华南预防医学，2016，42(6)：532－537.

[9] BHUGRA D, GUPTA S, SCHOULER-OCAK M, et al. EPA Guidance mental health care of migrants [J]. European Psychiatry, 2014,(29): 107－115.

[10] CHEN L, LI W H, HE J C, et al. Mental health, duration of unemployment, and coping strategy: a cross-sectional study of unemployed migrant workers in eastern china during the economic crisis [J]. BMC Public Health, 2012, 12: 597.

[11] CHEUNG N W. R ural-to-urban migrant adolescents in Guangzhou, China: psychological health, victimization, and local and trans-local ties [J]. Soc Sci Med, 2013,93: 121 - 129.

[12] DAI J, ZHONG B L, XIANG Y T, et al. Internal migration, mental health, and suicidal behaviors in young rural Chinese [J]. Soc Psychiatry Psychiatr Epidemiol, 2015,50(4): 621 - 631.

[13] FELLMETH G, ROSE-CLARKE K, ZHAO C Y, et al. Health impacts of parental migration on left-behind children and adolescents: a systematic review and meta-analysis [J]. Lancet, 2018,392: 2567 - 2582.

[14] JURADO D, ALARCÓN R D, MARTÍNEZ-ORTEGA J M, et al. Factors associated with psychological distress or common mental disorders in migrant populations across the world [J]. Rev Psiquiatr Salud Ment (Barc.), 2017,10 (1): 45 - 58.

[15] KLEINMAN A. Major conceptual and research issues for cultural (anthropological) psychiatry [J]. Cult Med Psychiatry, 1980,4(1): 3 - 23.

[16] LU J, LU J J, WANG F, CAI P F, et al. Mental health status, and suicidal thoughts and behaviors of migrant children in eastern coastal China in comparison to urban children: a cross-sectional survey [J]. Child Adolesc Psychiatry Ment Health, 2018,12: 13.

[17] MIRDAL G M. The condition of "tightness": the somatic complaints of Turkish migrant women [J]. Acta Psychiatr Scand, 1985,71: 287 - 296.

[18] RYDER A G, YANG J, ZHU X, et al. The cultural shaping of depression: somatic symptoms in China, psychological symptoms in North America [J]. J Abnorm Psychol, 2008,117(2): 300 - 313.

[19] WANG F, ZHOU X, HESKETH T. Psychological adjustment and behaviours in children of migrant workers in China [J]. Child Care Health Dev, 2017,43: 884 - 890.

[20] WEI Z G, HU C Y, WEI X L, et al. Service Utilization for Mental Problems in a Metropolitan Migrant Population in China [J]. Psychiatric Services, 2013,64 (7): 645 - 652.

[21] WONG D F K, HE X S, LEUNG G, et al. Mental health of migrant workers in China: prevalence and correlates [J]. Soc Psychiatry Psychiatr Epidemiol, 2008,43: 483 - 489.

[22] YAO L, HU P F, TREIMAN D J. Migration and depressive symptoms in migrant-sending areas: findings from the survey of internal migration and health in China [J]. Int J Public Health, 2012,57(4): 691 - 698.

[23] ZHONG B L, LIU T B, CHIU H F, et al. Common mental health problems in rural-to-urban migrant workers in Shenzhen, China: prevalence and risk factors

[J]. Epidemiol Psychiatr Sci, 2018,27: 256 - 265.
[24] ZHONG B L, LIU T B, CHIU H F, et al. Prevalence of psychological symptoms in contemporary Chinese rural-to-urban migrant workers: an exploratory meta-analysis of observational studies using the SCL - 90 - R [J]. Soc Psychiatry Psychiatr Epidemiol, 2013,48(10): 1569 - 1581.

第五章

在上海深入研究：迈向“机制丰富”的流行病学

自19世纪末以来，城市转型便被认为与心理疾患有关。在精神病流行病学中，关于城市生活与不良心理健康状况之间的联系，已有长期一致的发现。但围绕这种关系的特殊性存在疑问——为什么精神疾患会在城市里聚集？城市剥夺、贫困、过度拥挤、社会排斥、种族主义和暴力与精神痛苦之间有什么关系？可能涉及哪些生物和社会学机制？这些问题一直持续到21世纪。有关的研究已经确定了心理疾患和城市社会生活联系在一起的关键因素，其中最一致的确定因素是流动人口、密度和压力：来到城市的流动人口在城市心理疾患方面承担着不成比例的巨大负担；高密度的生活条件更加剧了这一问题；城市生活的普遍压力和生活的不稳定性是这一临床问题发展的社会心理基础。在当代中国，社会发展与从农村向城市的迁移有着内在的联系，有效制定政策和治理需要更好地对城市压力、生活不稳定性和心理疾患之间的联系有更深入的了解。无法识别和未治疗的心理疾患是个人和家庭进一步陷入贫困和社会排斥的关键因素。

目前，许多研究正在完善我们对城市生活转化为临床症状的生物机制的理解。但是，如果我们要进行有效的干预，就需要解决一系列跨学科和比较性的问题：首先，我们知道城市化与心理疾患之间的关系是生物学、心理学和社会学这些复杂因素相互交织的结果，但我们对它们究竟是如何联系的理解却非常有限。部分原因是由于定性的社会科学与精神病学以及流行病学的脱节。几乎没有关于流行病学和精神病学提供信息的近距离社会学或人类学数据的研究设计来促进我们了解心理健康与特定形式的城市生活之间的关系。其次，自19世纪以来，对城市化与心理疾患关系的研究一直集中在北美和欧洲的工业化城市，关注全球城市经验多样性的研究却惊人地少。特别是，尽管人们普遍认识到我们正处于另一个重大城市化时期，且主要发生在亚洲和拉丁美洲，但对于心理健康与迅速扩张的超大城市之间的关系知之甚少。比如，20世纪在中国、巴西和印度等国迅速扩张的超大城市。因此，我们的目标是通过人类学、以人类学为基础的社会学深度调查工具以及使用智能手机应用程序进行生态瞬时评估的创新方法，揭示中国上海流动人口的多元化城市经验，下面将介绍这些方法。

人类学研究的重点是上海流动人口、流动人口家庭和流动人口社区的生活经历。这不仅关注人，也关注人们流动和创造城市生活的情况。因此，我们的抽样框架既包括人，也包括他们的生活情况，如他们的家庭场所、工作环境、服务消费（医疗、教育和住房）以及交友和社交的地点。研究能通过这一方法来挖掘出一些小规模且不那么明显的东西，包括城市生活的物质和技术要素，以及导致或减缓城市生活情况的文化、经济和家庭环境等要素。本研究的人类学方法主要采用的是“深度取样”策略——在这一策略中，我们在人类学的调研场所中对相对较少的参与者收集大量而深厚的定性数据。这次人类学的工作集中在城市“边缘”的郊区和上海市中心。我们所发现的关键结果是，流动人口是如何通过一系列社会行为成功地应对这种压力的方式，而不是他们如何通过心理压力/心理障碍做出反应。这些社会行动包括：通过维持日常生活来减缓变化的影响；就问题进行公开讨论以形成与所在地人群的团结，努力保留生活的某些方面，希望事情能有所改善，通过纸牌游戏填补“空闲”时间，使用公共图书馆等；用手机“逃避现实”以避免目前的压力；相互的“精神支持”和“幸福”的理念；反复陈说在上海过上美好生活的机会并继续对上海抱有希望等。

人类学工作的结果在一定程度上是为了编制和试验一种社会学深度测量工具，以测绘上海流动人口的心理健康状况。试点调查的目的是找出我们是否可以以某种方式直接调查人类学所揭示的情况。调查不仅衡量城市压力源的体验和由此导致的精神症状表现，而且还将衡量和报告各种形式的社会体验（包括获得资源、家庭生活形式和高度本地化的生活和体验形式)，这些也是人类学在上海调查“移民街”所发现的。它包括在国家和国际比较中使用的传统流行病学类别，但也兼顾具体流动人口的经验，特别是他们如何看待和应对与移徙有关的具体压力，这些类别来自对人类学的深入研究。调查包括以下项目：一般人口学特征、上海日常生活的各个方面、工作的各个方面、通勤、社会生活的各个方面、住房、邻里关系的各个方面、对上海的态度、抱负；SCL-10(心理健康症状自评量表)、K6(Kessler心理困扰量表)、PSS-10(感知压力量表)、童年不良经历量表、工作场所社会资本量表、社区社会资本量表、社会支持量表。

智能手机应用程序“Urban Mind”使用生态瞬时评估(ecological momentary assessment，EMA)来研究城市建成环境与心理健康之间的关系。EMA是一项涉及参与者在现实环境中当前经验和行为的多次采样的技术。它允许通过随机时间抽样定期评估参与者生活中的特定事件，这样能最大限度地减少回忆偏差，最大限度地提高了生态有效性，并提供了对现实世界背景下动态变化的洞察。本章，我们将首先展示试点调查的数据和结果，然后详细介绍应用的工作原理，并提供一些初步数据。第二节将提供应用程序“Urban Mind”的更详细的说明。人类学的详细发现在本书的另几章中介绍。

第一节 人类学知情试点调查

试点调查于2018年1月和7月在上海郊区和中心城市进行，采用了方便抽样策略。调查地点选择了那些来自农村地区流动人口最有可能工作、生活和休闲的地方，包括松江和其他公共场所的一个流动人口居住社区，如街道、公园或小商店、餐馆和奶茶店。本研究共调查了135名受访者，在删除了缺失数据的受访者后，有102名受访者被纳入本研究。53%的受访者已婚，36%的人受过9年或以下的教育，70%的人为农村户口，即非城市居民，他们无权享有城市居民享有的全部权利(仅享有部分)。例如，小孩进入公立学校的教育机会。40%的人月收入在5 000元或以下，只有20%的人的月收入在10 000元或以上。36%的人住在雇主提供的低成本或免费宿舍，45%的人住在“小产权”住房中，这是一种低质量，低成本的非正式住房。

在调查中，我们问他们为什么来上海？约40%的受访者表示，他们来上海是因为就业机会较多，26%的人选择上海是因为他们已经有朋友或亲戚在上海，18%的人来上海是为了获得更高的收入。其他答案包括“改变环境”“在上海有业务关系”及“随心所欲”。值得注意的是，尽管人们普遍认为上海是中国提供最佳公共服务的城市，但没有一个受访者选择“为了更好的公共服务，如医疗或交通”。原因可能是，如果没有上海户口，农民工就会被排除在城市的许多公共服务之外。对于他们能从城市得到什么，流动人口采取了非常务实的观点，那就是工作经验和赚钱。换句话说，他们在上海积累了人力和经济资本，以便以后能在较小的城市或县城开始更好的生活。这也反映在对“你是否打算离开上海”这个问题的回答中，只有18%的人表示他们今后不打算离开上海。一些流动人口有一个明确的计划，比如在一两年内返回家乡、结婚、开自己的店或者照顾妻子和孩子；另一些人目前没有具体的离职计划，但他们确信，当他们或他们的孩子达到一定年龄时，他们最终会离开上海。

关于是否喜欢上海的问题，尽管城市生活压力很大，但约3/4的参与者给出了肯定的答案，他们确实喜欢上海。当被问及喜欢上海的原因时，他们的答案可以大致概括为两类。首先是以个人发展为导向：“它为个人发展提供了更多的机会”“开阔视野，我可以学到更多的新东西”“更多的工作机会和资源”。二是以生活方式为导向：比如，一些受访者表示，他们喜欢上海夜生活的多样性和不同种类的美食。有几位受访者还提到，他们喜欢这个城市的国际化和都市的感觉，这个城市比他们的家乡更安全、更文明。特别是，至少有5个受访者的第一反应是“我喜欢上海快节奏的生活”或“习惯了快节奏的生活”。值得注意的是，现代国际大都市快速的生活节奏往往与压力和健康问题的加剧有关，但一些来自农村的流动人口实际上在大城市中享受着忙碌的生活方式。也许对他们来说，快节奏的生活意味着对更美好未来和更充实生活的希望。但也仍有部分受访者表示，因为上海的生活“压力太大”“非常累”，他们有一种“被排斥”的感觉，所以他们并不喜欢上海。约1/3的参与者表示，他们在上海的生活可以说是“艰苦”和“不稳定”，近半数的受访者承认自己的生活“压力很大”。在那些认为自己在上海的生活压力很大的人中，有40%的人也表示自己的生活“多姿多彩”，并“充满希望”。更多的受访者对这座城市持肯定而不是否定的看法。1/4 的受访者认为上海不友好或具有排他性，1/5 的受访者认为上海令人沮丧。相比之下，57％的受访者认为上海是友好和宽容的，30％的受访者认为上海是高效的。

我们还询问他们认为在上海生活中压力最大的方面是什么？在参与者中，42％的人提到与经济有关的压力，特别是与支付租金或抵押贷款有关的压力。少数人特别提到了他们供养家庭的责任，以及赚钱的困难。其他人则谈到了与工作有关的压力，比如在激烈的竞争中一直很困难。而儿童教育也是抚养有学龄前儿童的流动人口面临压力的一个根源。由于上海一直在关闭为流动人口子女开设的学校，因此他们面临着一个极不稳定的政策环境：他们的子女是否可以在上海接受教育。当被问及如何缓解压力时，2/3 的受访者表示会在家放松，比如看电视或睡觉。其中一些人采用第二种方式，包括做运动、与朋友家人交谈或在网上讨论。只有 10％的人认为集体活动是应对压力的关键措施。比如，吃饭、和朋友一起喝酒、一起去看电影。当被问及是否有一个小的社会群体可以给他们归属感或幸福感时，1/3 的受访者给出了否定的答案。也有人表示，这样的社会群体由家人、朋友或同事组成，但有 5 人认为，给他们归属感的是网络社区，而不是现实生活中的人。至少有 6 名参与者提到，扑克牌是一种给了他们参与和幸福的感觉的集体活动。这与我们的人类学研究中的发现是一致的。

在这项试点调查中，我们还使用传统的手段来测量流动人口的压力和心理健康。通过 10 个条目感知压力量表(PSS-10)来测量感知压力。该量表由 Cohen 等开发，目的是了解受访者认为自己的生活不可预测、无法控制和超负荷的程度。研究采用 6 条目凯斯勒心理困境量表(K6)对心理健康进行了评价。该量表在中国得到了验证和广泛应用。结果显示，3/4 的流动人口有中度压力，一半的受访流动人口有中度精神痛苦。只有 2 例表现出较高的感知压力，3 例可能有严重的心理疾患。由于样本规模太小，无法进行任何有统计意义的定量分析，但根据人类学情况进行的调查提供了关于城市中流动人口日常经历和压力的丰富数据，可以补充关于城市生活与心理健康之间的联系的知识。它使我们能够从人类学中引入一些问题，特别是关于流动人口对上海和他们在上海的生活的感情和看法，他们日常生活中的压力来源，以及他们应对压力的做法。调查还成功“深入”了他们的社会经历。比如，获得医疗保险、来上海前的工作和生活经历、家庭分离以及让他们有归属感和幸福感的小型社会群体。调查还纳入了因字数限制在本章中没有讨论的其他项目，包括社会资本量表和儿童不良经历量表。从试点经验中看，开放性问题可以比多项选择题更真实地反映受访者的真实感受和想法（比如，“你为什么喜欢？/不喜欢上海？”），但一些受访者没有耐心或没有能力给出答案。如果用于规模更大的抽样调查，建议缩短调查时间，避免过多的开放性问题。

第二节　通过智能手机应用程序进行调查的新方法

现有的关于城市环境与心理健康之间相互作用的文献受到许多方法学的限制。首先，绝大多数研究使用了相对比较粗糙的地理分辨率数据（例如，仅在区一级/自治市镇级别）。因此，无法分离出可能导致心理疾患的建成环境和社会环境的具体特征。其次，大多数研究都采用了涉及获取单一“快照”的横断面设计，而没有考虑到人们在一整天都会经历各种各样的城市环境这一事实。然后，以前的绝大多数研究都依赖于具有回忆偏差的回顾性评估。最后，以前的大多数研究都评估了城市关注的特征（例如，进入绿色和蓝色空间）的影响，而没有考虑这可能还取决于年龄、性别、住房、工作条件和生活方式等个人的特征。

为了帮助解决其中的一些局限，我们开发了一个名为“Urban Mind”的智能手机应用程序。该应用程序可以实时监视周围环境对心理健康的影响（图5-1）。

该应用程序是与英国艺术基金会Nomad Projects和景观建筑师Gibbons J & L合作构思和开发的，由英国技术供应商Artists & Engineers使用Ionic跨平台开发框架构建。我们还开发了后端服务器软件以便与应用和面向公众的项目相关网站进行联系，向潜在参与者提供研究信息。Urban Mind应用可从Apple App store和Google Play Store免费下载，并提供多种语言版本，包括英语、普通话、粤语、法语和德语。参与者是匿名的，我们不会从参与研究的人员那里收集可识别的信息（例如，姓名、地址、电话号码），因为参与者在智能手机上下载和安装应用程

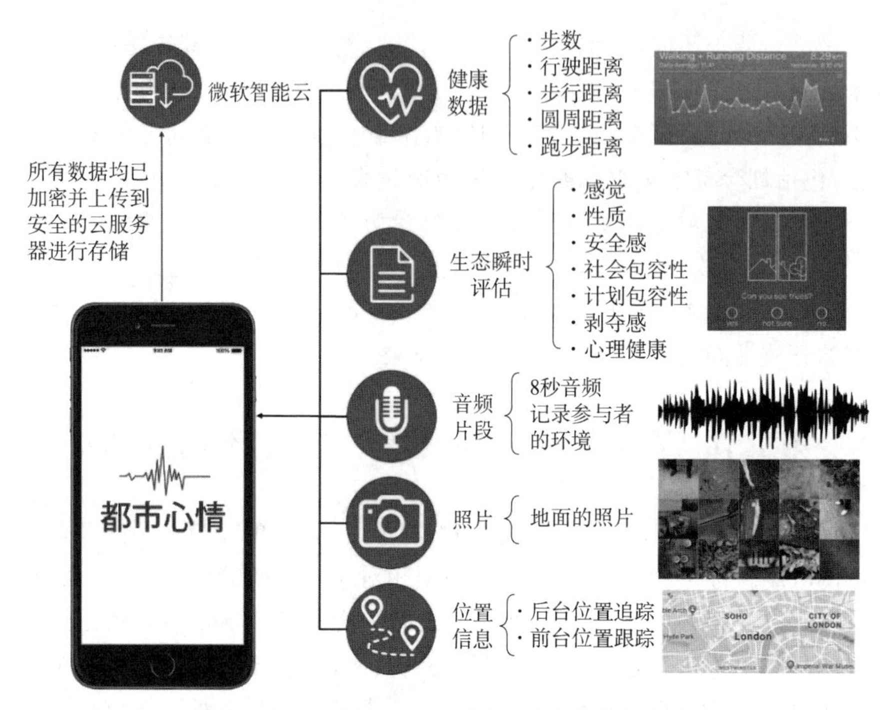

图 5-1　通过 Urban Mind 应用收集的数据类型

序后，该程序将向参与者简要介绍项目的目标和方法，并要求他们提供知情同意。一旦获得知情同意，就可以开始收集数据。

Urban Mind 应用程序使用名为生态瞬时评估的方法来收集数据。该方法涉及在实时和真实的情境中对个人当前的经历进行重复采样。基于智能手机的生态瞬时评估的使用有 3 个关键的好处：第一，在实时采集数据的同时，最大限度地减少了回忆偏差；第二，它最大限度地提高了在现实环境中收集数据的生态有效性；第三，它允许随着时间的推移进行多次测量，从而深入地了解心理状态和行为的动态变化。而这些变化或行为可能不会被单个快照式调查所捕捉到。通过“Urban Mind”应用所收集数据包括以下内容。

（1）对人口结构（如年龄、性别、种族）和社会经济学（如教育、职业、住房和工作条件）的基线评估。这些信息使我们能够评估样本的代表性，并探讨感兴趣的人口和社会经济变量对我们的研究发现的影响。

（2）在 2 周内每天进行 3 次生态瞬时评估，共进行了 42 次生态瞬间评估。每个生态瞬间评估大约需要 1～2 分钟才能完成，涵盖了以下方面。

1）周边环境的 6 个维度，包括感官的感知、社会包容性、安全感、与自然的接触及城市规划的包容性和剥夺。

2）个人的心理健康，包括积极和消极的影响。

3）使用基于 GPS 的地理标记的个人地理位置。

4）个人所谓的“健康数据”，包括步数、步行距离、骑车距离和行驶距离。

当人们收到提示要完成生态瞬时评估的提示时，他们有 60 分钟的时间完成，超过这个时间会被标记为不完整问卷。这使得参与者有一个时间范围来响应提示，而不需要中断他们正在从事的任何活动。如果在进行生态瞬时评估时无法访问互联网，数据将存储在设备上，并在下一次提供移动或 Wi-Fi 互联网接入时上传。在每个生态瞬时评估中，绝大多数问题都与不同的图标相关(如图 5－2)。图像的广泛使用有两个优点：第一，它能让使用应用程序的体验更愉快，从而促进持续参与；第二，因为用户学习从相关图标中识别每个问题，它缩短了完成生态瞬时评估所需的时间。

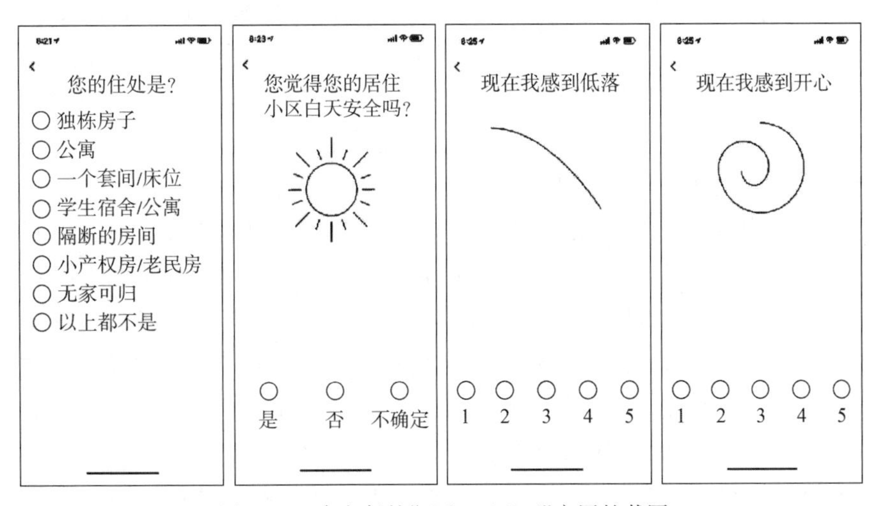

图 5－2　中文版的“Urban Mind”应用的截图

(3) 参与者每完成一次生态瞬时评估，都将被邀请收集并提交周围环境的照片和录音。邀请参与者记录周围环境的理由有两个：第一，这些照片和录音被用来在与项目有关的网站和社交媒体平台上传播研究结果；第二，记录个人环境的活动旨在促进与工具的持续接触以及更广泛的研究项目。此外，我们设想将这些照片和录音视为今后进行科学调查的研究数据。例如，基于地理信息系统（GIS）的时间图形方法可应用于照片和音频，以生成数据的地理叙述说明。参与者提交的照片（https://www.urbanmind.info/data-image）和录音（https://www.urbanmind.info/data-audio）的精选内容可以在我们的网站上看到。

该项目得到了伦敦国王学院（LRS－17/18－6905）精神病学、护理和助产研究伦理小组委员会的全面伦理批准。由于中国的数据收集工作离课题结束时间较近，并且目前仍在进行中，我们现阶段无法提供结果。不过，我们在表5－1中提供了截至2019年3月从参与者那里收集的数据摘要。可以看出，本项目参与总人数是116，绝大多数参与者是汉族（$n=109$），在一个城镇（1万～10万人）或一个城市（10万～100万人）长大，现在生活在一个大城市（100万人以上）。可以看出，我们的样本并不能代表了中国的总人口，以及我们大部分数据来自的上海和北京的城市人口。本项目参与者绝大部分接受过大学水平的教育，平均年龄只有26.38岁。此外，我们的样本并不是随机从特定人群中获得的，这是因为参与的基础是拥有智能手机，并能选择下载和使用我们的应用。今后，我们计划招募更多样化的样本并调查结果如何随人口和社会经济因素而变化。例如，可以通过使用具有广泛的人口和社会经济背景的“大使”来实现这一目标，这些“大使”可以传播该项目，并促进同行和社区的参与。此外，我们计划在我们的统计模型中对人口学特征、社会经济学和心理健康历史的信息进行建模，以探讨这些变量对最终样本结果的影响。这项工作的重点是“原则性证明”，我们可以在上海得到受访者，接收和使用这些数据。我们接下来的步骤将是扩大上海样本，以便在我们的下一个城市（圣保罗市和多伦多市）以及随后希望在印度和非洲的其他城市中使用该应用程序。

表 5-1 基于中国的城市思维项目参与者的描述性统计数据(截至 2019 年 3 月)

变量	n(%)
参与人数	116
性别	
男	45(38.8%)
女	71(61.2%)
年龄	Mean：26.38 SD：7.03 Min：16 Max：59
种族	
中国汉族	109(94.0%)
中国非汉族	4(3.4%)
非洲人	0(0.0%)
加勒比海	1(0.9%)
高加索人	0(0.0%)
东亚(中文除外)	0(0.0%)
南亚	0(0.0%)
拉丁裔/西班牙裔	0(0.0%)
中东人	0(0.0%)
混合的	0(0.0%)
其他	2(1.7%)
在哪里长大	
在一个大城市(超过 100 万人)	11(9.5%)
在一个城市(10 万～100 万人)	45(38.8%)
在一个城镇中(1 万～10 万人)	41(35.3%)
在一个村庄(最多 1 万人)	13(11.2%)
多个地方	6(5.2%)
现在的居住地	
在一个大城市(超过 100 万人)	69(59.5%)
在一个城市(10 万～100 万人)	28(24.1%)
在一个城镇中(1 万～10 万人)	17(14.7%)
在一个村庄(最多 1 万人)	2(1.7%)
教育水平	
大学	99(85.3%)
专科	9(7.8%)
中学	8(6.9%)
高中以下	0(0.0%)

（续表）

变量	n(%)
职业	
学生	78(67.2%)
受雇	33(28.4%)
自营	4(3.4%)
退休	1(0.9%)
待业	0(0.0%)
居住的房屋	
建在农村土地上的房屋/农民的旧房屋	4(3.4%)
公寓	42(36.2%)
住宅	5(4.3%)
学生宿舍	52(44.8%)
工作室/卧室兼起居室	11(9.5%)
和谁一起居住	
独自一人	19(16.4%)
家庭	38(32.8%)
朋友	33(28.5%)
熟人	4(3.5%)
同事	13(11.2%)
陌生人	3(2.6%)
以上都不是	19(16.4%)
你白天住的地方安全吗	
是	110(94.8%)
没有	2(1.7%)
不确定	4(3.5%)
你晚上住的地方安全吗	
是	94(81.0%)
没有	7(6.0%)
不确定	15(12.9%)
是否干净，并照顾好你的住所	
是	93(80.2%)
没有	14(12.1%)
不确定	9(7.8%)

（续表）

变量	n(%)
你居住的地方附近有废弃的建筑物吗	
是	28(24.1%)
没有	80(69.0%)
不确定	8(6.9%)
你觉得自己在他们中间受欢迎吗	
是	75(64.7%)
没有	4(3.5%)
不确定	37(31.9%)
你觉得他们愿意帮助你吗	
是	91(78.5%)
没有	5(4.3%)
不确定	20(17.2%)
你是否觉得他们与你拥有相同的价值观	
是	34(29.3%)
没有	23(19.8%)
不确定	59(50.9%)
你总体上如何评价自己的身体健康	
很好	13(11.2%)
好	64(55.2%)
一般	38(32.8%)
差	1(0.9%)
非常差	0(0.0%)
不确定	0(0.0%)
你如何评价自己的整体心理健康	
很好	19(16.4%)
好	58(50.0%)
一般	37(31.9%)
差	1(0.9%)
非常差	0(0.0%)
不确定	1(0.9%)
有没有医生诊断过你患有精神疾病	
是	4(3.4%)
没有	112(96.6%)

（续表）

变量	n(%)
有没有医生诊断过你的近亲患有精神疾病	
是	6(5.2%)
没有	110(94.8%)
你平均每天工作或学习几小时	Mean：7.34 SD：2.95 Min：0 Max：18
你和多少人住在一起	Mean：2.67 SD：1.05 Min：1 Max：6
完成生态瞬时评估的次数	Mean：21.70 SD：11.00 Min：1 Max：39

注：Mean，平均值；SD，标准差；Min：最小值；Max，最大值。

第三节 结论

本章报告的内容是ESRC/Newton资助的关于心理健康、流动人口和超大城市整体项目的重要组成部分。我们认为传统流行病学收集的这些数据未能抓住城市生活与心理疾患联系起来的机制的重要方面，因此该项目旨在深化传统流行病学数据收集的方法。我们建议通过数据来想象和证实的识别机制来改善社会学分析和生物学分析的协同工作方式——在城市“肌肤下”生活的方式。该论点重新审视了科学解释机制的使用情况，以此为基础确定了当前流行病学的缺点，并提出了一种新的“机制丰富”的流行病学的可能性。在本章中，我们报告了在上海实地工作的基础上朝着这种“机制丰富”的流行病学迈出步伐的2个例子，并明确地将其作为开发新方法的一种手段。

本研究有许多局限性。如，关于使用这一“深度”调查工具，追求机制丰富的流行病学意味着需要采用详细的访谈，增加耗时，导致要么需要更多的资源，要么对样限制本量。而关于使用智能手机应用程序实时监控的参与者，至少需要考虑4个限制。第一，因为数据是通过观察而不是实验设计获得的，所以不可能确定观察到的关联是否反映了直接的因果影响；第二，生态瞬时评估的使用依赖于已知容易产生潜在偏差的自我报告；第三，研究对象由受教育程度高于平均水平的智能手机用户组成，平均年龄仅为26.38岁，因此不能被认为具有一般人群的代表性；第四，要认识到心理幸福感（mental wellbing）和心理健康（mental health）是不一样的。“mental wellbeing”指的是存在、感觉、思考和行为的积极状态，而“mental health”包括从精神疾病到良好心理健康的一系列消极和积极状态。

尽管有以上局限性，我们认为这两个试点都证明了很好的可行性，我们正在将其应用开发到两个新的资助研究地点，即圣保罗市和多伦多市。我们预计，根据进一步的研究基金的支持，今后计划在德里市和拉各斯市开展的工作中进一步重复和发展这些研究。

（李劼 [英]尼克·曼宁 [英]安德里亚·梅凯利）

参考文献

[1] ANDRADE L H, WANG Y P, ANDREONI S, et al. Mental disorders in megacities: findings from the Sao Paulo megacity mental health survey, Brazil [J]. Plos One, 2012,7(2): e31879.

[2] BURR R H. A statistical study of patients admitted at the connecticut hospital for insane from the years 1868 to 1901[J]. Pub Am Statis Assoc, 1903,8(62): 305 - 343.

[3] COHEN S, KAMARCK T, MERMELSTEIN R. A global measure of perceived stress [J]. J Health Soc Behav, 1983,24(4): 385 - 396.

[4] FARIS R E L, DUNHAM H W. Mental disorders in urban areas: an ecological study of schizophrenia and other psychoses [M]. Chicago: Chicago University Press, 1939.

[5] FITZGERALD D, ROSE N, SINGH I. Revitalizing sociology: urban life and mental illness between history and the present [J]. Bri J Sociology, 2016,67 (1): 138 - 160.

[6] GALEA S, UDDIN M, KOENEN K. The urban environment and mental disorders: epigenetic links [J]. Epigenetics, 2011,6(4): 400 - 404.

[7] LEDERBOGEN F, KIRSCH P, HADDAD L, et al. City living and urban upbringing affect neural social stress processing in humans [J]. Nature, 2011, 474(7352): 498 - 501.

[8] LI X, STANTON B, FANG X, et al. Social stigma and mental health among rural-to-urban migrants in China: a conceptual framework and future research needs [J]. World Health & Population, 2006,8(3): 14 - 31.

[9] MANNING N. Sociology, biology and mechanisms in urban mental health social theory and health [J]. Soc Theory Health, 17: 1 - 22.

[10] RICHAUD L, AMIN A. Mental health, subjectivity and the city: an ethnography of migrant stress in Shanghai [J]. Int Health, 2010, 11(Suppl. 1): S7 - S13.

[11] SELTEN J P, CANTOR-GRAAE E. Social defeat: risk factor for schizophrenia [J]. Br J Psychiatry, 2005, 187(2): 101 - 102.

[12] SHIFFMAN S, HUFFORD M R. Ecological momentary assessment [J]. Annu Rev Clin Psychol, 2008, 4: 1 - 32.

[13] VASSOS E, PEDERSON C B, MURRAY R M, et al. Meta-analysis of the association of urbanicity with schizophrenia [J]. Schizophrenia Bulletin, 2012, 38 (6): 1118 - 1123.

第六章

城市心理健康中的社会学、生物学以及机制

本章综述了社会学和生物学在针对城市是否会导致更高水平心理障碍这一问题上常常采用的观察方法。近年来，世界人口向城市流动的趋势增加了对这一问题研究的紧迫性。在本章中，我们讨论了社会学分析和生物学分析如何通过数据来想象和确认在城市“肌肤下”，共同发挥作用的方式；并阐述科学解释机制的使用和流行病学存在的缺陷，以及新的“丰富机制”流行病学的可能性；最后在综述大量相关文献的基础上，提出了实际和可能研究的建议。

第一节　基本问题

我们的基本问题是城市生活与心理障碍之间的关系。有许多研究表明，心理障碍与城市生活之间存在普遍的联系。但事实上，尽管心理障碍与城市的许多具体方面之间存在联系，却一直很难准确地确定城市生活在其“肌肤之下如何表现”以及如何影响到“大脑”的。在以城市心理健康为重点的生物社会学界面的综述中，Fitzgerald、Rose 和 Singh 确定了新研究策略的 4 个要素：

(1) 回顾大量的实证研究。

(2) 共享社会学和神经精神病学的关注点。

(3) 进一步夯实城市心理健康本体论。

(4) 把表观遗传、目标人群的生活空间和神经生物学放在一起思考。

从这 4 点中，我们目前还不清楚如何能够制订解决上述所关心问题

的手段。然而，一个常见和明显的问题是，什么是知识及论据，这实际上是生物学和社会学称之为成熟科学的基础。由于这一研究领域显然涉及生物学和社会学，因此我们需要研究如何在这些学科之间和学科内部重新思考我们的问题。

这肯定不是当下才遇到的问题。在一项关于17世纪欧洲实验科学出现的著名研究中，夏平和谢弗论述了关于真空性质的重大争议，以及波义耳使用机械空气泵制造真空的问题(波义耳定律)①。哲学家托马斯·霍布斯(《利维坦》②)与波义耳利用实验创造知识进行了漫长的战斗，但无果而终。夏平和谢弗就此追问道：

> 你是如何得出事实并保证其可信度的呢？如何进行科学表现的？如何进行推断、提供和确立证据的？科学知识是如何从个人走向集体的？实践模式的可见性和合理性之间的界限又是如何划清的？

他们特别关注波义耳试图通过"不言而喻的平庸"来证明实验产生事实问题的方式。但他们随后表明，实际上，波义耳实验事实的创建涉及大量的工作，涉及泵、密封和公开可复制的实验活动。因此，它实际上取决于争论的特定风格和社会组织的类型(例如，由他和其他人于1660年创立的杰出的英国科学组织，也即英国皇家学会，是一个自然哲学家和医生的无形学会)。

我们从这一初步观点得出的结论是，如果想要取得任何进展的话，我们就需要注重在社会学和生物学中产生和维持知识主张的方式。

第二节　社会学和生物学解释

一个紧迫的问题是，人们认为在这两个认知领域里解释的方式是不相容的。在过去，社会学根据"涵盖律③"设置了自己不可能实现的标准，

---

① "波义耳定律"，由英国化学家波义耳在1662年根据实验结果提出："在密闭容器中的定量气体，在恒温下，气体的压强和体积成反比关系。"这是人类历史上第一个被发现的"定律"。

② *Leviathan*，全名为《利维坦，或教会国家和市民国家的实质、形式和权力》，又译为《巨灵论》)，是托马斯·霍布斯创作的政治学著作，于1651年首次出版。

③ 涵盖律(模式)是指以普遍定律来涵盖待说明的事件或现象，或使用更普遍的定律来涵盖有待说明的定律。

要求将它作为科学的基石，并根据先验的基本定律对原因的发展和演绎给予解释。然而，社会学研究本身就表明，这样的理想方法并不是大多数科学实际工作的方式，即使是纯科学也一样。但是，生物学领域却没有出现这样的事情。现在也可以这样说在生物学领域里没有定律。其实，社会学所做出的解释对其自身的科学而言也是不能绝对肯定的，所以，我们在这里就提出类似的工作假设，即“社会学中也没有定律”。

当然，这并不是说生物学和社会学是一片空白。要不然，研究是如何进行的呢？实际上，每个学科都提出了无数的研究问题，收集的数据也让人对这些问题有了启示。这两个学科都使用复杂的统计技术来确定模式和关联。这两个学科也使用个案研究作为挖掘特定事物运作过程的一种方式。每一种方法都被认为具有自己的长处和短处。关联性并不能解释为什么事情“走到一起”，我们不能一概而论。在每个学科里，这两类研究之间都存在着剧烈的争议。

然而，最近这两个学科都有所退却，不仅从“涵盖律”的高峰，而且从定量和定性上的相互竞争上回到了可以通过确定“机制”来做出解释的想法，即在有限的情况下，把一件事和另一件事联系起来。我们认为，正是这样的发展为我们提供了重新审视核心问题的机会和策略：

> 城市环境是心理障碍的环境风险因素(代理)之一。人们发现，在城市出生和在城市成长都是造成风险的原因，有 Meta 分析的证据证明了这样的剂量—反应关系。儿童和青少年是其特定影响的脆弱期，城市环境也是心理障碍遗传风险的外在影响因素。城市环境其实是风险因素的一个代理，其内在很可能反映了一个相当复杂的环境。这些与城市环境有关的因素，如何调节对心理障碍的影响，涉及什么样的神经生物学途径，在很大程度上仍然是未知的。可能的机制包括城市地区更高水平的社会孤立，以及由于更多的城市竞争所造成的社会“失败”。

第三节　一般原则上所讲的机制

机制是生物学用以解释客观事物的核心部分，通常用一些详细的图形表示。事实上，对机制在解释性工作中地位的争论主要集中在

Hodgkin 和 Huxley 的诺贝尔奖获奖成果上。这些成果涉及鱿鱼神经元通过电-化学机制从神经细胞向另一个神经细胞发出信号。这一系列的论文在 1952 年那个年代是有趣的，这是因为作者推导出了一个非常准确的数学公式，以了解鱿鱼神经元的工作方式，但其中是用一个不完整的机制，或一系列的机制，且部分是错误的，而另外部分内容是通过后续研究来补写的(图 6 - 1)。

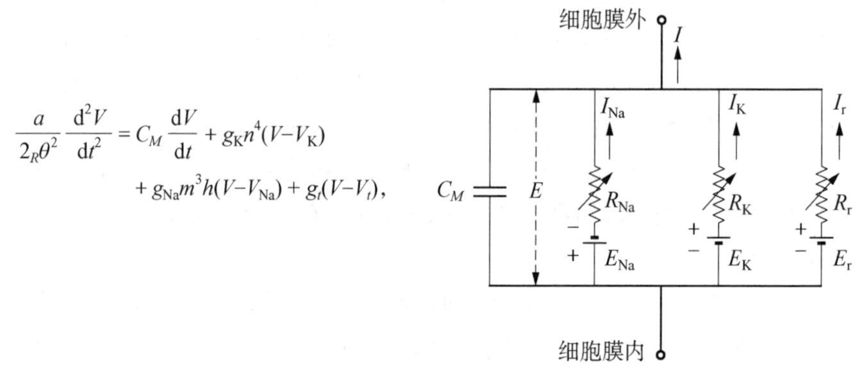

图 6 - 1　鱿鱼神经元公式和机制

正如 Craver 所说："这些方程，加上一个膜构成的电路图，并补充了有关膜和离子通道如何工作的细节，对解释这样复杂的现象起到了相当大的作用。没有这种解释的方程式(对于那些比 Hodgkin 和 Huxley 了解更多的关于动作潜能机制的人来说，这种解释是困难的)，就不能构成为解释。"

在社会学中，机制的概念是最近才提出的。尤其在最初的时候，它是在以理性行为者模型为中心的大量还原主义工作中来展开的。在过去 25 年中，Bechtel 和 Richardson 等利用这些案例和其他案例来确定哪些内容能解释生物学中的机制，进而在社会科学解释中发挥的作用。Bechtel 和 Richardson 借鉴了细胞生物学、神经科学和遗传学的例子认为，分解和定位对于生命科学中机械模型的发展至关重要。Bunge 同样建议社会科学应该审查社会背景，把事情分解成它们的组成、环境和结构，确定相关层面和展示它们之间的关系，并寻找能够促进生长或衰变的机制。

然而，还原论在机制建构中既不普遍，也不是必须的；事实上，在

Hodgkin 和 Huxley 有关鱿鱼神经元的工作中就提到：

> 通过在更高的抽象层次上工作，提前实现了对最近分子知识的统一和简化。他们的成就表明，在生物学的某些领域，研究人员可以超越分子细节的具体工作原理，捕捉到所谓的“紧急简化”。从某种程度上说，一个更抽象的机制可以是一个“基本机制”，即使它清楚地意识到，该机制还有未知的分子细节。

因此，最近对这些想法的延伸是取消了对还原论的重视（例如，Elster 和其他人在理性行动者模型中就特别突出），强调了基于新兴社会实践的概念化，以及机制如何捕捉生物和社会过程的新兴逻辑，并为机制寻求核心、简单和非还原主义的定义的方式。例如，Williamson 提出的：“对一种现象的机制应包括与这一现象相关的方式组织的实体和活动”。

表 6－1 列出了生物学的一些例子。

表 6－1　生物学机制示例

机制的类型	机制的类型
适应机制	运动机制
选择	挖掘
指令	飞行
预组织	游泳
铰链机制	陆地
球窝关节	跳
铰链	滑行
枢轴	行走
铵	生殖机制
细胞传输机制	有性生殖的
渗透，例如，扩散	异形配子
被动的，例如，葡萄糖渗透酶	同形配子
活跃的，例如，钠离子泵/钾离子泵	无性生殖的
细胞信号传导机制	二分裂法
近分泌	出芽生殖
电的	结合

（续表）

机制的类型	机制的类型
化学的	断裂生殖
旁分泌（短距离）	单性生殖
内分泌（长距离）	孢子生殖
DNA 修复机制	合成机制
错配修复	加入
碱基或核苷酸切除	分配
修复	复制
双链断裂修复	制模
基因调控机制	装配
基因-1 调节基因-2	
消极的或积极的	
自动调节	
消极的或积极的	
振荡周期	

就社会学而言，机制术语的使用正在增加，James Mahoney 列举了 20 个著名社会学家的例子，由 Margaret Archer 在《社会秩序转化的生成机制》中转载。Daniel Little 在表 6-2 中提供了一个实际机制的示例。

表 6-2　社会学机制示例

某些类型的社会机制	某些类型的社会机制
争论	经济活动
升级	市场
经纪	拍卖
扩散	部方向
协调行动	合同
社会拨款	柠檬市场
边界激活	民主决策
认证	生产者控制
框架	软预算约束
权力竞争	

（续表）

某些类型的社会机制	某些类型的社会机制
	政府
集体行动	议程设置
囚犯困境	循环投票
搭便车行为	日志滚动
公约	监管机构
规范	以权谋利
选择性福利	
选择性胁迫	国家镇压
有条件的利他主义	秘密警察档案
互惠	告密者
	惊人的武力使用
组织执行	宣传
审计和会计	欺骗
监督	通信系统控制
员工培训	
士气建设	社会传播
领导	人际网络
	广播
规范和价值观	谣言
利他性强制执行	运输网络
人际传播	系统效应
模仿	闪存交易
潜意识传播	联锁动员
侵蚀	重叠的权力体系（Brenner）
魅力	非线性网络
刻板印象威胁	

重要的是，生物学和社会学双方都关心在这两个学科的背景下，这种“转向机制”在这些学科之间提供了实质性方法的一致性。这种相互的影响就会对每个学科在新领域的核心问题产生重大的认识。例如，在生物学上通过表观遗传学和神经可塑性，以及在社会学上通过身体和健康的研究。由此我们在思考，最近的这种融合如何帮助我们寻求对城市生活

与心理障碍的了解？这种可能的机制又是什么？

第四节 流行病学及其局限性

确定上述这类机制的第一个“停靠港”也许应该是流行病学。它在传统上以及目前仍然非常活跃地从生物和社会因素中挑选各类变量来建立数量上的关联。流行病学通常是收集人群水平的数据，以确定与健康或疾病状态有关的风险和保护因素，并且样本越大，越能发现更小的风险，所发现的因素也更具体。“大数据”的发展预示着这一策略将出现新一轮的发展和延伸。

最初关于城市心理障碍的流行病学研究是 Faris 和 Dunham 在 20 世纪 30 年代开始的。他们在芝加哥的研究数据显示，精神分裂症患者集中在市中心地区，抑郁症患者分散在城市各处，流动人口和单身人士有特定的精神病。他们的假设是，不良的社会关系会导致心理障碍，主要原因可能与“向下漂泊”，而躁狂抑郁症可能与“向上漂泊”有关。他们认为，就具体的流动人口而言，“调节困难”与心理障碍发生率较高有关，且流动性和人口的异质构成越高，其发生率就高，其发生率也因种族和社会阶层而异。这些因素继续主导着流行病学工作，而且在后来的调查中确实一再被重新发现。尽管人口密度、族裔组合和社会阶层在不断地重新出现，但几乎没有什么新的说法可以说明为什么这些因素是相关的。确实，一些作者如 Mcgrath 和 Scott 也表达了这样一些黔驴技穷的想法：

> 我们有一个清晰而强烈的信号，告诉我们在城市出生和城市居住增加了患精神分裂症的风险。然而，数据的质量并没有与假设的质量相匹配。目前，我们发现一些可能的原因，但我们需要更多。测试这些可能原因的反应通常是不充分的。我们希望未来 10 年关于城市化和精神分裂症的研究将不再那么混乱，而是更加聚焦。精神分裂症研究人员不能浪费好的数据。

自这一评论发表以来，研究的数量当然有所增加，但确定城市和心理障碍之间存在联系的原因和方式仍然遥遥无期。流行病学研究样本和对与心理障碍有关因素的综述包括以下熟悉的术语清单：

> 社会经济地位、种族、移民及其相互影响（Goodwin，2017 年）

社会劣势、孤立和功能(Morgan, 2017 年)

社会经济地位和社会包容(Yiand Liang, 2017 年)

社会孤立与社会“失败”(Frissen, 2017)

社会少数群体地位——族裔、家庭、社会阶层(Schofield, 2016 年)

社会劣势(Stilo, 2016 年)

社会地位、社会支持和种族歧视(Mama, 2016 年)

社会网络、社会支持和族裔(Smyth, 2015 年)

社交网络结构和文化(Perry 和 Pescosolido, 2015 年)

社会剥夺、社会支持、歧视、压力及信任(Wickham, 2014 年)

社会一致性、社会网络密度和人口密度(Lederbogen, 2013 年)

社会逆境、人口密度、社会分裂和剥夺(Heinz, 2013 年)

社会关系、社会支持和压力缓冲(Thoits, 2011 年)

社会经济地位、社会资本和社会混乱(Kim, 2008 年)

社会分裂、社会孤立和社会不平等(VanOs, 2004 年)

然而,这些论文几乎没有任何实际意义的解释,尽管这些解释可能会成倍增加,并扩大到包括遗传、环境、心理和历史因素。这里几乎没有关于机制的讨论,“社会”实际上是以一些非常普通的方式来衡量的,通常是以社会关系的数量(以及家庭或朋友)、就业和社会经济地位来衡量,而以往的研究却没有真正从细节上解开社会的经历。

举一个例子,我们可以看看在国王学院同事 Schofield 等人在这种分析的前沿所做的一些工作。在进行复杂的统计分析之前,他们的数据被简化为非常不精确的类别。例如,“职业社会阶层”在个人和地区层面使用不同的分类,在这两种情况下都被划分为:

处境有利的群体(专业、管理和技术、熟练的非手工和熟练手册)和处境不利的(部分熟练、无技能和失业)群体。而像学生、暂时患病的残疾人、退休和照顾子女的人员就被排除在外,因为他们很难能被分配到上述的那两个群体里。

另外,按处境有利的群体(高级、中级和较低的管理人员)和处境不利的群体(低层的监督人员、半常规、日常工作和从不工作/失业人员)来划分,我们也会将小雇主和自营的人员排除在外,因为这些都不容易分类。

然而，这些数据随后受到：

同时会考虑 3 个层面的多水平 Logistic 回归分析影响：①个人受访者；②家庭（根据调查设计而定）；③邻里（LSOA）。少数群体地位是作为每个特征与该特征的地区一级流行程度之间的跨水平交互作用而运作的。少数群体地位对每个心理健康结局的影响是从回归系数中得出的，并表达为具有这一特征的受访者在该特征所在的区域患病率减少 10%。这遵循了以往族裔密度研究的做法，并且可以对不同类型的少数群体地位进行比较。SELCoH 包括无应答权重，以考虑研究样本与抽样总人口之间的年龄和性别差异。

在多水平模型中合并权重时，通常建议对较低级别的权重使用重新缩放方法。然而，由于年龄和性别与研究结果高度相关。因此，我们选择不重新调整权重，而是只在个人层面输入权重，其假设是在更高的水平上选择的概率相等。作为敏感性分析，我们重新进行了有权重和没有权重的分析，以了解这是否对我们的总体结论有任何影响。我们通过重新分析，排除了所有在过去两年内流动的人，对可能的社会迁移的影响进行了进一步的敏感度分析测试。我们还利用分类族裔群体重新进行了分析，以确定这是否会产生影响。我们根据地区一级的贫困情况进行了调整，所有结果都根据年龄和性别进行了调整。

该文的作者自己评论说：

为了获得统计效能，我们只限于对少数群体地位相当粗糙的定义。我们对职业社会阶层的定义必然是粗糙的，因为我们必须在不同的尺度上匹配个人和地区层面的阶层。此外，由于缺失数据数量的阻碍，与社会阶层测量比较，有 247 人（15%）没有应答，而这在其他的测量中是可以忽略不计的。我们衡量单身家庭地位的标准也必然是粗糙的。例如，由于经济需要，它可能会错过那些实际上独自生活但与他人合租的人。

这种非常薄弱的数据与复杂的数值分析（可以说是论文发表的必要条件）的结合很常见。

虽然这些研究中的一小部分确实使用了图表，Bechtel 将图表与生物学中的经典机制描述联系起来，但它们几乎总是用路径分析类型，以说明统计关联，而不是特定的机制。这些图，技术上称为定向环形图（directed anyclic graphs，DAGs），实际上并没有解释所涉及的机制。图 6-2～6-6 是一些例子。

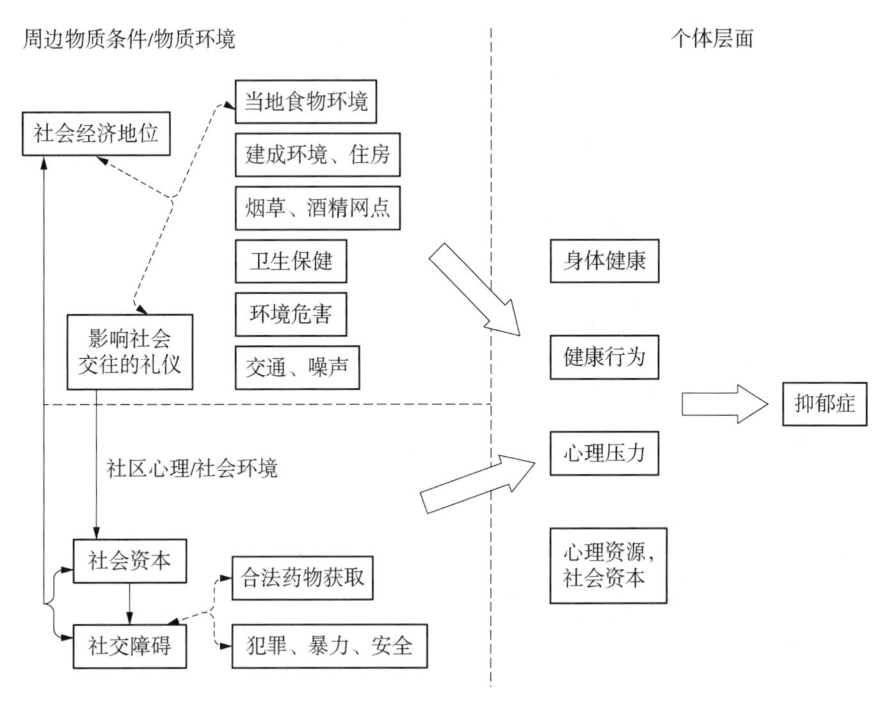

图 6-2　路径分析的定向环形图示例(1)

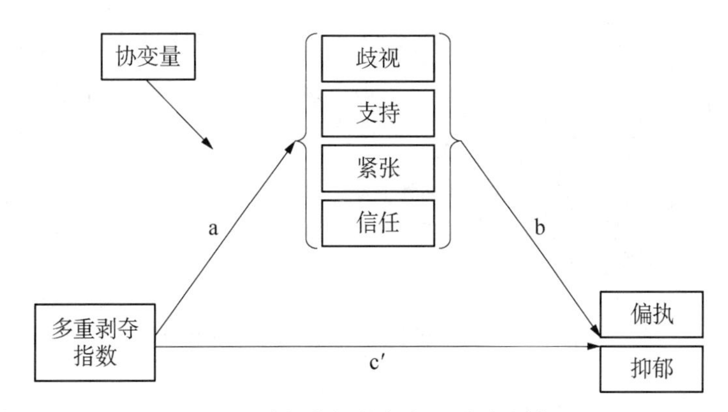

图 6-3　路径分析的定向环形图示例(2)

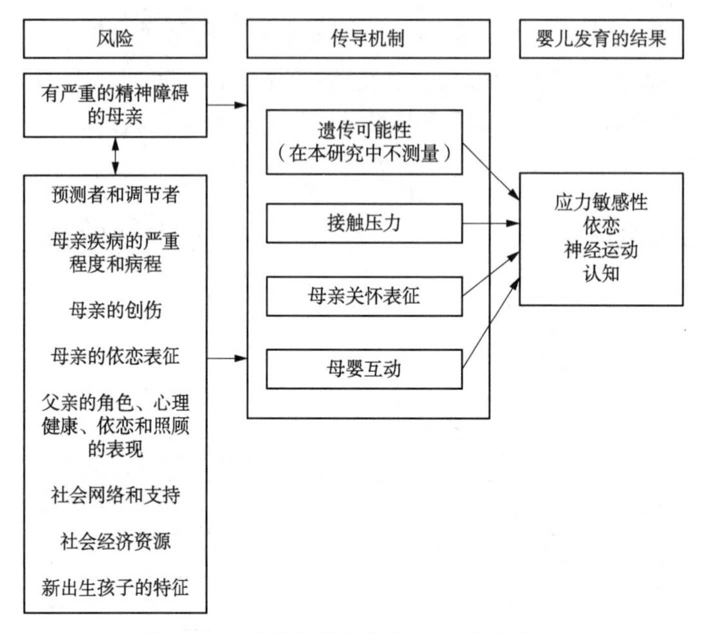

图 6-4 路径分析的定向环形图示例(3)

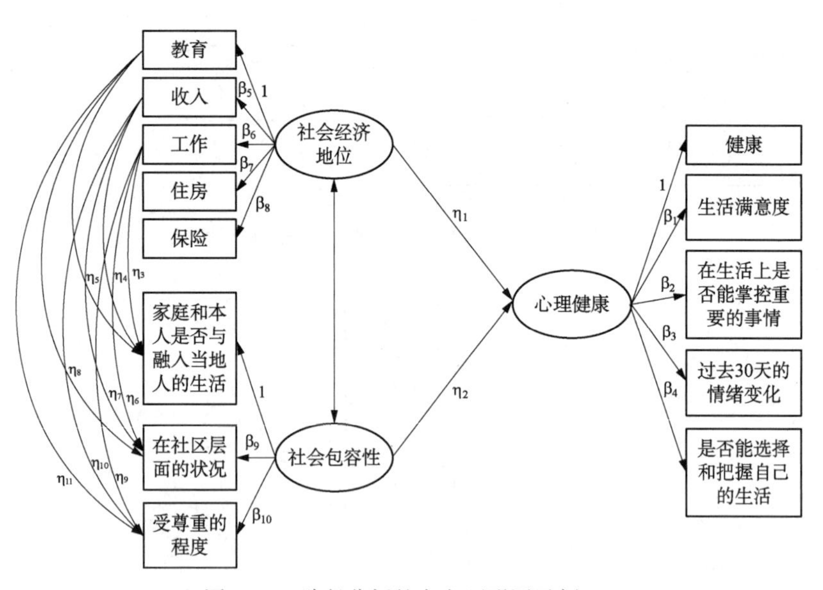

图 6-5 路径分析的定向环形图示例(4)

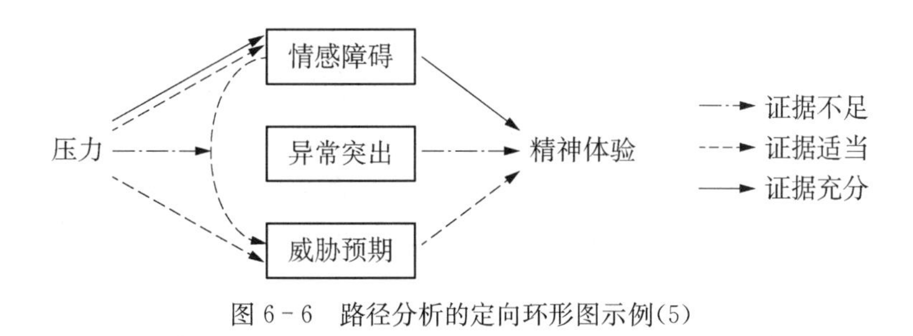

图 6－6　路径分析的定向环形图示例(5)

第五节　迈向一种新的流行病学

对于日益复杂的数据处理和建模的增多，批评之声也与日俱增，但在解释典型风险和保护措施在实践中如何运作的解释却没有相应增加。请思考最近的这些评论：

> 这些综述和评论强调了精神病学在揭示逆境和疾病之间流行病学联系的机制方面的技术及随后科学的快速发展。
>
> 在这一领域的工作范围，探讨了真正的大规模(宏观一级)力量如何塑造人群的健康，但仍然受到不成比例的限制。在宏观的层面上思考和工作比在更微观的层面上要困难得多。对城市化影响的关切必须涉及跨城市环境的异质样本，并涉及在各城市收集的大量样本。

第一个评论来自于在英国国王学院研究与心理障碍有关的社会因素方面走在前列的作者(Reininghaus 等人)，它是自信和乐观的。但第二个评论来自 Sandro Galea 的一篇文章。他在文章中批评流行病学缺乏对第一个引语所庆祝的进步背后的机制的关注。他认为，流行病学仍然浮在表层，对社会因素进入生物领域的机制关注太少。他认为成功的例子是吸烟和人类乳头状瘤病毒。但这些仍然是相对罕见的，而城市化和心理障碍的情况则截然不同，后者缺乏令人信服的机制阐述。

一个相关的问题是，很难在人群或群体一级的关系与任何个人的实际运作机制之间的转换。对于后者，无论是传记还是细胞的偶然性事件都可能会淹没个人水平的风险。随着表观遗传学的发展，我们可以看到人群和个人之间这种联系可能的一种方式。然而，Davey Smith 警告说："流行病学家可能会刺激一场徒劳的追逐，试图规范世界的随机性质，而把那些特殊的个体掩盖掉。对个性化医学的追求是这一梦想的当代体现。"

Galea 继续提出他的论点，认为流行病学是一门"黑匣子"学科，重点关注"可能导致虚假关联被分离或追逐没有关联"的因素。他的替代方案是"建立在一个独立存在的人群健康生产理论中更深层次的基础上。"除了少数明显的例外，流行病学在这方面仍然相当薄弱。最近，他将传统的流行病学[如试图确定接触(如城市化)是否与疾病有关]与他所说的"因果架构"(旨在找出所研究疾病的机制)进行了对比。

总之，流行病学需要一些社会理论。Wemrell 等提出了 3 个迫切需要理论化的领域：健康和疾病的宏观社会决定因素，人类差异的类别及社会关系的生物学表达(体现)。

第六节　在实践层面的机制

我们现在确实可以通过寻求识别机制，(重新)转向走因果架构道路的工作。为了探讨 Galea 的"更深层次理论"，我们根据其他学者的研究选出有关的例子并提出研究策略。正如 Mario Bunge 所指出的：

> 我们如何建立猜测机制？与构建任何其他假设的方法一样：由数据的刺激和约束的想象力，是一种久经考验的假设。它是一门艺术，而不是一种技术。一个原因就是，在通常情况下，机制是不可观察的。因此，对它们的描述必然要包含不会出现在经验数据中的概念。即使是钟摆机制也会包含一些不可观察到的东西，如惯性(质量)和引力场。

我们下面举 5 个例子来寻找将城市与心理障碍联系起来的机制。

一、策略 1：包括一切—“NEM ⅢR”

我们如何将城市政治经济与可能涉及城市心理健康的分子生物学之间的巨大差异联系起来？

网络情节模型(network episode model，NEM)是由 Pescosolido 在过去 25 年中开发的。图 6-7～6-9 分别显示了从网络情节模型Ⅰ发展到网络情节模型Ⅱ和Ⅲ的过程。从一个相当简单的患者网络、人口和支持系统模型(1991 年)开始(NEM Ⅰ)，她在 NEM Ⅱ中将其扩大到包括治疗系统，并在 NEM Ⅲ中将生物系统包括在内。

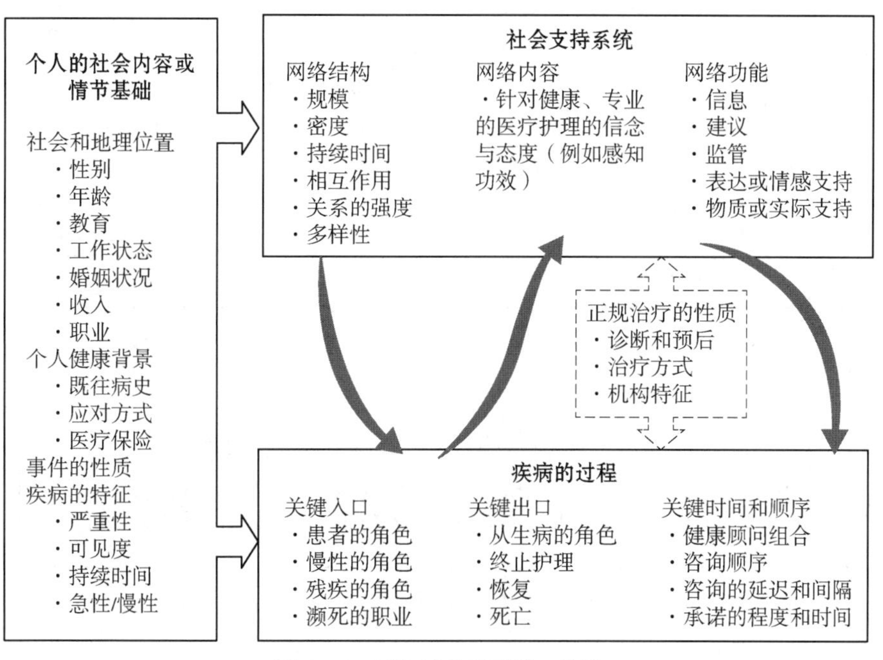

图 6-7　网络情节模型第一阶段

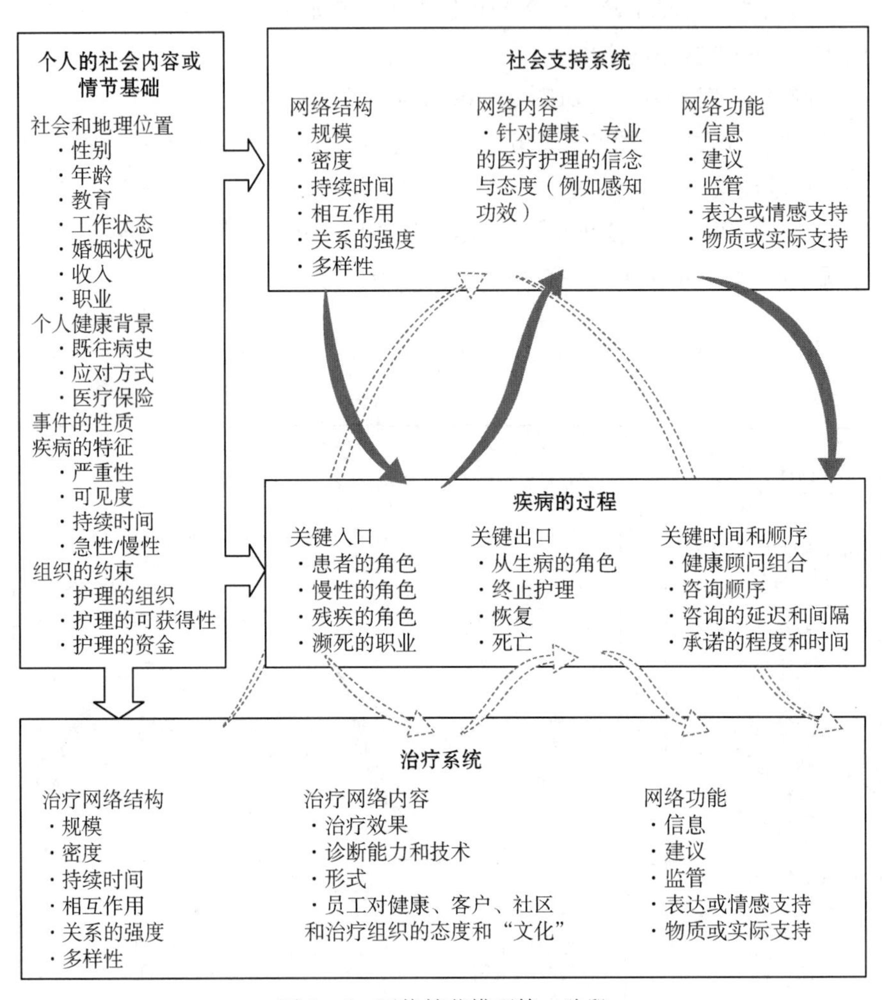

图 6-8　网络情节模型第二阶段

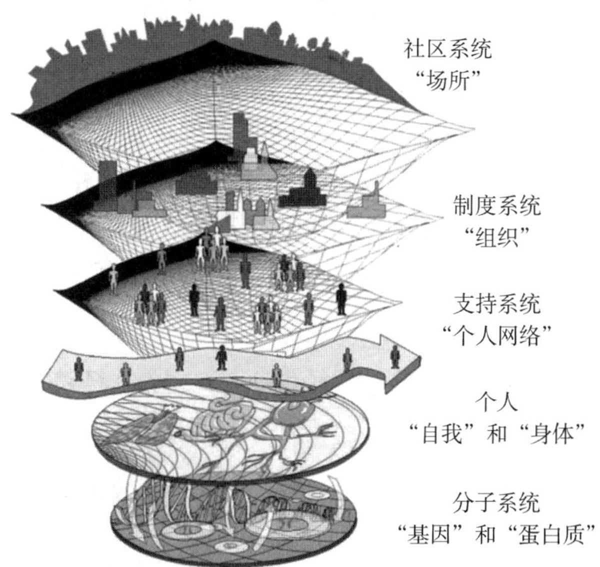

图 6-9　网络情节模型第三阶段，初级子系统

为了将生物学和社会学结合起来，这种方法明确提出了如下 4 项基本要求：

（1）考虑并阐明在过去实证研究中记录的整个情境在各个层面的影响；

（2）提供连接层面、动态、允许缩小焦点研究问题方法的相关机制或“行动引擎”；

（3）采用社会科学和自然科学都熟悉的隐喻和分析语言，促进协同作用；

（4）了解在社会科学和自然科学中被证明有用的所有方法学工具的需求并加以使用。

现在，尽管 NEM 在使我们认识到所有可能重要的因素和水平方面表现得很好，但我们还不太清楚如何确定哪些是关键机制。我们不能只说这是一个经验问题，因为我们仍然需要想办法寻找从哪里入手。Pescosolido 为此给出的答案是在这些行动者和他们关系网的后面：

> 整个过程是动态的、有组织的，并嵌入到个人的社交网络中。个人所知道的东西，他们如何评价一系列选择和提供者的潜在效力和适宜性，以及他们所做的事情（以何种顺序和在何种“语境”下进行），基本上都与社会交往联系在一起，并经过交流而具有意义。

然而，我们应该注意到，“社会交往”仍然是生物学的光芒。这里的行动者不包括分子、细胞、膜以及生物系统和结构的物质性。Pescosolido 的方法在生物学上确实相当薄弱，在她的工作中占据的空间相对较小。她并没有像行动者网络理论中如此引人注目的方式那样“一路关注”行动者。

二、策略 2：以清晰的路径切入——社会经济状态是“根本原因”

NEM 擅长将所有可能的因素都考虑在内，并指出机制很重要，但我们如何找到作为活动机制级别之间的网络连接呢？另一种策略是通过一个主要的解释机制，在无数可能的因素中开辟一条清晰的道路。这是由 Link 和 Phelen 提出的“根本原因”的想法。

城市是不平等的主要倍增因素——正如世界人口现在已成为大多数城市人口一样，世界各地的不平等现象也在增加。城市既聚集了最富有的人，也聚集了最贫穷的人。只要粗略地看一下最近对社会流行病学研究清单，就会发现一个共同的主题是劣势、剥夺、孤立、分裂及歧视。这些都是以各种方式实现的收入、地位和权力运作不平等的重叠概念。Link 和 Phelan 提出（不平等的）社会经济地位可被概念化为不良健康（当然也可以被定义为良好健康）的根本原因（我们要说的是机制）。他们并不认为社会经济状态（social economic status，SES）代表了一些已知和未知的具体机制，但它本身就是了解不良健康经历的主要机制（当然也包括不良的心理健康）。他们认为，即使特定的疾病和疗法来来去去，那些拥有更多资源的人获得了不成比例的新发展的医疗服务，并不成比例地避免了健康风险，因而 SES 将继续占据主导地位。他们预测，资源可以

> 通过各种机制帮助个人避免疾病及其负面后果。因此，即使一个人有效地改变了干预机制或根除了一些疾病，根本原因与疾病之间的联系也会重新出现。因此，如果试图只关注在特定情况下将它

们与疾病联系起来的机制，想消除根本原因造成影响的努力是难以奏效的。

在随后的20年里，这一预测似乎一直成立。通过在4个领域评估积累的证据后，他们认为，SES确实通过不同的资源配置，不同的风险因素造就了疾病的结果。这种模式非常稳定，并且随着时间的推移，通过干预机制的出现和衰变，这种模式还会得以复制。如果随着时间的推移，继续有SES造成不良健康的相关机制的话，这显然与当代流行病学的复杂性完全相反——因为如果有更大的样本，确定越来越多（和更小）的风险和保护因素，就没有什么意义了。

"资源"一词无论是最初的定义还是随后的使用，对其理解都是模糊的。虽然Link和Phelan强调资源的重要性，但由于财富和金钱收入将不平等地赋予潜在和实际的行为人，因此，应当注意的是，SES的其他经典要素，如权力、地位、地理集群和文化习惯（包括语言）很可能是这个机制的一部分，而实际上，人类学在探索美国糖尿病根本原因时也已经部分将其纳入来进行详细分析（下文进一步讨论）。

三、策略3：寻找调节因素——陈规定型观念、社会资本和互动仪式链

另一项策略是努力在社会和生物层面之间确定调节因子。我们在这里思考的是非常小规模的互动塑造能力和情绪的方式，而不是像"根本原因"的方法那样僵化。我们将考虑3个例子。

（一）调节因子1：小群体的社会心理学

这一研究领域是在20世纪50年代Henry Tajfel的研究工作中发展起来的，目的是通过"日常"或世俗分类的概念来理解二战中对犹太人的陈规定型观念，而不是强大的个人偏见。他重点介绍了人们通常在小组中做出的社会判断所产生的偏见和陈规定型观念的过程。他表明，人们的认同感受到他们所处的群体以及群体分类方式的强烈影响。这与Goffman关于污名化的工作和Scheff关于标签化的工作有相似之处。在所有这3种方法中，个人都根据自己所处的群体背景对自己和他人做出明确的判断（关于这些概念的有用综述和分析，见Phelan、Link和Dividio）。

事实上，在“自我分类理论”中，有人认为，人们强烈希望问“我是谁?”，并通过他们对自己所在群体的看法来回答这个问题。虽然做出这些判断的人可能会以这种方式加强自己的身份，但对被如此判断的人来说，后果可能是相当大的。这可能包括物质排斥(例如，就业、住房)、“社会失败”和耻辱，这对心理障碍、移民身份和少数民族地位的人来说是一种特殊的经历。虽然这一领域的许多工作是以动物研究为基础的，但Reader等回顾了关于人类经验的文献，并探讨了社会失败经历“进入肌肤下”和进入大脑的若干方式(图6-10)。

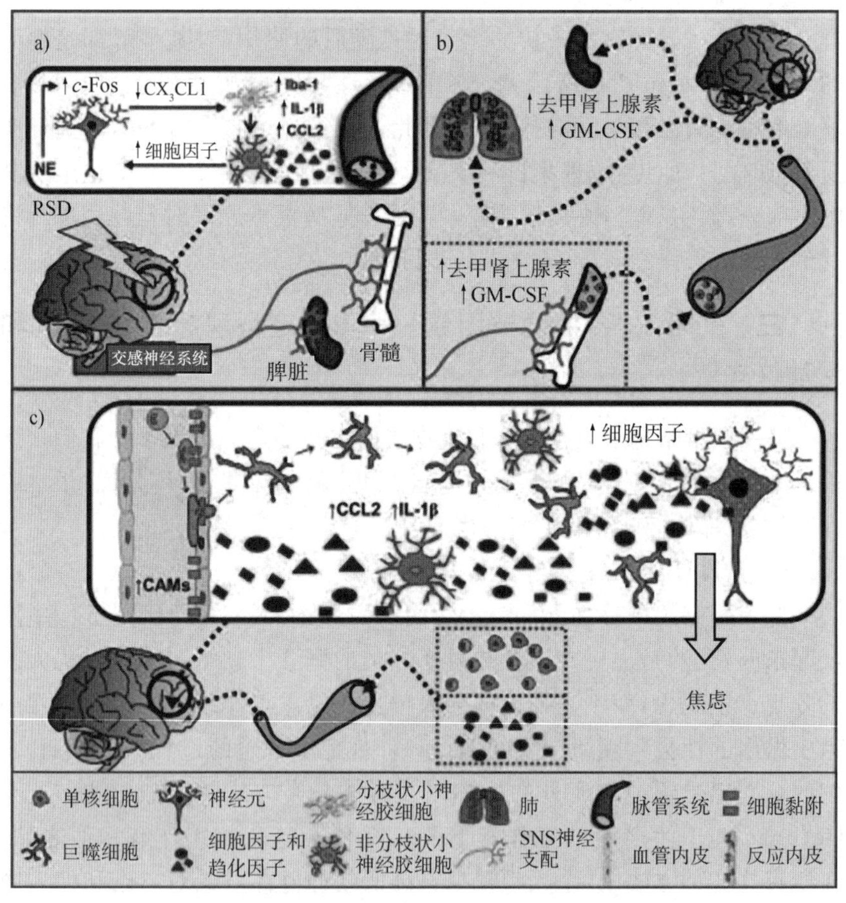

注：RSD，反复的社会失败；GM-CSF，粒-巨噬细胞集落刺激因子；CCL2，趋化因子配体2；1L-1β，白细胞介素-1β；NE，去甲肾上腺素；SNS，感觉神经。

图6-10 反复的社会失败改变免疫功能的机制

（二）调节因子 2：社会资本

上述 Lutfey 和 Freese 提出的权力、地位、地域集群和文化习惯（包括语言）等资源扩大的理念，与最近的另一种日益普及的“社会”概念化——社会资本非常接近。虽然根本原因的研究与流行病学研究中令人沮丧的劣势和剥夺相呼应（见本章第四节“熟悉的术语清单”），但最近关于可以预防心理障碍的社会资本机制的文献却在迅速增加。

与 20 世纪 90 年代以来根本原因的文献平行发展，社会资本已经迎来了社会各方面令人困惑的各种问题。虽然社会阶层对流行病学家来说可能是一个相对陌生的术语，但他们对卡尔·马克思的另一个关键术语“资本”是完全熟悉的。在社会资本对心理健康的影响进行系统综述时，DeSilva，McKenzie，Harpham 和 Huttly 观察到，社会资本可能包括来自与 Pierre Bourdieu、James Coleman 和 Robert Putnam 的传统理论截然不同的“认知、结构、桥梁、纽带和联系”类型。然而，在流行病学综合证据的传统中，这些都愉快地结合成了一个综述，就好像它们（或多或少）提取了一个共同的基本现实的元素。10 年后，一项针对青年人的进一步综述说明了在社会资本概念下提出的广泛想法：

家庭结构（例如，家庭中的父母人数）
父母与子女关系的质量（例如，父母与子女之间的沟通）
成人对儿童的兴趣（例如，父母参与学校活动）
家长对儿童的监督（例如，对父母监测/控制的看法）
大家庭的支持和交流（例如，对大家庭支持的看法）
社会支持网络（例如，同伴支持）
地方机构的公民参与（例如，志愿服务）
信任和安全（例如，对他人的信任）
宗教（例如，参加宗教服务）
学校质量（例如，学校凝聚力和师生关系）
邻里关系质量（例如，邻里凝聚力和社会控制）

McPherson 合理地得出结论说：“因此，重要的是，未来的研究寻求揭示社会资本可能对心理健康产生不同影响的机制是很重要的。”

（三）调节因子 3：互动仪式链

虽然 Pescosolido 强调了人们所知道的和他们所做的，并以此作为社会交往的核心方面，Link 和 Phelan 则强调资源的调用，社会资本强调社会情境，但是，有关进一步了解社会生活方面，在这些方法中几乎没有呈现出来。然而，这则是人们在彼此亲密的环境中生活所产生的情绪而导致重要的心理健康后果。例如，压力是由家庭中高度的负面情绪表达造成的，相比之下，创伤可能是由低水平的情绪表达（如忽视或孤立）造成的。有证据表明，两者都对心理健康不利。

除了 Randall Collins 等就暴力问题以及结合 Darwin，Durkheim 和 Goffman 传统的“互动仪式链”之外，关于可能分析家庭等小型亲密群体对情绪影响的机制的社会学研究很少。Collins 认为，我们在生理上倾向于在小群体环境中的情绪传染，通过生理和心理节律的夹带（共振）产生积极的（或消极的）情绪状态，从而创造或释放情绪压力（图 6－11）。

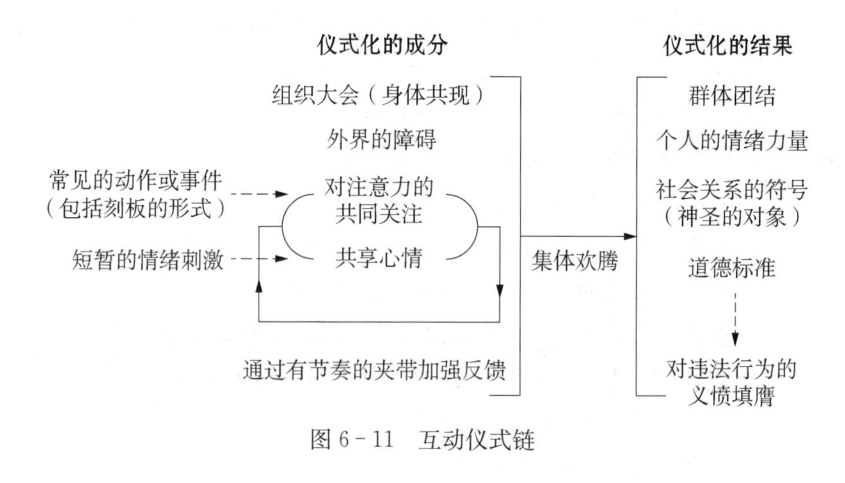

图 6－11　互动仪式链

Collins 认为我们与非人类动物共享这种机制的生物学根源：

我们有相当重要的东西要结合达尔文理论和动物行为学。首先，也是最重要的是把社会作为次人类的命题。许多动物和我们一样成群结队地生活。人类独特的认知和交流形式是建立在原有的社会纽带能力之上，但这些并不是这个社会的基础。

同样，Goffman 也认识到，社会是“处于物质、生物和社会的世界里”。但是，Collins 并不清楚从身体到有节奏夹带的生物学途径。Heinskou 和 Liebst 通过自主神经系统的多层迷走副交感神经部分提出了一个有趣的可能性。他们观察到，这是调节包括心脏在内的许多内脏器官的神经通路。它是系统发育上的最新子系统，并与社会交流相连，而系统上第二古老和最古老的子系统分别支持防御性动员（即战斗或逃跑）和固定（即冻结或假装死亡）。总之，他们认为，这种机制可能会将 Collins 模型（图 6－12 的上半部分）与多层迷走神经系统（图 6－12 的下半部分）结合起来：

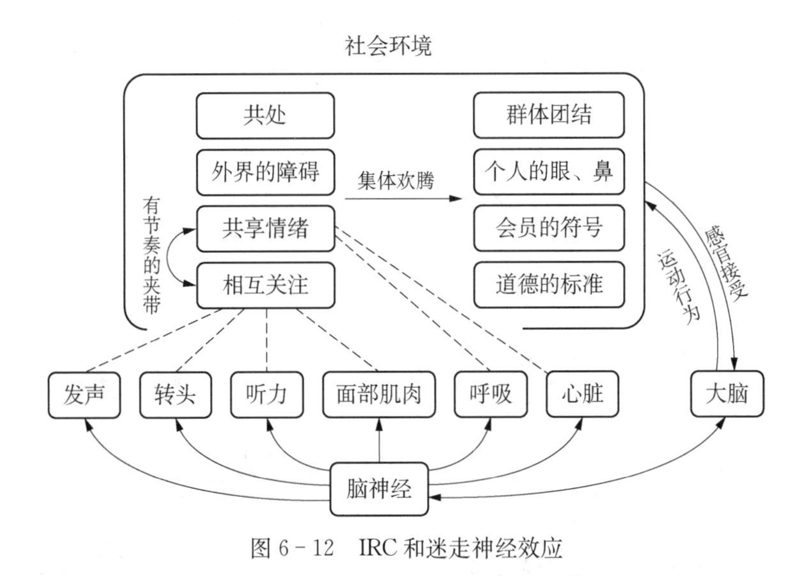

图 6－12　IRC 和迷走神经效应

这是一个真正将生物和社会结合在一起的有前途的机制，现在有旨在通过迷走神经刺激减少抑郁的干预研究。

四、策略 4：生物学机制（隐喻和图形）

上述两个调节因子的例子使用了社会学和生物学机制。我们现在可以朝着这个方向进一步发展，并考虑包括社会和生物在内的机制。这是许多研究没有涉及的边缘。

Pescosolido 在早前提出，在寻求机制时，我们可以“使用社会科学和自然科学都熟悉的隐喻和分析语言，以促进协同作用”。Arroyo-Santos 认为，在生物学中，隐喻是用来实现 3 个主要目标的工具：①作为一种寻求提供令人满意解释的认知手段，②作为一种推理手段，可以帮助推断正在研究现象的新方面，③作为一个重要的理论建构工具。我们从 Bechtel 那里已经注意到，作为生物学解释核心部分的机制通常都伴随着使用详细的图形来表示——事实上，图表可以说是完整生物学解释的一部分。因此，我们应该从评论生物学中的隐喻和图形开始。

生物学尤其丰富地使用生动的隐喻和图形，以实现其工作各个领域中可能和实际的机制。我们在上面已经提到，Hodgkin 和 Huxley 通过一个数学公式和电子电路来代表他们阐述鱿鱼神经元的代理机制。另一个被广泛讨论的历史例子是 Paul Ehrlich 在英国皇家学会举办的关于免疫学的讲座上，通过生动的图表说明和支持“侧链理论”，讲述了以自由浮动侧链的形式出现的抗毒素可以吸收毒素，并阻断毒素对细胞的影响。这些图形后来变得非常流行，这确实对理论的成功和接受至关重要（图 6－13）。

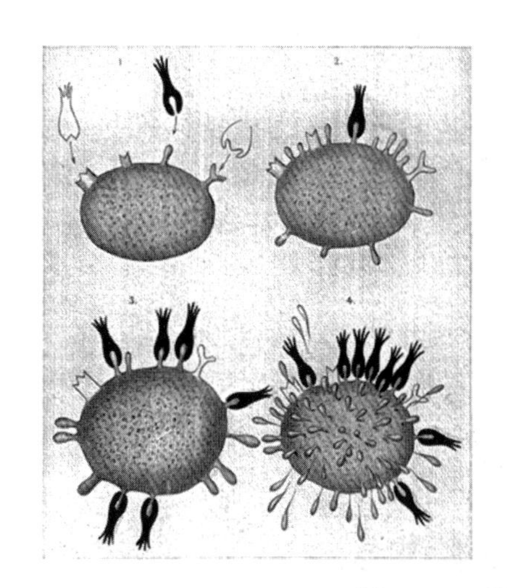
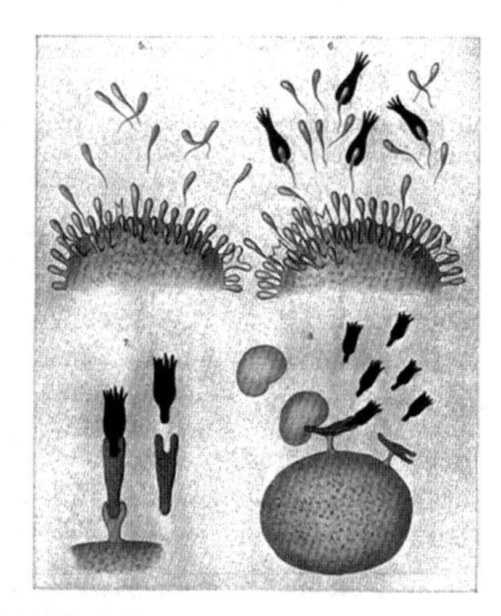

图 6－13 侧链和抗毒素

1989 年，在 Ehrlich 论文重印的序言中，编辑评论说：“近一个世纪后，人们仍然可以从这次讲座中感受到 Ehrlich 免疫概念背后的巨大见解和浪漫想象”。

前面讨论的与相互作用仪式链有关的迷走神经经常被嵌入到将大脑功能与外部压力、下丘脑-垂体-肾上腺（HPA）系统和肠道微生物群的关系图中。最近的一个例子来自 Rogers 等人的研究，他们用图 6－14 来说明和创建一组虚构的机制来支持该论点，他们指出：

尽管胃肠道疾病和某些精神状况之间的联系早已被人们认识，但现在看来，肠道微生物是精神病理学的直接介质。在这里，我们研究肠道微生物群在塑造大脑发育和神经功能方面的作用，以及它可能导致心理疾患的机制。此外，我们还讨论了这一新的和令人兴奋的研究领域所提供的洞察如何为卫生服务提供信息，并为设计新颖的、针对微生物的疗法提供了基础。

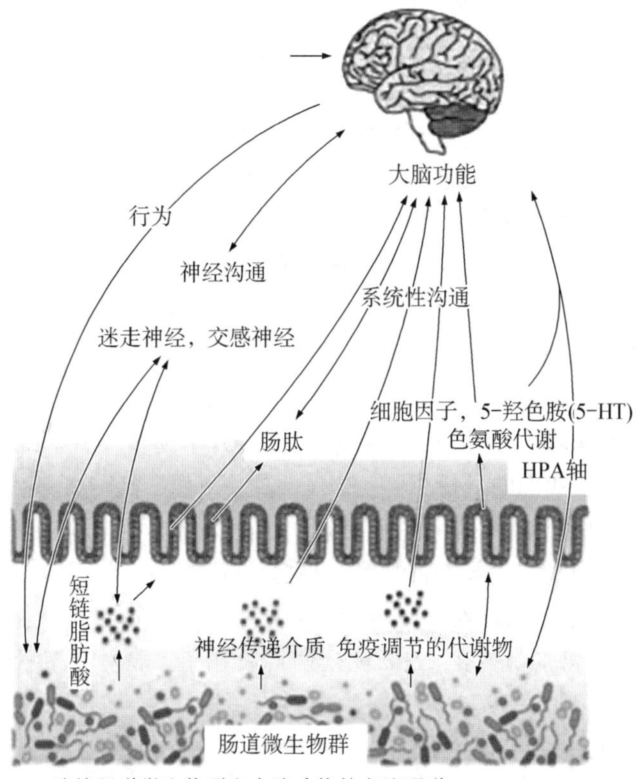

图 6-14　肠道微生物群和外部压力源

在文献中发现了一些常见的生物隐喻，其中 5 个很突出。表 6-3 说明了它们可能与社会和生物机制的关系。

表 6－3 生物解释中常见的 5 种隐喻

隐喻	社会机制	生物机制
军事(如入侵)	生活是一场战斗;战争造成破坏	社会失败导致炎症(肠道微生物群)
语言/信号/信息(如 DNA 代码)	城市形态会使我们的感官超负荷	遗传倾向对城市压力的反应
交易(如竞争/协作)	社会支持减轻压力	良好的情绪排挤消极的情绪(IRCs 和迷走神经)
机械(如制造/装配)	基础设施塑造了我们的社会联系	心理治疗重塑我们的感知(神经科学)
适应/渗透(如自适应/进化)	城市语境塑造遗传表达	早期创伤改变我们的发展路径(表观遗传学)

然而,隐喻既可以误导,也可以创造。Ian Hacking 认为,我们在社会学和生物学领域使用的术语有一种很强的方式来创造不同类型的人,正如他所说的那样,“造人”导致了严重的后果——因此,在政治上使用正确的词汇来描述人的类型的斗争一直长期存在。他以自闭症、人格障碍和神游症为例,描述了发现/实践/反抗的 10 个“引擎”。人们通过这些引擎,按照 Turner“自我分类理论”的方式对自己或让人来分类:“①计数;②量化;③创建规范;④关联;⑤调节;⑥生物;⑦遗传学;⑧正常化;⑨官僚主义;⑩改造我们的身份。”

战后英国心理健康研究中主要人物之一 Robin Murray 爵士最近发表的一篇论文表明,精神分裂症可能很快也会被归为一个“编造”的类别:

> 我希望很快就能看到精神分裂症概念的终结。已经有证据证明它是一个离散的实体,已经被致命地破坏了。精神分裂症这个词就像“水肿”那样将成为历史。

这方面有一个特别争议的例子是创造了一个普适性的智商(IQ)指标,并将其与基因遗传联系起来。为了摆脱 IQ 及其所谓的遗传基础,Gould 进行了长期而详细的研究,包括对在这辩论中使用因子分析的详尽的批评。Gould 描述了 John Stuart Mill(他赞许并引用了他的话)早就观察到的一个过程,说:

> 人们总是强烈地相信,无论什么东西,只要有一个名字,就一定是一个实体或存在。如果找不到与这个名字相符的实体,人们并不

因此认为不存在，而是想象它是一种特别深奥和神秘的东西。

然而，有了这一系列说明，我们现在可以简要介绍与我们的核心问题——城市对心理障碍的影响——有关的 4 种(其中一个详细地回顾)机制。

(一) 压力[以及下丘脑-垂体-肾上腺(HPA)轴]

在文献中发现的最常见的机制之一是外在的压力源(创伤、贫困等)导致生物学变化的说法。尽管可以毫不夸张地说，这一概念已被普遍使用，但情况并非总是如此——事实上，压力是 Ian Hacking 分析“造人”的一个很好的例子，或者如 JS Mill 所说的，不要“相信任何接受到的名字都必须是一个实实在在的事物或生物，必须要有自己的独立存在”。Mark Jackson 最近有关压力历史的 Wellcome 项目表明，虽然压力的使用在 19 世纪末已相当普遍，但非常广泛地采用是在第二次世界大战后。最初用来解释溃疡和其他胃病的激增，但它很快地被用于精神病学。在那里，新建的健康与社会服务为中产阶级专业人员揭示了穷人所过的那种生活——英国国王精神病研究所对伦敦南部南沃克区穷人生活进行研究，且这种传统一直持续到今天。

Jackson 的压力历史研究提出了一个问题：压力真的存在吗？如果存在，是什么？社会科学本身是为了理解 19 世纪工业化所带来的社会和经济变革日益加快的步伐而建立的。一些人对此表示欢迎，认为这是人类摆脱了数千年的低技术农业的压迫；其他人则担心未来。但所有作者都有一个共同的观点，即社会变革正在加快，而且速度在提升，同时也伴随着压力和紧张。这种观点仍然占主导地位。

也许最重要的问题是压力的概念化和测量。一种广泛使用的方法是使实验对象处于不熟悉和被感知的社会判断的环境中，如公开演讲。这与血液中皮质醇水平的变化有着广泛的联系，并似乎很突出。因此，在研究心理障碍时，很自然地就会使用皮质醇水平作为衡量压力的指标。它们很容易从唾液样本中进行评估，甚至最近对头发进行评估。然而，使用皮质醇来测量压力会增加一种非常真实的循环风险，因为文献中几乎没有反映公开演讲是与不良的生活事件，童年创伤或城市生活所遭遇的压力是“相同”的，以及这些压力是否以同样的方式渗入到“肌肤之下”。但不管如何，我们在原则上提出了如下建议(图 6 - 15)。

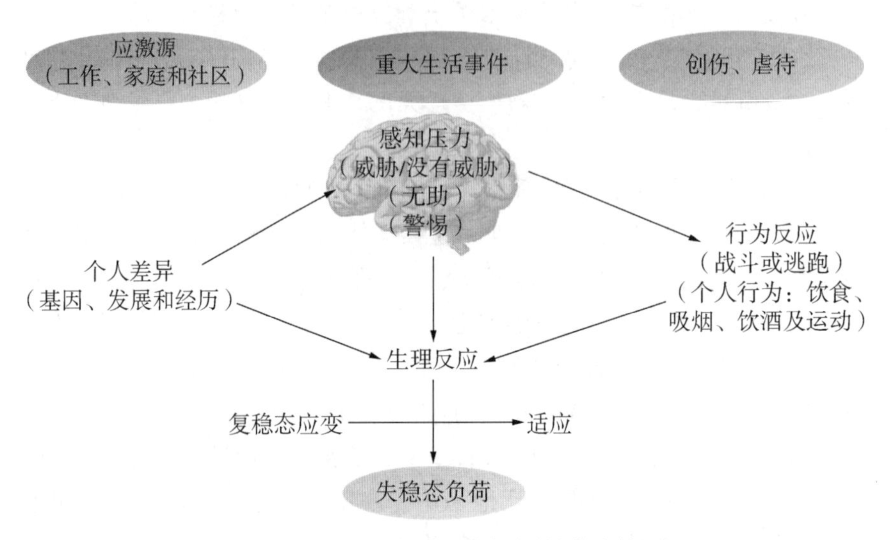

图 6-15　社会和物质环境如何“被蒙在鼓里”

我们不能对很大范围的有关压力的文献的范围进行综述，而是挑一篇具有广泛影响力的论文来说明我们的观点。Lederbogen 等在研究城市生活和子女的教养如何影响神经社会压力处理时使用了两种方法：一种方法是“蒙特利尔成像应激任务(MIST)，这是一种社会压力范式，参与者在时间压力下解决算术任务”；第二种方法是在他们自己的测试下，要求“被试者执行算术和心理旋转两个认知任务，同时通过视频不断地在视觉上接触到不赞成的调查员的反馈”。这被认为是城市社会压力的一个模型。因此，他们得出的结论：“社会压力与城市化对所确定的神经回路的影响有因果关系”。最后，他们提出：

除了心理疾患，我们的数据还显示城市与社会压力敏感性之间的联系是有普遍意义的。这表明，采用一种试验性方法来剖析流行病学上的联系是可行的，它可用于进一步描述潜在的心理社会组成部分的特点。例如，可用更细化的度量来描述个人社交网络或个人社会经验在城市情境下的影响。其中一个潜在的组成部分是不稳定的等级地位——一种与一般健康有关的社会压力源，可能与城市中社会经济差异加剧有关——这也会影响前额叶内侧皮质和杏仁核功能。

Lederbogen 的这些发现并不能被随后的研究准确地重复，后者的研究使用了两种不同的压力测试。Trier 的社会压力测试要求受试者“在观众面前回忆 50 个以前学过的项目，并在这次测试中对他们进行录像，以便随后进行面部表情分析。观众由一男一女组成。两人都穿着白色外套，坐在参与者（站着的）对面的一张桌子旁”。社会评估的冷压力测试要求受试者“将右手及手腕在冰水中浸泡 3 分钟（或直到他们再也不能忍受为止）。在手部浸入过程中，他们被一个十分冷漠和不合群的实验者录像和监控”。

从这样的测试得出的结论是，同样的压力是由“不稳定的等级地位”（这不是我们常在社会科学文献中所描述的概念）产生的。目前，还不清楚这种心理社会成分在实地是如何产生压力的，以及又是如何测量的。然而，通过使用移动技术来提醒和要求受访者报告自己的感受以及他们周围的物质和社会环境，这是对压力实地研究的一个有希望的发展。这可以是一部智能手机，也可以是类似的专门提醒，从而让人们填写关于“压力、负面影响、明显异常的现象、威胁预期和精神病经历”等一系列要素的调查问卷。收集这些调查问卷是“为了在现实世界中和实时中，前瞻性地评估这些变量的瞬间变化，具有较高的生态有效性”。

对压力及其对大脑和身体的影响也在更具体的领域进行了讨论。每个领域都有自己的文献，但其中大部分是重叠的：社会支持及其对自主神经系统多重迷走副交感神经部分的影响；创伤及其对生命过程的影响，包括儿童和创伤后应激障碍；肠道生物群及其对免疫系统炎症的影响。在这三个领域中的每一个领域，人们都希望机制的确定，将导致干预措施，分别改变社会、创伤和肠道因素，从而改善心理健康。

在结束这一节时，值得回顾一下 Latour 的话：“物体也有能动作用。”

> 在完全因果关系和完全不存在之间可能存在许多形而上学的阴影。除了“确定”并作为“人类行动的背景”外，事物还可能授权、允许、提供、鼓励、批准、建议、影响、阻止、促成及禁止等。ANT（行动者网络理论）并不是一个空洞地声称物体“代替”人类行动者做事情，它只是说，如果没有先彻底探讨谁和什么参与行动的问题，那么社会的任何科学都无法开始，即使这可能意味着让我们称之为非人类的元素（因为没有一个更好的术语）。

五、策略5：人类学(用于新的调查工具)

将城市与心理障碍联系起来的机制无处不在，而且难以捉摸。成千上万的文献正在发表，它们研究上百个不同的变量，用几十种不同的方式来测量。有进展吗？如果有，这可能意味着什么？我们怎么才能对城市和心理障碍有更多的了解呢？

最终的策略是回到Kyes和Galea提出的观点，即我们需要更加关注其中可能机制的因果体系架构。为了继续这个比喻，我们可以问一下可能使知识发展在这一领域发挥作用的条件。这有必要采用一种称为“支架法”[①]或“鹰架理论”方法来去探究它。因为，我们不是在寻找更好的世界表象，而是寻找一种更好的方式进入到这个世界的本质。为此，Wimsatt提出了3种类型的“支架”。其定义是“与实施的个人进行结构式的动态互动，即由个人或组织构建或获得其他结构或能力的手段……个人支架、组织支架、基础设施支架”。他设想这是对这种发展进程的指导性研究(图6-16、6-17)。

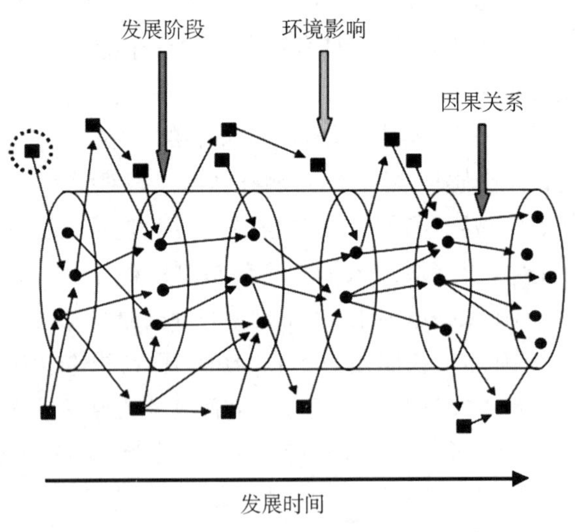

图6-16　在一个发展结构中的生成性壕沟

① 支架法是基于建构主义学习理论的一种方法。该方法是指一步一步地为人们提供适当的、小步调的线索或提示(支架)，让人们通过这些支架一步一步地攀升，逐渐发现和解决所遇到的问题，拓展相关的知识，提高问题的解决能力。

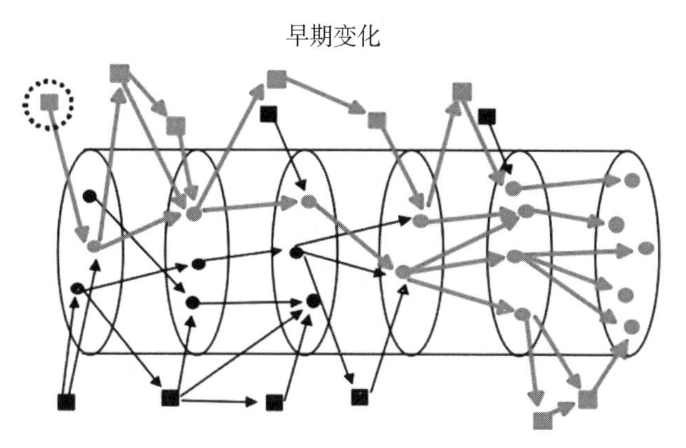

图 6-17　个体发展的早期变化，并引起下游变化的过程

到目前为止，我们所综述的文献中很少出现这种支架法，特别是在组织或基础设施方面，但这些支架法不仅适用于在城市里的生活体验，也适用于可能的生物子系统的工作方式。

我们认为，最好的方法是回到人类学，并用其作为获取与心理障碍相关的城市经验的一种方式，对人们的生活经验尽可能地保持开放心态。我们知道移民、种族、贫困、密度、污染及噪声等这些问题经常已频繁地研究过，所以我们在上海建立了一个外来务工人员的人类学研究，看看我们能不能理解那个国家、那个城市里那些人周围的支架和精神痛苦之间的关系。我们的目标是创建一个新颖的深入调查工具，以便更广泛地用于城市心理健康的（全球）社会流行病学，并为处理发展优先的战略提供信息。在卫生、青少年怀孕和寻求健康方面都可以找到支持流行病学的人类学研究的实例。

我们正在做的工作的一个例子是 Lutfey 和 Freese 对糖尿病的人类学研究，它与前面讨论过的 Link 和 Phelan 提出的 SES 基本原因机制相关。在某些方面，糖尿病可能是心理障碍的代名词：它是目前发病率和病死率的主要原因，且发病率急剧上升；它是一种长期疾病，其治疗在很大程度上取决于患者的自我管理；它与社会经济地位有关；并发症是已知的。这简化了在人类学调查中确定潜在机制的工作。他们自己的模式如图 6-18 所示。

他们的目标是使用人类学来“阐明一些机制，通过这些机制，糖尿病

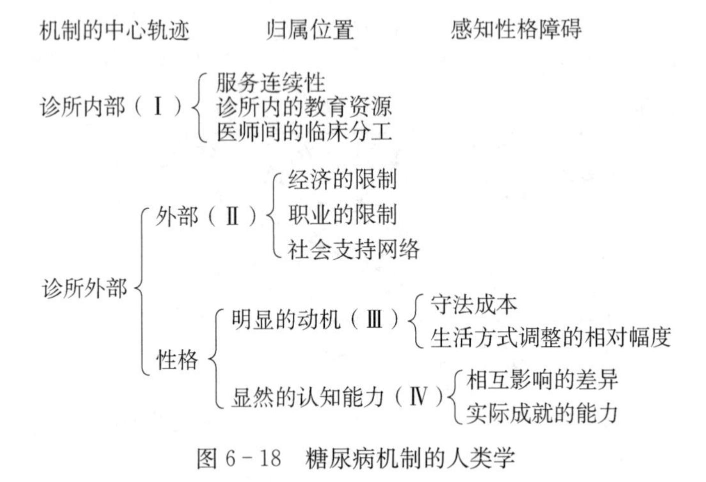

图 6-18　糖尿病机制的人类学

患者的社会经济地位与健康结果之间可能产生反向关系”。

我们自己设计并开始在上海的流动人口生活经验使用的人类学研究，包括如下。

（1）“跟踪人类学”（通过日志和记录跟踪参与者/网络）。

（2）“人类学的挖掘”（与参与者的自动化模式-如手机使用）。

（3）“感官人类学”（城市纹理、方式、声音及气味等）。

（4）“视频人类学”（包括参与者对自己视频的反应）。

（5）“人类学访谈”（与流动人口合作，建立工具）。

我们建议使用人类学为开发一个新的测量工具提供“支架”，主要包括以下几个方面。

（1）它将是第一个测量如下方面的工具：

1）城市压力源的经历；

2）精神症状的伴随表现；

3）社会经验的形式，包括资源的获取、家庭生活的形式、密度的感觉、社会联系/孤独/“社会资本”。

4）特定城区的社会技术结构；

5）当地形式的欢乐和经验（“移民街”）。

（2）它将与国家和国际比较中使用的流行病学类别有关，且针对不同形式的移民经历和地理情况。

(3) 其重点也将放在临床干预和提供、可能适合缓解当地社会压力因素、以及对流动人口压力产生积极或消极影响的政府政策。

(4) 我们将使用“受访者驱动采样”的变量，旨在可访问到“隐藏”人群，同时保留最小偏差。

六、结论

Richard Bentall 在给演员 Stephen Fry 的公开信中写道，他在电视上坦率地讨论了自己为心理健康所做的努力：

> 大量的社会和环境因素增加了不良心理健康的风险。包括贫困、城市环境、迁徙、族裔、过早与父母分离、童年性虐待、身体和情感虐待、学校欺凌、债务、不幸婚姻、高要求的工作及失业等。

他总结道：“人类苦难的最大原因是在悲惨的环境中与他人建立悲惨的关系”。

但这让我们何去何从呢？质疑他人的因素、要素、机制及联想等要比创造新的东西容易得多。什么是压力？社会资本？社会经济地位？微生物群、迷走神经和 HPA 轴是如何相互作用的？创伤是什么，又是如何起作用的？即使我们完全理解这些过程，我们能做什么呢？我们可以思考这个问题的一个方法是，从城市造成的破坏转向一种“以围绕城市日常生活基本要素所编织的“修复”“关联”“权利”和“重新魅力”这 4 个集体基石之上的城市乌托邦主义”。也许这些可以成为新思维方式的灵感来源。

（[英]尼克・曼宁）

参考文献

[1] AMIN A. The good city[J]. Urban Studies, 2006,43(5/6): 1009 - 1023.

[2] AMIN A. Re-thinking the urban social [J]. City, 2007, 11(1): 100 - 114.

[3] ANNELIE K, INEZ M G, UNYOUNG C B, et al. Modeling the interplay between psychological processes and adverse, stressful contexts and experiences in pathways to psychosis: an experience sampling study [J]. Schizophrenia Bulletin, 2017,43(2): 302 - 315.

[4] ARROYO-SANTOS A. The function of scientific metaphors: an example of the

creative power of metaphors in biological theories [M]//CASTRO S, MARCOS A. The paths of creation: creativity in science and art. Berlin: Peter Lang, 2011:81 - 96.

[5] BECHTEL W, Richardson R. Discovering complexity. Decomposition and Localization as Strategies [M]. Princeton: Princeton University Press, 1993.

[6] BECHTEL W. Addressing the vitalists challenge to mechanistic science: dynamic mechanistic explanation [M]//NORMANDIN S, WOLFE C T. Vitalism and the scientific image in post enlightenment science, 1800 - 2010. New York: Springer, 2013:345 - 370.

[7] BECHTEL W. Understanding biological mechanisms: using illustrations from circadian rhythm research [M]// KAMPOURAKIS K. The philosophy of biology. New York: Springer, 2013:487 - 510.

[8] BENTALL R. All in the brain? An open letter to Stephen Fry [EB/OL]. [2021 - 09 - 12]. https://blogs. canterbury. ac. uk/discursive/all-in-the-brain/#. VscA52Zud_U. twitter

[9] BOGEN J. The Hodgkin-Huxley equations and the concrete model: comments on craver, schaffner, and weber [J]. Philos Sci, 2008, 75:1034 - 1046.

[10] BUNGE M. How does it work? The search for explanatory mechanisms [J]. Philos Soc Sci, 2004, 3(4):182 - 210.

[11] BUNGE M. Mechanism and Explanation [J]. Philos Soc Sci, 1997, 27, (4): 410 - 465.

[12] BÉHAGUE D P, GONCALVES H, VICTORA C G. Anthropology and Epidemiology: learning epistemological lessons through a collaborative venture [J]. Ciência Saúde Coletiva, 2008, 13(6):1701 - 1710.

[13] CHUANG K. In defense of Elster's mechanisms [J]. Soc Epistemology Review Reply Collective, 2012, 1(9): 1 - 19.

[14] COLLINS R. Conflict sociology: toward an explanatory [M]. Science Academic Press, 1977.

[15] COLLINS R. Interaction ritual chains [M]. Princeton: Princeton University Press, 2005.

[16] COLLINS R. Violence: A Micro-sociological theory[M]. Princeton: Princeton University Press, 2009.

[17] CRAVER C F, DARDEN L. In Search of mechanisms: discoveries across the life sciences [M]. Chicago: Chicago University Press, 2013.

[18] CRAVER C. Physical law and mechanistic explanation in the Hodgkin and Huxley Model of the action potential [J]. Philosophy Science, 2008, 1022 - 1033: 75.

[19] DE SILVA M J, MCKENZIE K, HARPHAM T, et al. Social capital and

mental illness: a systematic review [J]. J Epidemiol Community Health, 2005, 59:619-627.

[20] DEMEULENAERE P. Analytical sociology and social mechanisms [M]. Cambridge: Cambridge University Press, 2011.

[21] EICHMANN K, KELMAN R K, MELCHERS F. Preface to reprint of P Ehrlich On immunity with special reference to cell life [C]. Berlin: Springer Verlag, 1900.

[22] FARIS R E L, DUNHAM H W. Mental disorders in urban areas: an ecological study of schizophrenia and other psychoses [M]. Chicago: Chicago University Press, 1939.

[23] FITZGERALD D, ROSE N, SINGH I. Revitalizing sociology: urban life and mental illness between history and the present [J]. Bri J Sociology, 2016, 67 (1): 138-160.

[24] FLEISCHER N L, DIEZ ROUX A V. Using directed acyclic graphs to guide analyses of neighbourhood health effects: an introduction [J]. J Epidemiol Community Health, 2008, 62(9):842-846.

[25] Freidenberg J, Mulvihill M, Caraballo L. From ethnography to survey: some methodological issues in research on health seeking in east harlem [J]. Human Organization, 1993, 52(2):151-161.

[26] FRISSEN A, JIM V O, RITSAERT L, et al. No evidence of association between childhood urban environment and cortical thinning in psychotic disorder [J]. PLoS One, 2017, 12(1):e0166651.

[27] Galea S, Link B G. Six paths for the future of social epidemiology [J]. Am J Epidemiol, 2013, 178(6)843-849.

[28] GOFFMAN E. Frame analysis: an essay on the organization of experience. Cambridge : Harvard University Press, 1974.

[29] GOFFMAN E. Stigma: notes on the management of spoiled identity[M]. New York: Simon & Schuster, 1986.

[30] GOODWIN L, GAZARD B, ASCHAN L, et al. Taking an intersectional approach to define latent classes of socioeconomic status, ethnicity and migration status for psychiatric epidemiological research [J]. Epidemiol Psychiatr Sci, 2017, 27(6):589-600.

[31] GROSS N. A pragmatist theory of social mechanisms [J]. Am Sociological Review, 2009, 74(3): 358-379.

[32] HARDER S, DAVIDSEN K, MACBETH A, et al. Wellbeing and resilience: mechanisms of transmission of health and risk in parents with complex mental health problems and their offspring — The WARM Study [J]. BMC Psychiatry, 2015, 15:310.

[33] HECKATHORN D D. Snowball versus Respondent-Driven Sampling [J]. Sociol Methodol, 2011,41(1):355 - 366.

[34] HEDSTRM P, SWEDBERG R. Social mechanisms: an analytical approach to social theory [M]. Cambridge: Cambridge University Press,1998.

[35] HEINSKOU M B, LIEBST L S. On the elementary neural forms of micro-interactional rituals: integrating autonomic nervous system functioning into interaction ritual theory [J]. Sociological Forum, 2016,31(2): 354 - 376.

[36] HEINZ A,DESERNO L,REININGHAUS U. Urbanicity,social adversity and psychosis [J]. World Psychiatry, 2013,12:187 - 197.

[37] HODGKIN A L, HUXLEY A F. A quantitative description of membrane current and its application to conduction and excitation in nerve [J]. J Physiol, 1952, 117(4): 500 - 544.

[38] ILLARI P M, WILLIAMSON J. What is a mechanism? Thinking about mechanisms across the sciences [J]. Euro Jnl Phil Sci, 2012,2: 119 - 135.

[39] JACKSON M. Stress in Postwar Britain, 1945 - 1980 [M]. London:Pickering and Chatto, 2015.

[40] JACKSON M. The age of stress: science and the search for stability [M]. New York:Oxford University Press,2013.

[41] JACKSON M. The pursuit of happiness: the social and scientific origins of Hans Selye's natural philosophy of life [J]. History Human Sci, 2012, 25(5): 13 - 29.

[42] JACKSON M. The stress of life:a modern complaint [J]. Lancet, 2014,383: 300 - 301.

[43] KEYES K M, GALEA S. The limits of risk factors revisited. Is it time for a causal architecture approach [J]. Epidemiology, 2017,28(1):1 - 5.

[44] KIM D. Blues from the neighborhood? Neighborhood characteristics and depression [J]. Epidemiologic Reviews,2008,30:101 - 117.

[45] KOUTRA K, VGONTZAS AN, LIONIS C, et al. Family functioning in first-episode psychosis: a systematic review of the literature [J]. Soc Psychiatry Psychiatr Epidemiol,2014,49(7):1023 - 1036.

[46] LARREA-KILLINGER C, REGO R F, STRINA A, et al. Epidemiologists working together with anthropologists: lessons from a study to evaluate the epidemiological impact of a city-wide sanitation program [J]. Cad Saúde Pública, 2013,29(3):461 - 474.

[47] LATOUR B. Reassembling the social: an introduction to actor-network-theory [M]. New York: Oxford University Press,2005.

[48] LEDERBOGEN F, KIRSCH P, HADDAD L, et al. City living and urban upbringing affect neural social stress processing in humans [J]. Nature, 2011,

474:498 - 501.
[49] LEVY A. What was Hodgkin and Huxley's achievement [J]. Brit J Phil Sci, 2014,65:469 - 492.
[50] LINK B G, PHELAN J C. Social conditions as fundamental causes of disease [J]. J Health Soc Behav,1995,35:80 - 94.
[51] LITTLE D. A catalogue of social mechanisms [J/OL]. Understanding Society Blog, 2014(2014 - 06 - 21)[2022 - 03 - 26]. https://undsoc.org/2014/06/21/a-catalogue-of-social-mechanisms/
[52] LUTFEY K, FREESE J. Toward some fundamentals of fundamental causality: socioeconomic status and health in the routine clinic visit for diabetes [J]. American J Sociology, 2005,110(5):1326 - 1372.
[53] MAHONEY J. Beyond correlational analysis: recent innovations in theory and method [J]. Sociological Forum,2001,16(3):575 - 593.
[54] MAMA S K, LI Y, BASEN-ENGQUIST K, et al. Psychosocial mechanisms linking the social environment to mental health in African Americans [J]. PloS One, 2016,11(4): e0154035.
[55] MCEWEN B S,GRAY J D,NASCA C. Redefining neuroendocrinology: stress, sex and cognitive and emotional regulation [J]. J Endocrinol, 2015,226(2): T67 - T83.
[56] MCGRATH J, SCOTT J. Urban birth and risk of schizophrenia: a worrying example of epidemiology where the data are stronger than the hypotheses' [J]. Epidemiol Psichiatr Soc,2006,15(4):243 - 246.
[57] MCPHERSON K E, KERR S, MCGEE E, et al. The association between social capital and mental health and behavioural problems in children and adolescents: an integrative systematic review [J]. BMC Psychology,2014,2(7):1 - 16.
[58] Mill J: Analysis of the phenomena of the human mind [M]. London:Baldwin & Cradock. 1829.
[59] MOORE S, KAWACHI I. Twenty years of social capital and health research: a glossary [J]. J Epidemiol Community Health, 2016,71:513 - 517.
[60] MORGAN C,FEARON P, LAPPIN J, et al. Ethnicity and long-term course and outcome of psychotic disorders in a UK sample: the SOP-10 study [J]. Br J Psy,2017,211(2):88 - 94.
[61] MURRAY R. Mistakes i have made in my research career [J]. Schizophrenia Bulletin, 2016:1 - 4.
[62] NORMAN R E, BYAMBAA M, DE R, et al. The Long-term health consequences of child physical abuse, emotional abuse, and neglect: a systematic review and meta-analysis [J]. PLOS Med, 2012,9(11):e1001349.
[63] O'KEANE V, DINAN T G, SCOTT L, et al. Changes in hypothalamic-

pituitary-adrenal axis measures after vagus nerve stimulation therapy in chronic depression [J]. Biolog Psychiatry,2005,58(12):963 - 968.

[64] PERRY B L, PESCOSOLIDO B A. Social network activation: the role of health discussion partners in recovery from mental illness [J]. Soc Sci Med, 2015,125: 116 - 128.

[65] PESCOSOLIDO B A. Of pride and prejudice: the role of sociology and social networks in integrating the health sciences [J]. J Health Soc Behav, 2006,47 (3),189 - 208.

[66] PESCOSOLIDO B A. Organizing the sociological landscape for the next decades of health and health care research: The Network Episode Model III-R as Cartographic Subfield Guide [M]// PESCOSOLIDO B A, MARTIN J K, MCLEOD J D, et al. Handbook of the sociology of health, illness, and healing. New York:Springer,2011:39 - 66.

[67] PHELAN J C, LINK B G, DIVIDIO J F. Stigma and prejudice: one animal or two [J]. Soc Sci Med,2008,67(3):358 - 367.

[68] PHELAN J C, LINK B G, TEHRANIFAR P. Social conditions as fundamental causes of health inequalities: theory, evidence, and policy implications [J]. J Health Soc Behav, 2010,51(Suppl): 28 - 40.

[69] READER B F, JARRETT B L, MCKIM D B, et al. Peripheral and central effects of repeated social defeat stress: monocyte trafficking, microglial activation, and anxiety [J]. Neuroscience,2015,289:429 - 442.

[70] REININGHAUS U, KEYES K M, MORGAN C. Novel methods in psychiatric epidemiology [J]. Soc Psychiatry Psychiatr Epidemiol, 2016,51(7):917 - 919.

[71] REININGHAUS U, KEMPTON M J, LUCIA V, et al. Stress sensitivity, aberrant salience, and threat anticipation in early psychosis: an experience sampling study [J]. Schizophrenia Bulletin, 2016,42(3):712 - 722.

[72] ROGERS G B, KEATING D J, YOUNG R L, et al. From gut dysbiosis to altered brain function and mental illness: mechanisms and pathways [J]. Molecular Biology, 2016,21,6:738 - 748.

[73] SCHAFFNER K F. Theories, models, and equations in biology: the heuristic search for emergent simplifications in neurobiology [J]. Philos Sci, 2008,75: 1008 - 1021.

[74] SCHEFF T J. The labelling theory of mental illness [J]. Am Soc Review,1974, 39(3):444 - 452.

[75] SCHOFIELD P, DAS-MUNSHI J, BÉCARES L, et al. Minority status and mental distress: a comparison of group density effects [J]. Psychological Med, 2016,46(14):3051 - 3059.

[76] SHAPIN S, SCHAFFER S. Leviathan and the air-pump: hobbes, boyle, and the

experimental life [M]. New Jersey: Princeton University Press, 1989.

[77] SMITH G D. Epidemiology, epigenetics and the Gloomy Prospect: embracing randomness in population health research and practice [J]. Int J Epidemiol, 2011, 40(3): 537 - 562.

[78] SMYTH N, SIRIWARDHANA C, HOTOPF M, et al. Social networks, social support and psychiatric symptoms: social determinants and associations within a multicultural community population [J]. Soc Psychiatry Psychiatr Epidemiol, 2015, 50(7): 1111 - 1120.

[79] STEINHEUSER V, ACKERMANN K, SCHöNFELD P, et al. Stress and the city: impact of urban upbringing on the (re) activity of the hypothalamus-pituitary-adrenal axis [J]. Psychoso Med, 2014, 76(9): 678 - 685.

[80] STILO S A, GAYER-ANDERSON C, BEARDS S, et al. Further evidence of a cumulative effect of social disadvantage on risk of psychosis [J]. Psycholl Med, 2017, 47(5): 913 - 924.

[81] TAJFEL H. Human groups and social categories: studies in social psychology [M]. Cambridge: Cambridge University Press, 1981.

[82] THOITS P A. Mechanisms linking social ties and support to physical and mental health [J]. J Health Soc Behav, 2011, 52(2): 145 - 161.

[83] TURNER J. Rediscovering the social group: a self-categorization theory [M]. New Jersey: Blackwell Publishers, 1987.

[84] VAN OS J. Does the urban environment cause psychosis [J]. Bri J Psychiatry, 2004, 184: 287 - 288.

[85] WEBER M. Causes without mechanisms: experimental regularities, physical laws, and neuroscientific explanation [J]. Philos Sci, 2008, 75: 995 - 1007.

[86] WEMRELL M, MERLO J, MULINARI S, et al. Contemporary epidemiology: a review of critical discussions within the discipline and a call for further dialogue with social theory [J]. Sociol Compass, 2016, 10(2): 153 - 171.

[87] WICKHAM S, TAYLOR P, SHEVLIN M. The impact of social deprivation on paranoia, hallucinations, mania and depression: the role of discrimination social support, stress and trust [J]. PloS One, 2014, 9(8): e105140.

[88] WIMSATT W. Entrenchment and scaffolding: an architecture for a theory of cultural change [M]// CAPORAEL L R, GRIESEMER J R, WIMSATT W C. Developing scaffolds in evolution, culture and cognition. Cambrige: MIT Press, 2014: 77 - 106.

[89] YI Y, LIANG Y. The effect of socioeconomic status and social inclusion on the mental health of Chinese migrants: a comparison between interprovincial and intra-provincial migrants [J]. J Health Psychol, 2017, 25(3): 387 - 399.

第七章

人类学——目的与方法

近年来，中国城市"外来务工人员心理健康"已成为在流行病学、心理学和社会学等多个学科中经常讨论的话题，并把中国社会的快速变化逐渐视为一场"心理健康危机"的主因。从此角度出发，一些学者热衷于探讨外来务工人员尤其是来自于中国农村地区的流动人口所处的弱势——即他们在城市结构中所处的位置或他们的社会经济地位将会决定他们的日常生活经历，从而对他们的心理健康构成威胁。潜在的痛苦和心理疾患的来源，包括歧视、"文化适应压力"和受排斥、"住房压力"、居住环境与邻里关系，或工作条件。

然而，这类新兴的研究课题在方法论上仍主要倾向于采用定量研究的方法。相比原国有企业下岗职工因被解雇而导致的心理负担和情绪困扰这类相对丰富的人类学文献，外来务工人员作为另一个被边缘化的群体，则很少被作为研究对象开展其详尽的调查。

因此，尽管关于外来务工人员心理健康和"压力"现有的调查范围普遍较广，但几乎无法反映该群体在其日常生活世界中所感到的情感张力、不安、担忧的经历是如何被表达和管理的。此外，生活世界很难简化为调查研究中常见的"变量"和"因素"，这使得人们无法通过丰富的社会空间结构生活、其社交模式和氛围去探索生活的细微差别。然而正如人类学家所强调的那样，这些日常生活的肌理在很大程度上关系到人们的福祉，尽管其方式可能远非直截了当。因此，我们可以有把握地说，对"中国人的感性、情感和道德体验"（即 Arthur Kleinman 及其同事所称的"深层中国"）不可能只进行定量调查。在《深层中国》一书中，"心理健康"恰恰作为好几个章节中的关键主题，但没有重点关注外来务工人员。

本研究正是在这一背景下由伦敦国王学院全球健康与社会医学系和

复旦大学公共卫生学院所共同承担的“中国超大城市外来务工人员心理健康”项目合作下设计和产生的。与近年来一些学者所提倡跨学科界限的新方法相呼应，该项目汇集了来自不同学科的流行病学家和社会科学家从多学科视野（社会学、地理学、人类学）中采用比以往的研究更彻底、更深入的方法来研究外来务工人员的生活世界。这也是本人在这项博士后研究中所寻求的目标。

通过大约 2 年深入实地的人类学考察，下文将根据此项目的目标加以展开。本人类学研究填补的现有空白主要包括如下方面：一方面，通过提供对上海外来务工人员（主要是从农村到城市，或少数从小城镇到城市）的生活经历和情感体验的洞察，从而为外来务工人员心理健康现有的讨论提供新的经验和理论方向。本研究通过在两个不同社区（一个在市中心城区，另一个在郊区）了解流动人口的生活是如何在城市制约的环境和可能性中进行的，尤其关注他们承受的压力“发愁”“担心”“辛苦”和“疲倦”（或比喻为”累成狗”）的经历。这些词汇或多或少体现了城市对他们心理健康问题上产生影响的线索。另一方面，在探索外来务工人员生活的过程中，人类学考察所挖掘的细节最终鼓励我们去反思此课题所引用的“心理健康”“复原力”或“幸福”等概念。正如社会科学中福柯式-激发的传统（Foucauldian-inspired traditions）所警告过我们的，这些概念在某种程度上仍然充满了一种规范假设。

人类学考察可以被理解为是一种关注与我们一起工作的人与事的艺术，而不是把他们自己的经验和解释强加到事先建立的框架和研究问题上，所以它往往会超出在课题设计时所确定的研究方向。它让我们意想不到地去接受新的方向。正如 Jan Blommaert 和 Jie Dong 在《人类学田野调查新手指南》的导言中所说的：“日常生活永远不会适应你的研究计划；唯一的出路是使你的计划和做事方式适应日常现实的规则”。该研究在具体情境下进行人类学探索已经带来了新的方向，并提出了进一步的问题，并同时有了意想不到的发现，最终可能有助于在中国城市环境和其他背景下研究外来务工人员生活经历和主体性时设计新的方法。

在很多方面正如我将在接下来的章节中展示的那样，实地调查显示：尽管我们的许多受访者都经历过生活与工作的不稳定，但心理压力绝不能与 Yang Jie 论文中描绘下岗工人的痛苦相提并论。他们的压力并没有以明显的方式表达出来，至少没有超出对一般性压力（经济的压力）的抱怨。他们有时会表现出一种不稳定或“站不住脚”的感觉，但不会阻碍他们参与到日复一日的活动中去。在大多数情况下“心理健康”（又称精神卫生）一词在中国城市的各种环境中普遍存在——比如官方和大众媒体、教育及大型工作场所，但这些并没有渗透到受访者的日常话语中。由于这些原因，本研究不同于临床人类学和医学人类学，后者则通常涉及更严重的精神困扰及其文化理解。

人类学的目的并不是要证明或驳斥在外来务工人员中精神疾患或精神障碍的大量存在。当我们指出在考察现场没有看到严重形式的痛苦，这绝不是对研究对象的心理健康状况的诊断，更不是对“中国农民工的心理健康状况”的诊断。然而，我们不应该立刻定性这个话题是无关紧要的。相反，它让我们反思城市日常生活对外来务工者主体的内在影响，这种影响往往难以归结为“负面”或“正面”影响。它促使我们审视外来务工人员为克服自己的担忧、低落情绪和压力而形成的社会习惯。

与更广泛的定量调查和研究相比，人类学的意义恰恰在于“拆解”对“城市”的常见概念，我将在下面详细阐述。城市生活对我们在各个现场遇到的受访者来说当然有不同的意义。他们可以享受市中心温和的公共空间（不稳定的流动人口可以找到休息的地方）；或到城市服务就业劳动力市场去寻找工作机会，从而努力履行作为一个家庭一员的义务。或者希望摆脱“打工”去实现自己对创业的渴望。或经历城市再开发所造成的困境而在荒芜的郊区艰难地维持生计。无论这些压力有多么的不同，下面的章节将关注这些压力是如何变得和日常生活一样如何被吸收，又如何在日常生活中被处理的。接下来的两章讲述了他们在不稳定生活中忍耐的故事，并避免将他们刻画为在瞬息万变的城市生活中成为被动的受害者。然而重要的是，我们并没有忽视追求美好生活所带来的潜在“辛苦”是如何起源于户口制度和社会经济力量的缓慢暴力（或并不那么缓慢）。

第一节 研究中国城市“外来务工人员心理健康”：人类学考察的重要性

在学术界强调人类学和流行病学之间的相互合作的跨学科背景下，

民族志（ethnography）作为人类学（anthropology）的核心更为公共卫生学者所熟悉。尽管如此，本章将简要介绍民族志作为一种“特殊的科学传统”，同时描述它与这个项目相关的方式。

虽然人类学和同源学科的悠久历史导致了对“民族志是什么和应该做什么”的不同理解，但民族志方法的实践者可能会在某些定义上达成共识。其特征通常以长期“自然式的”或“参与式的”的方式观察个人或团体在其环境中的日常经历。人类学家是通过反复实地访问或长期逗留，直接沉浸在有关场所而得以实现上述目的的。研究议题、分析和解释来自于与受访者的持续互动和关系，受访者不仅仅是研究参与者或被调查者，而是作为朋友、熟人或邻居。研究者的主体性不仅得到承认（而不是被视为一种偏见），且成为一种调查工具。

我作为一名有流利普通话能力的外国年轻女性（丈夫是一名中国公民，与我的许多受访者同是“老乡”——“外地人”），我的这种身份显然有助于与受访者建立联系。作为一名外国人，当我在公共场所反复进行观察时，我经常被认为是一个“开放的人”——一个不需要特别的理由与之进行口头交流的陌生人，由此显而易见地，作为一名外国人本身可能已经构成了一个合法的理由。在其他情况下，在某种程度上我成了我的一些受访者所接受的文化塑造的愿望体系的一部分（尽管并非毫无矛盾，正如我们将看到的）——例如，当咖啡馆的年轻工作人员将我当作是一个学习英语的机会，或者仅仅是为了“结识其他人”；这个城市必须能够为那些渴望改变生活的人们提供一些需求。

因此，我在上海进行实地考察的这两个地区能够与一些居民（流动人口）和工人结识并建立友谊，并参与他们的休闲活动——从打牌、广场舞到共同用餐、出游甚至参加教堂聚会。我观察他们的工作条件或家庭生活，倾听他们在生活上的疑虑和对未来的计划，分享他们在喜悦、悲伤或低落时的情绪。在做实地考察时，我不仅要持续关注他们的具体行为和话语，还要关注更微妙的过程。比如，音调、肢体语言、情绪和生活方式的转变，以及使自己居住的空间变得更小的举措——所有这些都被记录在考察笔记上，通过开放式和集中式编码的方法进行了分析。这种做法不仅能够描绘出一个个鲜活的个体，还能够反映外来务工人员背后其生活环境的集体动态，同时还对主体性的形成与受访者所处的环境之间的关系形成了深刻的见解。

由此可见，民族志对中国超大城市外来务工人员心理健康项目所起的作用，并提供一个更深入地研究他们生活的可能性，以了解对压力的体验和处理方式。与定量研究相比，这是一个更为认真对待我们受访者的机会，在我们认为自己有权记录他们的生活之前，让他们教会我们是什么在生活中对他们来说是重要的。此外，人类学考察使我能够超越对“城市”一体化的理解，通过不同情境去探索城市空间的居住方式，而不是被动地体验。因此，民族志有助于对关于“城市”对心理健康负面影响的常见假设进一步复杂化的理解。

本研究所提供的民族志借鉴了各种传统理论，从互动论（interactionism，通常专注于个人在社会生活的普通情境扮演不同角色的细节），到空间和地方的人类学（专注于构成城市生活的日常地方创造，同时分析其情感过程）。我还从最近关于情感的人类学著作中获得灵感，其重点是非表征（non-representational）或超越表征（more-than-representational）过程，并拒绝将社会现象仅仅视为更广泛力量的“效应”。例如。“城市化（urbanization）”“新自由主义（neoliberalism）”等。Kathleen Stewart 提出的“慢速民族志（slow ethnography）”为探索外来务工人员生活提供了一个恰当且相当新颖的工具。它可以根据情感形成以及传播的情况和瞬间进行协调（attunement），产生了对城市经验及其主体构成方式更为精细的看法。我认为这样的观点很重要，因为现有的关于中国城市外来务工人员生活的文献往往优先考虑归属、包容/排斥以及个人如何调和社会给予的“主体地位”的问题，而忽略日常情感体验的许多细节。我并不否认先前文献的贡献，然而如果我们希望完善中国超大城市处理外来务工人员心理健康的方法，我们需要借鉴的正是这些经验。

第二节　研究议题

“国内外来人口是如何（从空间上、文化上和制度上）被上海所接纳，以及心理健康的流行病学分布状况如何？”“目前，有什么可用以满足上海外来人口心理健康需要的正式和非正式资源，以及根据对导致心理健康恶化和阻碍服务可及性的因素是什么？这些资源可能如何得到改善？”这是“中国超大城市外来务工人员心理健康”项目最初制订时提出的一些研究议题。

人类学方法的特征不在于它产生先验的研究议题，而是由实地考察驱动的。也就是说，由人类学家在现场对日常经验观察和实践的复杂性所决定。因此，以下两章围绕其各自独特的议题展开，从不确定性和压力到地点和主体性。例如，其中一章探讨了如何通过关注时间、空间和社会动态来将压力常态化，同时讨论了幸福和正能量的官方话语对其产生的影响。另一章详细探讨场所在压力的形成和协调过程中的作用。这些压力与城市生活带来的其他日常情感相关。这两章都集中在最终的问题上，即这些过程在心理健康状态的形成中可能发挥什么样的作用。

本研究所介绍的案例也可以从更广泛的认识论和实证研究议题来解读：城市日常生活带来什么样的感受？城市如何介入忧虑的产生过程？敏感性(sensibilities)如何通过城市环境而形成？当外来务工人员在不稳定之下谋生时，城市又是如何“隐藏在肌肤之下”(gets under the skin)，并造成疲惫抑或相反，为之提供喘息的环境？在他们和城市互动的过程中，会出现哪种空间和时间的能动性(agency)？这些又是如何介入压力的调节和主体性管理(management of subjectivity)的？我们应该如何解读所观察到的忍受度或耐性(endurance)？这些议题源自与认识论相关的问题，尤其是当研究人员看不到城市日常对精神造成明显障碍的证据时，我们又将如何研究外来务工人员的心理健康与城市之间的关系？

最后，读者可能会把这个研究的主题视为人们如何“应付”(coping)。然而，我很小心地避免了这个词，因为本研究希望超越将个人描述为只是“应付”自身生存条件的说法。因此，本研究专注于人们的感受、想法或行动是如何通过居住在城市环境(及其伴随的“压力”)而形成。正如 Milena Bister 和她的同事在对柏林诊断患者的研究中所指出的，“应付”的概念本身就充满了“个人主义和认知内涵”。相反，民族志所强调生活作为一个社会环境、社会交往、动情和情绪的整体恰恰避免这种个人主义和认知的偏见。因此，目前的人类学不仅仅关注“应付”，而是关注城市如何在日常生活上变得宜居，以及这些居住方式如何对心理健康产生潜在影响。总之，这项研究的核心不是一个固定的、有界限的实体，而是自我与其社会文化和物质环境之间共同构成关系的连续体。

如下文所述，通过这项研究提出的问题要求我们“剖开”城市，以超越整个城市或一系列因素或“压力源”的概念。在概述基本框架之前，我想简要讨论一下“流动人口”这一话语范畴的含义。

第三节　上海外来务工人员：异质的群体，共同的困境

众所周知，自20世纪80年代以来，中国的经济改革和快速城市化将很大一部分农村人口带到了城市。据估计当今在上海这样的城市，2 480万居民中，约有一半是流动人口。几十年来，对从农村向城市流动的人口有着各种各样的流行和官方话语的描述。比如，将他们归类为“农民工”、“流动人口”，或者针对女性的“打工妹”。如前所述，当代社会和流行病学文献的某些方面对“流动人口心理健康”的关切是基于这些人共同处于不利的结构性地位。虽然中国户籍制度在改革开放期间的软化为城市的人口流动提供了便利，但城乡人口之间的福利区别依然存在，迄今也助长了这一过程的延续。这使那些经常在城市生活和工作几十年的人仍然被指定（或自认）为“外地人”；人们通常会因与“移民”状况相关的工作种类以及对当地方言缺乏掌握而更加固化了这种看法。

尽管他们被赋予这种共同的身份，但并不能将“流动人口”视为一个单一的群体，并认为他们的日常经历完全由这种结构所决定。在接下来的章节中，读者将遇到中年的小本经营者、工厂工人、成功的老板以及90后的咖啡馆员工，其中一些人享受着当下国际化的生活，另一些人则与无尽的疲惫感持续斗争。除了年龄、性别、婚姻状况和阶层方面的差异外，他们每个人都有不同的移徙轨迹、日常经历和愿望。他们参与城市活动的方式还暗含着处理忧虑和“压力”的不同方式。一部分人成功地开展了业务，并在上海获得了相对令人满意的社会地位，使他们能够处理与“流动人口”状况有关的一些困境。例如，在我的实地考察中，我遇到了“成功”的流动人口，无论是在市中心，还是在郊区的流动人口社区，他们能把孩子送到昂贵的国际学校或国外，从而规避了限制流动人口子女在城市接受教育的困难。显然，这些差异在对上海外来务工人员情感和心理体验的研究中非常重要，尤其是关注“担忧”、压力和潜在精神障碍方面。

我们在探索其某些共同点的过程中发现，除了户籍制度的限制或主

体地位的影响之外，城市日常的集体“情感结构”[①](structure of feelings)使“外来务工人员心理健康”这一范畴的问题更为合理，尽管他们各自的情况存在差异。这里的情感结构指的是普遍存在、已成为城市生活特点的不确定性，也是对外来务工人员所处的城市生活的乐观及带有潜在危害的依恋形式，这些显然不是中国所特有的，正如其他学者所证明的那样。例如，Berlant 在欧美背景下的研究、Maitra 在印度的研究及 Pettit 在开罗的研究。尽管都存在上述个体差异，但在我所遇到的受访者中，城市日常生活如何引导流动人口对未来的情感(即为自己和家人制定计划的可能性)有着不可忽视的相似。我的受访者在他们的城市日常中经常构想未来，要么习以为常地适应着眼下的现状，即俗语所说的“过一天算一天”；要么制定雄心勃勃的计划，例如年轻的咖啡馆员工。无论性别、年龄、教育水平如何能否留在上海成为共同的忧虑，尤其是获得居留证的难度越来越大，房地产价格不断上涨，这些都是导致他们在城市未来不确定的原因。例如，一位来自山东省(县级市)的 25 岁男性王某，拥有机械学大学学位，他描述了当下的生活。他从松江区搬到上海北部的嘉定区，因为他对以前的工作不满意——在一家小工厂做推销员。就在我们谈话的时候，他坚持认为毕业后吸引他来上海的，不仅是“赚钱”的机会，更重要的是找到另一种生活方式的可能性。然而，他形容自己很“迷茫”，不确定自己是应该努力留在上海，还是回到山东的小镇，住得离家人更近些。他声称，尽管有这样的犹豫，但年轻让自己对未来持有信心。

这些“乐观”(optimism)的形式——在 Lauren Berlant 的概念里，有些被视为“残酷”——需要在这样的研究中得到进一步关注。从我的实地考察和现有研究的例子中可以看出，即使是那些已经设法在家乡建造了一套新房子的人(一个最初将许多人带到城市地区的“梦想”)也常常选择即使住房和工作条件恶劣，也要留在城市中以确保进一步的储蓄，而将新建房屋闲置。这种耐力劳动(labor of endurance)会产生什么样的情感体验(affective experiences)，而这种耐力劳动会对心理健康产生什么影响？这些城市的居住方式如何与这些有人称为“残酷的乐观主义”(“cruel

① 简而言之，雷蒙德·威廉姆斯(Raymond Williams)的“情感结构”的概念是指“当某些物体在某些情况下对某些人群产生某些特定的情感时”。

optimism”)的情感交集？由于需要更多的长期考察，因此本研究并未直接回答这些问题。在我们设计下一个考察时，将与这些问题进行进一步接触。

第四节 考察城市生活：一个基本分析框架

可以清楚地看到，在本研究项目中转向人类学和同源学科的一个重要原因是它有助于超越将城市简化为一系列变量或“日常压力源”对城市心理健康和压力的理解，以捕捉自我与环境之间的关系。

在过去的15年里，城市理论家大大扩展了我们的概念工具，不仅将城市视为一个领地，而且将其视为“以各种方式将自然、人、事物和建成环境并列”的复杂组合。正如Amin和Thrift写道，该“基本本体论”(“basic ontology”)是(空间)开放性和多样性的，城市生活被视为“混合的不可还原的产物”。近期，专注于心理健康与城市环境之间关系的社会科学家赞同这些观点，将城市理解为“一种异质的、非决定性的以及有可能性的环境，而不是产生心理压力可区分的因素”。因此，考虑到城市环境的异质性和流动性(heterogeneity and fluidity)，正如Amin所说：“对绝大多数人来说，城市受到污染、不健康、疲惫、势不可挡、混乱及疏远”，为了发现它们可能对人体和大脑产生的实际影响，需要进行全面的调查。

在很大程度上，本研究包含了这些理论立场，同时试图通过一种现实的和经验主义的方法来研究上海外来务工人员的生活，并通过各种形式的定居和不同的氛围(atmosphere)来加以理解。为了获得不同背景下外来务工人员生活的现实情况，本考察在松江区以及上海市中心展开。然而，就生活条件和情感体验而言，城市生活的多元化不完全由不同特定社区的总体特征来决定。过于从不同地区的特征来定义日常经验等于再次将城市视为连贯实体的推理类型。因而，这项研究提出关注城市经验的所有复杂性和无常变化。

城市日常虽然从现象而言显得不稳定，但以概念而言可以将其划分为某些最普遍的方面。因此，城市的日常生活可能会被视为由物质和感官环境及基础设施组成，所有这些都可以让我们将城市描述为栖息地(habitat)。它也是通过展开在其建筑、街道、商店、餐馆、工厂、宿舍、地铁和公共汽车、绿地、房屋等的情境和社会性模式所产生的。它是通过时间性和节奏性形成的，有助于产生人们所处于的当下和投射未来的质感(texture)。

这些不同的维度将在本节的其余部分中相继进行分析。然而，请允许我简单地补充一点，所有这些[居住环境、处境、社会性和时间性/节奏]都不应被视为互无关联的独立范畴，恰恰相反，它们是相互关联和相互构成的。不过出于分析的目的，我将保持这种划分。这里隐含的是主体性是如何在这些不同维度的交集上形成的。还要注意的是，我不具体讨论城市作为"情感领域"或"感官"(即感官丰富的社会空间)，因为情感和感官是穿插在下面讨论的不同方面的。

上海和中国其他城市的外来务工人员生活形式在很大程度上是由特定的政治经济和政府模式决定和维持的，现有的文献显示了由户籍制度(户口)引起的获得城市公民权和社会权利的机会的不平等情况。虽然流动人口面临的户籍制度制约因素不可避免地成为实地工作的焦点。一些读者可能会感到遗憾的是，在以下几页中，没有将城市视为施加权力的空间，且在某些情况下受到外来务工人员的挑战。以福柯思想(Foucauldian)为灵感对农民工生活的探索，极大地促进了我们对该群体如何通过占用城市空间挑战国家权力的认识，以及如何主导话语和与城市居民的共存塑造了"外地人"的主体性模式。但是，将社会人类学的研究范围限制在通常被认为是流动人口在城市中典型经历的那些维度上，也往往掩盖了城市生活实际瞬间的大部分细节[①]。我认为本研究应主要关注我们的受访者在情境上的瞬间情感和情绪的变异性和多元化，而不应假定更广泛的宏观力量的影响。我建议实现这一目标的方法是转向下面概述的不同方面。

1. *栖息地*　在某种程度上它是由城市规划和居民日常实践所形成的，在其最基本的定义上，城市被视为人类与其他非人类或人类实体共存的居住世界。这样的物质世界和感官世界显然并没有在时间和空间上冻结，它们天生就具有过程性，不一定总是以现代城市生活的速度为主导的

---

① 例如，Cindy Fan 在题为"城市中的移民经历"的一章中写道："中国城市中的农民工经历虽然千差万别，但反映出他们作为城市社会劳动力市场的外来者的地位。"

运动，下面我将回到时间性和节奏性问题。

要更具体地说明这一点，将城市作为栖息地意味着我们要注意个人和群体所处环境的物质质量、基础设施的存在与否以及他们所配置的社会形式。人们在日常活动中所感受到的视觉和嗅觉、气味和声音。

虽然这些都不是什么新的想法，但当我们考察当地的生活它们仍然是实用的考虑因素，并有助于询问松江区和城市其他地方的日常生活、事物、空间、地点和氛围以及居民对其的看法和感受。因此，人类学家的主要任务是对不同场所的城市环境以及人们与之互动的方式进行详细描述。

那么，城市环境是如何通过其建筑、密集的交通网络以及在某些情况下近乎荒芜的景观，来对个人的内部产生影响呢？这些研究对象在其个人层面上对这些不同要素的看法和体验方式以及它们所产生的影响和感受是取决于实际情境的。因此，必须通过与我们的受访者保持持续接触以及非正式对话，并且关注他们主动提出的意见来发现这一问题。

2. 社会性　通过观察正在展开的情境，我们可以抓住城市生活的一个重点是在这些日常接触中形成的社交形式。最近，在城市人类学中的讨论围绕着这个学科的子领域是否有特殊性的问题而展开。城市人类学是否只是以城市为考察地的人类学，还是可以按照其自身的理论对城市进行理论化？一些人认为，城市人类学存在的一个理由在于“城市空间使新形式的社会成为可能”。就中国城市的流动人口而言，相处和共处会产生什么样的友谊和邻里关系以及熟悉或亲密关系？松江区的一个流动人口社区和市中心区，情况可能会有所不同吗？如果有的话，提供了哪些形式的支持？这些联系如何为流动人口带来福祉？建成环境和基础设施如何参与社会相互关联的形成？因此，社交方式是另一个值得仔细研究的方面。

所谓“社会性”，指的是“围绕实际活动发展的不同的具体社会关系的集合”。作为一个概念，它帮助我们超越对城市的传统理解，即匿名空间或社区空间。我认为中国背景下的城市经验被认为是通过“熟人”(face)和“陌生”(faceless)关系构成的。这样的解读往往掩盖了在不同地方形成的多种形式的社会关系。对外来务工人员的社会关系进行细致入微的描述和分析有助于复杂化似乎已经是理所当然的“中国人”人格和相关自我意识的流行说法。

一种分析社会性形成的方法是通过描述面对面的互动和共处的模式。城市研究越来越倾向于将局部的、重复的面对面互动与“旧式社区概念”“有意义的邻近关系”挂钩。然而，我们不应急于放弃观察城市中的体化相遇。因为这些恰恰揭示了“当代城市社区的多种形式”。为了探索这种复杂性，我们需要从一组简单的描述性问题开始。例如，人与人共处的时候会产生哪些互动模式？人们在哪些特定的地方相遇？他们的碰面是故意的，还是偶然的？他们会怎样称呼对方？又会向别人披露何种信息？后来的人是通过何种方式加入到其圈子内的？他们是否会共享自己的忧虑？他们互动式的语气是正式的，还是半开玩笑式的？他们是否会交换或分享食物或用品？……除了这种通过面对面互动而存在的社会性模式以外，在年轻一代的日常生活中，在线社交已成为了另一种社交关系形式的重要组成部分，正如 Wang 在《中国工业社会媒体研究》一书中所示。

3. 处境　除了栖息地和社会性之外，城市的日常还可以被看作是由情境构成的。处境作为 Goffman 和其他互动论学者提出的主要概念，不同于人类学家 Hannerz Ulf 在其早期城市研究中所谓的社会生活领域（工作场所、家庭生活等）。

粗略地说，处境不能仅局限于活动或场所的一般定义（例如，工作）——个人的社会角色也是如此。在 Goffman 的理论中，框架（frame）是分析处境的一个重要概念。我们可以通过提出“这里正在发生什么？”得到处境的框架。不同的框架决定不同的参与模式。虽然一个场所的定义一般不能穷尽特定处境的内容，但它有助于确定特定处境的方式。从这个角度出发，我所提出的方法论偏离了此项目的最初设计。原方案倾向于将社会生活和处境的领域混为一谈，正如描述中所说：“人类学调查主要包括人群以及他们所处的处境，比如家里、工作环境、服务消费（医疗服务、教育、住房）以及朋友圈和交际圈。”我目前提出的方案是不仅要确定人们参与的主要活动或“基本框架”，而且还要关注他们正在参与过程当中展现出来的细节——例如，面部神态和肢体语言、语量和音调、情感劳动、走神的时刻等。

我将不断发展的社会处境作为重要的分析材料，这构成了本研究认识论的独特性。在现有的关于外来务工人员生活的文献中，城市日常的瞬间体验往往被忽略,更多的精力则投入在话语和叙述上。虽然叙述或自省等形式是人在社会经验方面值得关注的重要组成部分,但日常生活在很大程度上是由"通常是在自省之前、即时展开的社会行为"构成的。这样做的目的不是为了收集大量的细节描述来刻画所谓典型的外来务工人员的生活。恰恰相反,处境概念的价值在于它所呈现的规律性和独特性,以及由此所引起的重复和差异,愉悦和忧虑,无聊和兴奋及疲惫和野心。只有通过关注日常生活中的细节,我们才能重新设计和调整有关焦虑和心理健康的议题,而不只是重复歧视问题和户籍制度(户口制度)所带来的限制。

4. 节奏性、时间性、持久性　为了更好地了解外来务工人员的身心体验,以及生活场所的氛围,我们还要关注与城市生活构成所相关的时间维度和节奏。节奏性在社会科学中受到越来越多的关注,许多文献的灵感来自 Henri Lefebvre 的节奏性分析项目。这种对城市日常生活复杂和多重时间性的强调是值得推崇的,因为它超越了对"城市生活速度快"的一般描述。

在外来务工人员生活的特定情境下,民族志研究在探索节奏性方面应至少注意 4 个方面。

第一有必要"绘制出受访者单日或每周的主要时间图序"。我们可以通过与特定受访者的长期接触以及半结构化访谈和非正式对话来绘制此图序,也可以通过让受访者记录他们的日常节奏来实现。这类数据引发的其他思考可能包括:这些节奏规律在很大程度上是基本稳定的,还是经常发生重大变化或受到干扰的?考虑到外来务工人员城市日常经历的多样性,日常节奏会给他们带来什么样的感受?日常的重复对身心产生什么样的情感和影响?它是否会导致精疲力竭?如果是的话,用来表达身心疲惫的日常用语是什么?重复的日常工作会导致无聊和疲惫,还是会成为一种喘息的形式,因为正如 Ben Highmore 指出:"与例行公事相关的走神状态更多可以被视为一种特殊的注意力层次,在进行当下定时定量的精确动作的同时还能幻想过去和担忧未来"?

第二,参与式和自然式的观察使人们能够专注于特定情境和场所的节奏:工作场所喧嚣程度的起伏、通过某种身体节奏对休息空间的创造等。这些节奏性如何使我们复杂化地理解"城市"对身心影响的方式。

第三，本研究着重探讨实地经历的日常节奏如何与其他制度化、大型事件的节奏和时间因素纠缠在一起。例如，与春节相关的家庭义务或城市规划内不可预料的时间性，还有在社会文化熏陶下对未来的想象。这些更大的情境会产生什么样的体验？当一些社会科学家将快速度描述为城市生活的主要标志时，强迫性缓慢和无聊又会告诉我们什么？这种时间性对身心的影响又是什么？

第四个重要方面与城市生活的时间不确定性和时间安排（timing）有关，它被理解为当人在开展活动时选择“正确的时间做事”的能力——在瞬息万变的城市中开展业务或制订未来计划。外来务工人员在城市环境中生活所产生的“即兴式无常”现象在心理和情感上有何后果？当生活变得“过一天算一天”时或者当人们采取行动时，而它的意义只能在某些难以捉摸的未来进行评估时生活会又是什么样呢？

第八章和第九章将对在城市两个社区（一个郊区，一个市中心）中收集到的人类学数据做出分析。我再次强调，重点不在于评估“外来务工人员心理是否健康”，而是关注其在特定处境下的情感和精神状态——即主体性。

第一个案例由我与研究小组成员的地理学家 Ash Amin 合著，探讨了居住在上海郊区，正处于大规模城市改造计划的外来务工人员。我们仔细探讨了研究对象（主要是自营职业者和小企业家）如何在如此困难的处境维持日常生活，并如何与无聊作斗争，以及他们在这种情况下根据时间、地点和社会性产生的忍耐力。我们认为，即便这些忍耐的语言与国家所提倡的“幸福”和乐观的话语相呼应，他们也有自己的合理性。

另一个案例也是我与 Ash Amin 的合作，分析了在上海市中心形式多样但生活不稳定的外来务工人员，以此参与到关于城市生活压力的学术对话。它概述了一种剖析压力的民族志方法，并使用“体验生态”的概念作为建立日常感性和情感张力的切入点，分析了公共图书馆、大型书店和咖啡馆三个不同场所内形成的独特体验生态。这些场所也是我的受访者在城市中的日常空间实践和居住模式的核心，并构成它们对城市当下和未来的幻想及相伴随的“压力”。压力总是通过各种形式得以喘息、放慢脚步和“存在的时刻”进行调节和管理，尽管总是以矛盾的方式进行。这个案例强调了空间能动性和场所在不稳定的经验之下所扮演的角色，并认为人们对生活品质的感受可能会影响其忍受的能力，从而有助于避免罹患更严重的精神障碍。

（[英]丽莎·理查）

参考文献

[1] AMIN A ,THRIFT N. Cities: Reimagining the Urban [M]. Cambridge: Polity Press,2002.

[2] AMIN A. Lively infrastructure [J]. Theory, Culture Societ. 2014,31(7-8): 137-161.

[3] AMIN A. The Good City[J]. Urban Studies 2006,43(5-6): 1009-1023.

[4] BERLANT L. Cruel Optimism [M]. Durham: Duke University Press, 2011.

[5] BIELER P, NEWHÖNER J. Universal biology, local society? Notes from anthropology [M]// MAURIZIO M, CROMBY J, FITZGERALD D, et al. The palgrave handbook of biology and society. London: Palgrave Macmillan,2018.

[6] BISTER M, KLAUSNER M, NIEWÖHNER J. The cosmopolitics of "Niching": rendering the city habitable along infrastructures of mental health care [M]// BLOK A, FARIAS I. Urban cosmopolitics: agencement, assemblies, atmospheres. London: Routledge,2016.

[7] BLOMMAERT J, DONG J. Ethnographic fieldwork: a beginner's guide [M]. Bristol: Multilingual Matters, 2010.

[8] BROWN R A, KUZARA J, COPELAND W E, et al. Moving from Ethnography to Epidemiology: Lessons Learned in Appalachia [J]. Ann Hum Biol,2009,36(3): 248-260.

[9] BÉHAGUE D P, GONCALVES H , VICTORA, C G, et al. Anthropology and epidemiology: learning epistemological lessons through a collaborative venture [J]. Cien Saude Colet,2008,13(6): 1701-1710.

[10] CAROLINE K. Dancing with bulldozers: migrant life on Beijing periphery [J]. City,2014,18(1): 52-68.

[11] CHEN H, ZHU Z, SUN D, et al. The physical and psychological health of migrants in guangzhou, China: how does neighborhood matter [J] Inquiry, 2016,53: 1-8.

[12] COOPER E,PRATTEN D. Ethnographies of uncertainty in Africa [M]. New York: Palgrave Macmillan, 2015.

[13] DAS V. Affliction: health, disease, poverty [M]. New York: Fordham University Press,2015.

[14] EDENSOR T. Geographies of rhythm: nature, place, mobilities and bodies [M]. Aldershot: Ashgate Publishing, 2010.
[15] EMERSON R, FRETZ R I, SHAW L L, et al. Writing ethnographic fieldnotes [M]. Chicago: Chicago University Press, 1995.
[16] FITZGERALD D, ROSE N, SINGH I, et al. Revitalizing sociology: urban life and mental illness between history and the present [J]. Bri J Sociol, 2016, 67 (1): 138 - 160.
[17] FITZGERALD D, ROSE N, SINGH I. Living well in the neuropolis [J]. Soc Rev Monogr, 2016, 64(1): 221 - 237.
[18] FLATLEY J. Affective mapping: melancholia and the politics of modernism [M]. Cambridge: Harvard University Press, 2008.
[19] GOFFMAN E. Frame analysis: an essay on the organization of experience [M]. Boston: Northeastern University Press, 1974.
[20] HANNERZ U. Exploring the City: inquiries toward an urban anthropology [M]. New York: Columbia University Press, 1980.
[21] HIGHMORE B. Homework: routine, social aesthetics and the ambiguity of everyday life [J]. Cultural Studies, 2003, 18(2 - 3): 306 - 327.
[22] JACKA T. Rural women in urban China [M]. New York: ME Sharpe, 2006.
[23] JACKSON M, PIETTE A. Introduction: anthropology and the existential turn [M]// JACKSON M, PIETTE A. What is existential anthropology. London: Berghahn Books, 2015: 1 - 29.
[24] JACKSON M. Life within limits: well-being in a world of want [M]. Durham: Duke University Press, 2011.
[25] KLEINMAN A. Introduction: remaking the moral life of the person [M]// KLEINMAN A, YAN Y X, JUN J, et al. Deep China. Berkeley: The University of California Press, 2011: 1 - 35.
[26] LEE S P. Ethnography in absentia: applying lefebvre's rhythmanalysis in impossible-to-research spaces [J]. Ethnography, 2017, 18(2): 257 - 276.
[27] LEI L. Mental health status of migrant workers in China: the roles of working conditions, residential environment, and victimization [M]// LIANG Z, MESSNER S F, HUANG Y Q, et al. Controlling the challenges of urbanization in China: insights from social science perspectives. London: Routledge, 2017.
[28] LI X, STANTON B, FANG X, et al. Mental health symptoms among rural-to-urban migrants in china: a comparison with their urban and rural counterparts [J]. World Health Population, 2009, 11(1): 24 - 38.
[29] LOW S. Spatializing culture: the ethnography of space and place [M]. London: Routledge, 2017.
[30] LUHRMANN T, MARROW J. Our Most Troubling Madness: Case Studies in

Schizophrenia across Cultures [M]. Berkeley: University of California Press, 2016.

[31] MAITRA S. The labour of self-making: youth service workers and postsocialist urban development in Kolkata [M]//RAJAGOPAL A, RAO A. Media and utopia: history, imagination and technology. Oxon: Routledge, 2017: 151 - 170.

[32] MILLAR K. The Precarious present: wageless labor and disrupted life in Rio de Janeiro, Brazil [J]. Cultural Anthropology, 2014, 29(1): 32 - 53.

[33] Pettit H. Hopeful city: meritocracy and affect in global cairo[J]. Int J Urban Regional Res, 2018, 42(6): 1048 - 1063.

[34] PINK S. Re-thinking contemporary activism: from community to emplaced sociality [J]. Ethnos, 2008, 73(2): 163 - 188.

[35] RICHAUD L. Between "Face" and "Faceless" relationships in China's public places: ludic encounters and activity-oriented friendships among middle- and old-aged urbanites in Beijing Public Park [J]. Urban Studies, 2018, 55(3): 570 - 588

[36] SIMONE A M, FAUZAN A U. Majority time: operations in the midst of jakarta [J]. Soc Rev, 2013, 61(S1): 109 - 123.

[37] SMITH R, HETHERINGTON K. Urban rhythms: mobilities, space and interaction in the contemporary city [J]. Soc Rev, 2013, 61(S1): 4 - 16.

[38] STEWART K. In the world that affect proposed [J]. Cultural Anthropology, 2017, 32(2): 192 - 198.

[39] STEWART K. Ordinary affects [M]. Durham: Duke University Press, 2007.

[40] SÖDERSTRÖM O, EMPSON L A, CODELUPPI Z, et al. Unpacking "the City": an experience-based approach to the role of urban living in psychosis [J]. Health Place, 2016, 42: 104 - 110.

[41] TOULSON R. Theorizing the city: recent research in urban anthropology [J]. Rev Anthropol, 2015, 44(1): 28 - 42.

[42] WALLIS C. Technomobility in China: young migrant women and mobile phones [M]. New York: New York University Press, 2013.

[43] WANG X. Social media in industrial China [M]. London: UCL Press, 2016.

[44] WILLIAMS R. marxism and literature [M]. Oxford: Oxford University Press, 1977.

[45] WONG D F, SONG H X. The resilience of migrant workers in shanghai china: the roles of migration stress and meaning of migration [J]. Int J Soc Psychiatry, 2008, 54(2): 131 - 43.

[46] YANG J. Mental health in China: change, tradition and therapeutic governance [M]. Cambridge: Polity Press, 2017.

[47] YANG J. Unknotting the heart: unemployment and therapeutic governance in

China [M]. Ithaca: Cornell University Press, 2015.
[48] YI Y Y, LIANG Y. The effect of socioeconomic status and social inclusion on the mental health of chinese migrants: a comparison between interprovincial and intra-provincial migrants [J]. J Health Psychol, 2020, 25(3): 387 - 399.
[49] ZEIDERMAN A, KAKER S A, SILVER J, et al. Uncertainty and urban life [J]. Public Culture, 2015, 27(2): 281 - 304.

第八章

在上海郊区的城市转型中生活：外来务工人员心理健康与主体性管理

尽管关于流动人口的“心理健康”或“精神状态”的定量研究越来越多，但它们很少抛开数据而针对特定情况进行调查。本章专注于在官方力推的城市改造政策的重建运动之后，那些经历了大规模变迁的社区外来人口的生活现状。之前关于大规模拆迁和重建的研究集中探讨了抵抗、妥协、撤离以及最终的回归。本章以松江区的一条曾经繁华过的外来人口商业街为例（以下称为“这条街”），讨论选择滞留在此的流动人口的经历和心理状况。尽管他们的生活环境发生骤变导致了诸多的不确定，但他们以自己的方式随机应变。在这种情况下，生活的前景和感觉如何？2017 年 6 月，我们从一家商店走到另一家商店，一遍又一遍地听到了经济不景气和转型带来的不确定性所造成的“压力”。一位店主怀念前不久的情形，她说：“这条街过去常常有那么多人，甚至都走不动。但是现在生意不好了，大家都走了。”这种声音非常普遍，但同时我们还听到他们自我强调要避免被低落的情绪所控制，保持生活积极的想法。在过去的几个月中，我目睹了与这种不确定性相伴的日常活动的持续以及社会活动的活跃。城市改造带来的拆迁对于农村外来务工人员本已艰难的都市生活似乎没有叠加更为严重的精神困扰。

面对此现象，“中国超大城市外来人口心理健康”跨学科研究项目似乎遭遇了预想之外的挫折。但这促使我们重新考虑城市压力和不确定性的情感和心理维度，以及个人对主体性的积极管理。一般而言，有关中国农村外来务工人员心理障碍的批判性视角集中于对严重疾病形式的研究。例如，在早年拥挤的长途火车中发生的“旅行性精神疾患”，以及年轻女工在经历工厂大火挥之不去的创伤之后所引起的噩梦和尖叫。人类学家近几年描述了在全球劳工制度下年轻的外来务工人员甚至导致自杀的绝望。与这类研究相反，本研究探讨压力常态化的现象，更确切地说是探讨情绪低落、担忧、怀疑或焦虑等困扰与不适是如何被管理以至于如何渗透在常态生活中的。我们在松江区的那些受访者没有屈服于绝望或选择反抗，而是从自修、社交及情境中创造忍耐的实践方式。

当我们面对和平年代之中处于生活动荡的人，一个值得重视的问题是：那些正在居于不断被拆除的环境中的人是如何培养忍耐力的？是否正如Ilana Feldman在描写巴勒斯坦难民的文章中所提的问题一样，“人们就是会忍耐吗？”抑或跟当下中国“幸福”和“正能量”这种越来越普遍的话语导向之下对人们所产生的自我内化有关？在田野调查的过程中我们所听到的乐观主义和自我调节的言论仅仅是反映了国家所倡导的具有自力更生和复原力的主体性吗？抑或，即使是在城市转型中可能会消失的社区，以其变迁在时间性上的放缓、独特的居住方式和以此衍生出多样的社会性，是否可以催生出人们在危机之下全新的情感反应？

探讨中国式的“治疗性治理”(therapeutic governance)的学者们可能将人类学实例仅看作是一种主体性生命政治(biopolitics of subjectivity)的例证。近年来，中国政府通过践行心理治疗的政策和倡导幸福的话语来使社会动荡最小化，特别是针对下岗工人等边缘化群体，以倡导自力更生的价值观，从而“帮助他们忍受贫困和绝望”。我们的观察结果提出了截然不同的解释，尤其是因为这些外来务工人员在很大程度上不在这种“治疗性治理”之下。我们不否认话语导向对我们的研究对象有自我内化的可能性，但我们的考察针对的是“小规模”和“容易被忽视”的忍耐行为所产生的某些片刻的存在感。这些时刻，可能使那些身陷于一个破败但并没有被完全毁灭的临时社区里的人能够有不一样的感觉和行为。例如，纸牌游戏的欢乐、聊天时的笑声、日常习惯，以最微妙的方式潜移默化着他们的生活。因此，压力和其他焦虑的情绪暂时退却。本章正是要描述这种取决于身体、情感及居住实践，并有助于对当前及难以预测的未来保持忍耐的调整能力。与大规模“权力网络”(network of power)下的“主体性管辖”不同，本章揭示了上述的这种能力并将其概念化为主体性管理。

当我们将主体性管理视为一个独特价值的研究领域，其目的并不在于夸大民间中个体的体验与政府规划之间的区别。但是，只承认官方话语的自我内化并不能告诉我们这种对生活的态度和价值观在个人实践中是如何运作的。这些受访者管理其主体性的方式具有一定程度的自发性，因为忍耐已成为一种存在方式，以社会为导向"创造可行的生存和共存形式"。在此过程中，我们可能会发现，因情境而产生的情感和心理状态会超出或永远无法完全匹配生命政治所试图灌输的"幸福""正能量"以及其他"公众情感"。不论主体在多大程度内也无法摆脱治理框架，身体绝不"仅仅是符号秩序下的混响或回响"。

除了承认外来务工人员在创造生活情境中的角色之外，本章还介绍了主体性在实践中如何成为能动性(agency)的对象。这种能动性的形式并不仅仅存在于个体内部，而是围绕日常生活的协调而构建的，场所的承受能力及其居住方式至关重要而永远不能简化为毁灭。从这个角度来看，作为"承受苦难但坚持的能力"，忍耐与不确定的日子和破败的场所是如何被驯化有密切的关系。这仍然是一种不稳定的驯化形式。本章中强调外来务工人员的能动性并不能归咎于一种浪漫主义或是对城市边缘日常英雄主义的赞美。本章着重探讨如何通过居住习惯来应对压力，同时总结了这种形式的忍耐对心理健康造成的潜在压力。

第一节 外来务工人员、城市转型与治疗性治理

在 21 世纪初，上海郊区 J 镇——曾经的农业区变成了诸多工厂的所在地，吸引了大批从农村进城的外来务工人员。这些人来自安徽、江苏、河南、四川、湖北或黑龙江，他们希望通过在工厂工作来谋取更好的生活，和在迅速发展的繁荣社区寻找商机。那里有相对廉价的住房、蓬勃发展的小企业。"外地人"的数量迅速超过了"本地"居民①。

① 据当地土地规划局的一位官员所指出，该镇人口达到 200.8 万居民，而只有 3 万持本地户口的居民。关于集中在上海郊区的流动人口，另见 SHEN J. Stuck in the suburbs? Socio-spatial exclusion of migrants in Shanghai [J]. Cities, 2017, 60: 428 - 435.

在很大程度上，居住在上海和其他中国城市的流动人口生活受到特定政治经济和治理模式的影响，这种模式仍旧依赖于体制上的城乡二分法。如果说城市“经常通过资本和社会的不平等性在物质上和话语上对城市人的生活进行限制”，那么在中国，造成排斥可能性的条件不仅与加速的市场力有关，而且还源于从改革开放前所继承下来的户籍制度。该制度始建于20世纪50年代，引入了两个层级性的居民身份，即城镇户口和农村户口，以此限制人员从农村到城市的流动。尽管最近的一些改革使城市的临时工作合法化，但获得城市居民身份的机会仍然受到很大限制。农村户口在获得公共服务和福利方面将外来务工人员与其出生地捆绑在一起，而城市居民则享有“与城市合法居留权相关的一揽子权益和福利，包括获得国家补贴的住房、粮食、医疗保健以及孩子近乎免费的教育”。即使有些人在上海定居后设法获得了临时居留许可，但是许多人并不能续签其证件。

尽管户籍制度与当地政策对所有外来务工人员造成同样的困扰，但他们并没有只构成一个单一化的社会群体。在我们研究的“这条街”上也是如此。他们是有技术或无技术的小型工厂工人、清洁工人或保安员、商店老板及小企业主。还有些是成功的“老板”——更有甚者在当地经济中发挥着关键作用，并广为人知。他们当中有些人独居，有一些人则与家人共享破旧的房间。所有人都可能具有不同的消费习惯和生计策略。尽管方式不同，但大多数人都受到了该区域新改造规划的影响。这些新规划结束了这个地方曾经繁荣的景象。

近年来，以“美化新家园”为名的城市再开发计划在上海和其他大城市中正在大力推行。正如我们采访的不同官员所说：“上海市政府现在希望吸引和发展高科技产业，这些产业将依靠受过教育、‘素质高’的工人，他们将取代廉价且没有技能的工人。不符合高新产业需求的工厂将成为被逐步拆除的对象。2016年秋天，这些工厂开始被拆除，媒体称他们‘一夜沦为违建’。对于‘这条街’上的外来务工人员来说，他们不仅有着和其他社会群体一样的社会‘压力’，同时受到城市再开发政策的双重影响，这极大地加重了他们额外的生存困境。例如，长期与家庭分离、无法解决后代在城市的教育问题等。仍然选择留下来的人谈到自己‘经济上跟不上’,或谈到无论在上海还是老家都存在‘上有老,下有小’的多重困难”[①]。

面对工厂和工人住宅的拆迁,我们的疑问是,迅速扩大的“治疗性治理”是否有助于解决由这一形势所引起的问题? 过去 20 年,国家支持心理咨询服务以及“在大众媒体和日常生活与心理学相关的事物”的发展,由此一些学者将其称为中国的“心理热”(psycho-boom)。心理治疗帮助产业的发展体现在专业人员的培训、药剂、在线咨询、临床服务、保健疗法或励志书籍等诸多领域。这些发展似乎仅活跃于部分与国际接轨的大型工业园区以及高校论坛,并成为中产阶级和应届毕业生所热衷的时尚。这种特定形式被学者阐释为政府关爱和主体性管辖的结合。Jie Yang 在国有企业重组后对失业心理管理的研究中认为,这种“治疗性治理”为了确保市场持续的活力而尽量塑造健康负责的主体。该研究揭示了国家如何通过心理咨询来管制下岗工人的主体性,从而促进个体的幸福感,以通过精神上的“自我调节”来应对实际困难。

流动人口的研究仍存在巨大的空间,但可以肯定,国家对外来务工人员的治疗性治理政策仍不完善。近年来,随着流行病学和定量社会学的研究结果,已经出现一些为了减轻流动人口精神困扰的措施。例如,Yang 提到了卫生部在 2010 年进行的一项全国试点项目,旨在为外来务工人员提供免费的心理咨询。在实地调研中,我们到了距“这条街”约 40 公里的上海虹口区的一家医院,采访了一位精神科医生,他近期为该医院的外来务工人员组织了一次“心理疏导”研讨会。据他说,大约有 20%的参与者持续回来与他进行一对一的免费咨询。但他明确指出:“这种活动不多,而且官方往往忽视。”城市中的大多数外来务工人员通常只能自我调节其心理疾患,他们缺乏对心理健康问题的意识。他清楚地指出,当局没有向流动人口提供明确可用的资源或如何判别某些症状[②]。

---

① 关于中国城市强制性流动结果的最新分析,请参阅 HUANG X, DIJST M, VAN WEESE J. Rural migrants' residential mobility: housing and locational outcomes of forced moves in China [J]. Hous, Theory Soc, 2018,35(1):113 - 136. 作者认为不要将流动人口视为受害者。当他们被迫离开时,许多人已经因为对居住条件感到不满而考虑或决定搬迁,以迎接拆迁。

② 除了医院之外,Cara Wallis 最近的一篇文章提到北京非政府组织向保姆提供支持的形式。Wallis 所描述为治疗治理的另一种形式主要促使女性外来务工人员通过在舞台上用表演性的方式表达她们的痛苦。参考 WALLIS C. Domestic workers and the affective dimensions of communicative empowerment [J]. Commun Cul Critique, 2018, 11(2):213 - 230.

在城市重建政策之下，这些对外来务工人员心理的忽视尤为明显。官方期望他们能适应或远离这些担当发展战略重任的拆迁地。尽管Yang的研究中明确发现了下岗工人与国家主导的心理治疗干预的互动，但在我们的研究现场却看不到这样的情况。该区域的小企业主和小工厂规模有限、设备不足，无法提供任何心理治疗方面的支持。而为数不多的社区医院所开展的心理健康服务也没有明确地针对外来务工人员。那些在社区卫生服务中心同意与我们合作进行研究的医生们多次提到这些服务很少有外来务工人员主动上门要求心理咨询。在当地的精神卫生中心、学校、城市规划办公室或派出所，被采访的行政官员对我们所提出的关于流动人口心理压力的问题均感到困惑或表示好笑。其中一些负责人认为：外来务工人员主要以满足其物质需求为主，一旦满足，就可以给他们带来幸福感，因而他们没什么精神疾病的困扰。正如接受我们访谈的一位医生所说："外来务工人员的心理健康问题是不被认可的。"如此看来，目前如火如荼的"心理热"现象在这个群体当中并不受眷顾。

随之而来的问题是，外来务工人员是如何独立应对在废墟中生活所产生的压力？他们是否能够应对还是默默屈服？他们是否内化了中国当下越来越普遍的关于积极向上、独立自主的流行话语？这些"正能量"的话语遍及媒体，在各种电视节目、肥皂剧、电影以及大街小巷处处可见。也许这种内化的确存在，但正如Gregory Simon所说："直接从公共话语中读取主体性根本不是在研究主体性。"我们通过审视城市改造的案例，尝试更生动地揭示外来务工人员如何通过时间、场所、社交等维度来管理主体性，而不是只将注意力集中在由国家所倡导的情感和情绪的自我管理。

第二节　管理主体性

主体性，即"内心生活过程和情感状态"，是我们理解社会政治变革对人影响的重要角度，也是"塑造感性的手段"。主体性可以作为人"内心承受看似无法忍受的经历"的基础。以此定义，本章着眼于上述城市改造如何影响"这条街"的流动人口的"感受、思考、体验"，同时观察他们如何通过将破败的居住环境转化为宜于居住的日常实践来管理主体性。

近10年来，人类学和同源学科的主体性理论已经远远超越了阿尔都塞式和后结构主义，即将“语言、符号、话语视为构成主体的基础因素”的理论。感官和肉体、动情等因素同样被认为主体性理论的基础。这些因素并不能直接从身份的话语建构中分析出来，且时常在以往的中国农民工人类学研究中被忽略[①]。这些研究分析流动人口的日常经历，主要探讨农民工如何承担或挑战由国家给予的地位，并表明：外来务工人员是如何回应官方话语的范畴（“农民工”或“流动人口”），如自我强调缺乏教育和文化，呼应官方对于外来务工人员为落后及不稳定群体的说法；其中一些还可能通过激烈的消费习惯或颠覆自己的“流动”状态来脱离这种定义，以体现他们的适应能力。

显然，如果我们完全否认官方的话语范畴对我们受访者的影响是错误的。的确，我们的受访者自我描述为“没文化”，这种情况在与人类学研究者互动的情境下更为明显。如，“因为”小刘和她的丈夫“来到城市打工”，所以“没必要住得太好”，他们可以接受住在“这条街”的一个民工小区，居住环境“一塌糊涂”。即便他们在这个社区已经居住了十多年，但是如果这里的拆迁继续加剧，很多人最终还是不得不离开。

仅凭官方话语很难解释人们如何以及为什么继续坚持下去，还需要捕捉构成主体性的思想、情绪、身体状态等因素变化的无常。正如Byron Good所说：“关注‘主体地位’（subject position）而非生活经历通常会导致理论过多而民族志考察过于单薄”。生活经历的细节不断提醒我们，流动人口在各种情况下的日常经历和情感状态，绝不能简化为仅依照官方话语所给予的“身份类别”。换句话说，对特定主体地位的承担和调和并不是主体性的全部。因此，有必要注意日常生活中的常规时刻。在此情况下，我们的受访者所要关注的不是如何呼应或挑战国家话语，而是要承受他们严峻的即时体验——空无一人的萧条商店，人去楼空的昔时故友、百

---

① 虽然Pun Gnai and Lu Huilin将“愤怒”描述为在工厂工作的第二代农民工“主观经验”的一个重要方面，但作者更感兴趣的是愤怒能否导致集体行动，而不是动情如何影响到我们对主观经验的理解（PUN N, LU H. Unfinished proletarianization: self, anger, and class action among the second generation of peasant workers in present-day China [J]. Modern China, 2010,36,(5): 493 - 519）。另见CHO M Y. Forced flexibility: a migrant woman's struggle for settlement [J]. The China Journal, 2009,61: 51 - 76。

无聊赖的生活现状及对履行家庭义务担忧的无助。

与我们的方法相似的是 Yael Navaro-Yashin 对战后塞浦路斯废墟中的情感和主体性的探讨。Navaro-Yashin 意识到社会科学"动情转折"(affective turn)的重要结果是对人类主体的去中心化。因此，认为主体的内心总是与所处环境的情感质地交织在一起。"我的受访者的主体性是包围他们的废墟所塑造的并处于这些废墟之中，他们表达了忧郁的内心。"在她的描述中，环境所散发的情感与她的受访者所描述的情绪之间有着很强的对应关系。但是，哪里是舒缓的时空呢？如何暂时搁置忧郁呢？在有关心理健康的人类学研究中，这是重要的问题：如何通过居住方式来寻求日常生活中动荡与应对之间的平衡。

本章认为，主体性的产生与处于城市拆迁中受访者的能动性紧密相关。当然，这并不是说受访者完全可以控制自己的内心状态；我们的目的不是要重塑已被后结构主义及情动理论彻底推翻的主权主体的形象。但是，正如 Nigel Thrift 所说："一个人成为了状态变化的集合，这些状态被接收和传递，个人很少能直接控制状态，但可以调节状态，从而产生细微差别，甚至在极端的情况下，产生新的存在方式。"这种"调节"通过能动性而产生。就"这条街"而言，能动性既包括策略性的(tactical)，也包括非特意的，更是"横向"的(lateral)。Lauren Berlant 将其定义为："一种在常规生活中的漂泊意识，有助于人们承受现代生活所带来的感官压力"。本章进一步探讨了"这条街"的居民如何在城市大规模转型的情境下居于废墟之内、创造趣味拉伸时间、苦行僧式的忍耐来发挥其能动性。

第三节　常态性转型

一、经历突然的转变

在"这条街"上，受重建运动影响的许多外来务工人员已居住了 10 年或更长时间。该社区不是流动人口临时定居点，严格来说已经形成一个居住区。"这条街"的东西两头各有一道门，将这里与周围荒芜的环境明显地区分开来。街道的两侧由两三层高的门面房组成，最下面是百货店、小餐馆、杂货店、食品摊位、药房，职业介绍所、五金店、理发美容店及花店。沿街向东，在一所外来务工人员子弟学校附近遍布着办公用品商店、汽车维修店、旅馆及超市。主街道两侧的门面房后则是混凝土住宅楼，即便垃圾遍地和被称为“脏乱差”的拥挤随处可见，但楼宇的线条、墙壁的装饰和色彩却展现出某种审美情趣。菜市场所在的广场上，可以看到早已停业的舞厅和游戏厅招牌。如今，“这条街”几乎处于一片狼藉的拆迁地之中，被当地人称之为“空地”。与“违建”工厂、工人宿舍及老民房一样迟早面临拆除的命运，将被随之而来的绿地取代。距“空地”仅几米之遥的公交车站的新松江区宣传海报上，虚拟化未来的草地、树林和繁华高层建筑的示意图向人们展示了城市远景，但这与外来务工人员的现状相距甚远。与外来务工人员不同，持上海户口的居民通常会获得拆迁补偿，并事先通知被安置何处。在政府眼中“流动人口”的再迁徙不在政策安置之内。

Marlene Schäfers 在谈到土耳其库尔德地区地震后的情况时写道：“主体如何应对未来的不确定性，即他们预见未来的方式，成为了当代国家治理的核心。”而在“这条街”上的大多数无法获得城市居民身份的人眼中，他们只能扮演当局市政发展规划中不被重视的多余角色。他们大多意识到政府正努力吸引有技术或受过教育的“高素质”人口，他们的未来需要通过对“更有前景的地方”(prospects of elsewhere)进行想象。在伴随着固有不确定性的城市转型中，人们对于淘金之地的憧憬被不断地重塑。部分人守在原地坐等拆迁之后的吐故纳新之措，部分人则选择“回老家”，或迁移至其他更有前景的地方。一些学者将流动人口聚集区描述为“移动的地方”(places on the move)，将人们不断地迁移描述为“继续寻找新的居住地，从而建设新的城市村庄”。但我们不应该将他们极强的适应能力概括为一个平稳无忧的过程，此实属无奈之举。这种强大的适应力掩盖不了迁移所导致的物质和情感上的双重代价，尤其是在他们当中那些已有子女在本地借读或已将身家投资于此的人来说，迁移与否显得尤为艰难。

“老家”的一成不变对他们来说往往更没有希望，这在一定程度上解释了为什么如此多的人会选择留下。在早期其他相关的研究中，已经有学者强调外来务工人员如何用“天天都一样”或“没什么意思”来形容家乡的日常生活，这与城市人或官方话语所产生的“农村的幽灵化”(spectralization of the rural)相呼应。相比之下，虽然城市生活也会带来“新的绝望”，但是大城市依然被认为是“一切都有可能发生的地方”。与此同时，回乡也是造成精神困扰的一大原因，这在女性身上尤为明显。当下，很多人仍不愿或不能返回自己的村庄。这些村庄与“这条街”上的萧条无异，类似于中国西部山区的“空荡的农村”(rural voids)。

很多受访者表示，他们在外打工“赚钱”第一件事就是在老家新建，但这些新房建成之后大部分时间空着无人居住。不过，他们还表示有一天还是要告老还乡。在上海“赚钱”相对比较容易，即便是对于那些来自附近富庶省份的人来说也是如此。也许正是因为“这条街”的萧条景象使留下来的人倍感思乡，许多受访者，无论是年轻人，还是中年人，不再称他们的家乡为死寂的农村。他们会表示也喜欢在“老家”的生活。40 多岁的商贩白女士怀着思乡之情，谈到了安徽老家过往生活里的“热闹”和“串门”。对她来说，能够随时去邻居朋友家串门一直是当前社区所缺乏的。

居住在这样一个被遗弃的社区是对人身心健康的双重考验。有些受访者感到情绪低落，迷失方向，毫无斗志；矛盾的思乡之情也无法提供任何慰藉，返乡的犹豫成为悬而不决之事。有些人尽可能提前做出一些规划，白女士和她的丈夫用他们的积蓄在距老家不远的小县城购买了一套公寓。他们虽然考虑未来回乡的潜在性，以及“流动人口”的官方话语范畴强调着他们注定穿梭于城市与乡村的必然性，但是对于在这里生活长达 10 年或更久的流动人口来说，他们还是只能继续蜗居于此。由此看来，压力管理不是通过设法在其他地方寻找新的机会或寻求心理治疗来减轻困扰，而是通过转向更好地适应和利用现状。

二、放慢步伐，延长临界点

尽管转型带来了许多困难，但“这条街”上的人仍然在空虚中过着日常的生活。例如，将洗好的床单在家门前的瓦砾场中晾干，这显示着日常惯例仍就运转。对于那些每天与“空地”互动的人来说，居住仍然是可行的。河南徐女士和她的丈夫居住在依狭窄的楼梯间所建的手工裁缝店，而隔壁是已搬走多日邻居留下的空房。笔者曾经见过徐女士到这个已经成为她个人囤放杂物的空房间取瓜子。她每次去公共洗手间[①]要经过一

① 除了白天商贩和雇工使用之外，菜市场周边的居民也因为他们的住宅很少配备厕所而同时使用。

幢人去楼空的商场，里面的自动扶梯早已断电，灰尘满地，一片狼藉。据徐女士说："这里原本打算开一家超市，但是拆迁扰乱了原有的计划，以至于烂尾的工程搁置至今。"

城市转型并没有彻底结束"这条街"的存在，但眼前的景象却发生了巨变。这种变化要求个人习惯和人际交往方式不断进行调整。第一次来到这里的人会感到场景衰败，仍居于此的人则通过其日常生活的持续性将这种景观驯化成一个时间得以延伸的临界点，即场景的终点，因为时间的地平线被当下的生活习惯模糊了。周而复始的生活节奏得以保留，缓解了不确定性及迷失感带给人们的焦虑和绝望。大多数餐厅和商店营业从周一到周日无歇，每日自清晨至深夜，经常连续几个小时都没有顾客。早上7点开始营业的菜市场内外清洁工们忙忙碌碌，刘女士是其中一位。她50岁左右，来自江苏省。她经常抱怨市场商贩处理废物不规范。在"这条街"最后的日子里，拆迁所带来的萧条似乎可以通过居住在此的人们保持生活常态、朝九晚五、相互关怀以及自身的责任和义务加以弥补。

这并不说明焦虑和不确定性会被日常惯例所遏制。相反，它们成为了这些日常惯例的一部分，并且通过日常互动和闲谈传递与共享。在闲谈之中，"这条街"被彻底拆除的可能性成为被反复议论的话题。重复探讨此类问题正是源于未来的不确定性，也因为不可能得到明确的答案。因此，对未来向好的方向发展仍抱有幻想。这种讨论时常发生在徐女士同她顾客的聊天中。徐女士像许多其他仍坚守于此的人一样感到离开这里的人越多，他们的生意就越难做。她和丈夫认为自己有义务为他们准备结婚的长子在老家附近的县城购置一套新房，但是因为"经济跟不上"所以想要制订有效的计划则显得心有余而力不足。因此，"过一天算一天"，"等一年再看"成为他们的口头禅。徐女士显然担心拆迁的进度徒然加快，导致自己的处境更加艰难。当某个顾客用绝对的语气说："肯定会拆的"，徐女士只是说："好吧，那就拆吧"。此话题讨论的频率只会增加不确定性和忧虑对他们的侵扰，而绝不会减少。但是徐女士通过防御性的反驳不加思索地"在面对无能为力的情况下保持了一种能动性的感觉"。随着日常活动照常进行，这种不确定性逐渐消退，但从未完全消失。同时"这条街"上依然拥有许多快乐的时光，徐女士经常在和其他人的交谈中交换微笑，笑声和玩笑也不绝于耳。徐女士还表示，无论如何他们还是会留意“小道消息”，为将来始料未及的变化做准备。

面对将来进一步拆迁的不确定性，一些留守的小本经营者认为，他们宁愿等待，看事情的发展如何，静观其变。也有人在等待中尝试产生更多积极的可能性。保持目的性并不是为了对抗，而是通过小型的创新将临界点进行尽可能地延伸。例如，一家手擀面餐厅主引入了在线送餐业务，同时她还更换了色彩鲜艳的菜单海报以吸引顾客。徐女士也进行了小额投资，引入了之前并没有的鞋垫业务。反之，一些拥有固定客源的小型手工作坊不仅生意不受影响，反而享受“这条街”租金大幅度降低之惠。

这并不完全是“积极地等待”，或“对可能性的耐心”。他们甚至可能不会期望取得积极的结果，商品也可能滞销，小本经营者们最终很可能还是要被迫离开。一切的行动或许改变不了当前的局面，但却体现了他们不屈服的意志，通过保持活跃及有目的并理智的态度在一定程度上拒绝放弃。我们可能会将这些姿态理解为释放心理负担，避免陷入等待未知的僵局，奏效与否，不可未知。如果说，通过将日常生活融入混乱不堪的环境可以使破坏性降低到可以接受的程度，那么心理代价则“有可能是即时的或延迟的、隐秘的或显现的、长期的或短暂的、间接的或直接的”。

第四节　在静止的地方给时间增加质感

“无聊”一词的使用频率时常出现在“这条街”上。虽然在拆迁发生之前，人们也会有时候感到无聊，但在过去这几个月中，这种百无聊赖的情绪变得更加突出。人们对无聊的情绪控制已成为避免进一步困扰的关键。在菜市场，白女士在自己的摊位上，用丰富的词汇来描述这种让人无法喘息且无限循环的感觉。白女士是一位40岁的安徽人，也是两个孩子的母亲，她与丈夫和女儿在这里住了大约10年，儿子则在老家读初中。这对夫妇在菜市场租了两个摊位，出售柴米油盐及干货。与其他人一样，她常抱怨人越来越少，生意越来越难做。她用“乏味”“无聊”“枯燥”“没意思”等词汇来形容她的生活。

无聊在这里的特殊性在于并不是完全无事可做，往往在无所事事和几乎没事可做之间徘徊，他们仍然必须将所有的时间和精力投入在自己的买卖上。因为艰难所以坚守;也因为坚守而显得艰难。白女士在与一位顾客的简短交谈中说:“如果把店关一天,第二天就算再开人们也都不会再来了。”那位顾客在附近工厂工作,形容作为个体经营者的白女士至少还“自由”,但白女士听了之后很恼火:“你帮我找个更好的工作,明天我就把这关了! 365 天都没有一个假期!”那位顾客在她的咆哮声中离开。白女士半开玩笑地告诉笔者,在这里待久了就会让她变得烦躁。然而,这种烦躁并不妨碍她向所有路人努力招揽生意说道:“要买什么?”就在与我们交谈的同时,她也从未错过任何与潜在顾客互动的机会。而她懒散的语气常常得不到任何回应,使得这种循环强化了她所谓的无聊。

尽管速度和流动性经常被认为是城市生活的主要标志,但“这条街”上的生活却是缓慢和僵滞的。无聊既是时间性的,也是空间性的。徐女士同样整天坐在她的裁缝间,延伸至店外的缝纫机向路人显示着她的小店仍在营业。即使她有时需要离开几分钟也从不锁门,为了不错过任何顾客,哪怕她的所有身家都在店里。除了通过进货的机会出门或偶尔探亲之外,她的大部分时间都守在这里,傍晚时分通常会忙一些,其余时间则基本闲着。织羊毛拖鞋、嗑着瓜子和他人交谈成为她消磨时间的方式。徐女士说:“不然就没事干了”。不光是个体经营者,雇工也是如此。在菜市场工作的保洁工刘女士、吕女士和老王一般在下午都很空闲,但是他们必须等到 5 点钟才能下班。他们经常在满是垃圾和废纸的弃屋内聊天或小睡,刘女士则用手机看电视连续剧。尤其在这里,人们常盯着他们的手机数小时以消磨时间,或回避对现实负面的想法。由此看来,手机与心理健康的研究同样显得迫切。

无聊的在场性对于这里的小本经营者和雇工来说不仅限于闲暇的守业时段。除了在特定的情境之外,无聊成为一种与他们长期共存的状态,不能总是通过交谈或玩手机来缓解,甚至还促使他们反思自己的人生并否定其意义。如白女士所说:“你起床、上班、回家、做饭、看电视或直接上床睡觉,一天又一天,这变成了一个无休止的循环。”白女士承认作为一个没受过教育、没技能的人,她自感多余。虽然她希望可以找到更适合自己的生活,但她也明确表示没有进一步的人生规划,只能忍受无聊。我们将这些“内心与时间互动”视为在面临困境和不确定性主体性管理的另一个方面。无聊曾经被认为是“特权者的困境”,如今已被理论化为被边缘化的人由于社会经济转型所经历的一种情感。白女士的抱怨很有启发性，尤其在流动人口常被描述为对生活质量问题的追求少于生存问题的语境下。

最近，关于无聊的人类学研究区分于两种观点。一是强调主体所经历的"僵局"和"自我多余"的感觉等情感方面所付出的代价。二是强调主体处于被动无聊但仍然保持有限的创造性。我们的研究同样揭示了人们在无聊中产生的再创造。他们从漫长的无聊时空里创造出来一些其他的时空。例如，利用这段时间在自己的手机上观看视频或播放歌曲，从而将等待变成消磨时间的休闲。即便是在公共场合，这些消磨时间的方式也以个人化的形式呈现。然而，集体化的形式也同样会出现，哪怕是即兴、短暂的或有组织的、规律的。白女士和顾客之间的互动有时就会变成市场内商贩们的临时笑料。除了这些即兴时刻，纸牌游戏成为规律性集体活动的例证。游戏通常在午餐前后进行，白女士和牌友们聚集在自己摊位上玩"斗地主"。以一块聚苯乙烯板或硬纸板代替牌桌，直接盖在陈列的商品上。这些互动时光感官丰富：男士们互换香烟，所有人大声讲话、开怀大笑。参与者以他们特殊的互动方式表达亲密与认同，男人们骂骂咧咧地开玩笑，白女士呼喊着："我打死你"。在这一工作和社交节奏重叠的时刻，打牌以一种"消磨时间"的方式充实着时间。借用 Lauren Berlant 的话来说："如同其他的小愉悦，纸牌游戏可以产生一种自我停顿的体验，但又不是完全将主体释放到自我中止状态。"正如一旦当顾客出现，参与者就必须马上回到自己的岗位同时处理两个活动及扮演两个角色。

Adeline Masquelier 在一篇有关尼日尔失业青年的文章中，将他们精心制作、耗费时间的茶艺时光描述为"表达希望的方式"。相比之下，纸牌游戏实现的"时间管理"更多的是让自己沉醉于嬉戏的社交氛围。借用白女士自己的话，即是对当前的"无意义"的一种补救。不仅限于游戏时空当下，就连对下一场牌的期待和对前一场的议论都成为了消遣的一部分。因此，担忧、压力、焦虑都释放在了无休止的一轮又一轮的纸牌游戏当中。

在"这条街"上，无聊是居民们共同的处境——由于"我们外地人无聊"才会每天晚上聚集在路边跳广场舞。这些有规律的活动使日子变得有条理，使时间和空间都可以忍受，并且在一定程度上甚至是令人愉悦的。主体性得以管理的部分原因在于给时间增加质感。在打牌的时候白女士曾说:“你可以看到我们很开心”。打牌可被视为一种幸福的文化技巧,从而产生一种无自我观察的当下意识。然而,也不应夸大其“逃避现实”的功能。有时候共同投入集体娱乐不一定会产生愉悦的情绪:当玩牌的节奏变慢,当热情平缓,低落取代了兴奋。当纸牌游戏已成为日常惯例,也有可能反增而不减无聊之感。白女士对纸牌活动的热情总在热烈与冷漠之间变换,她曾承认打牌是一种“精神寄托”,而小赌注则是“刺激”的源泉,但她仍然认为打牌主要还是为了消磨时间。当笔者问她玩纸牌是否可以改善她的情绪时,她脸上露出怀疑的表情,但很快就说:“还行吧”,既不肯定也不否定,但也没有继续抱怨。

Bruce O'Neill 在关于布加勒斯特无家可归者的研究中写道:“抑郁不同于这些作为全球化经济边缘人的男女所描述的难以逃脱的无聊。……无家可归者并没有将自己看成是抑郁的,而是将其生存危机归于一系列由社会和结构问题所造成的状况。”在“这条街”白女士和其他居民承认有时会有“郁闷”的情绪,这与他们必须忍受待一整天而无所事事有直接的关系。但与强烈的无聊感不同,他们很少公开谈论有关自己情绪低落的话题。而他们看重的是人应该具有适应所处环境的能力。这一点我们将在下一节讨论。

第五节 忍耐的情绪劳动

一位受访者曾说,当他感受到压力的时候,就得“咽在心里面”,很少能与人分享,更不会承认这是一种疾病。徐女士也总说:“别人劝也没用,还得自己想开”。“想开”指一个人保持乐观的能力,而不是纠结于自己的困扰,这是一种开放的心态,以自行解决问题。在这种情况下,内在的自我就被赋予了抑制痛苦的能力。

这种自我修复的习惯与其他类似的边缘化群体所被灌输的自反性话语有着惊人的相似。在“这条街”上,自己为自己负责的言论常常与个人命运难以逆转的想法交织在一起,进退两难的处境通常被他们自称为自身“缺乏教育”或“没文化”所导致的结果,也是赶上了政策发展变化的结果。他们对“国家政策”的影响一再表示“也没办法”。他们一边将政府的规划描述为遥无可期，一边通常也接受政策的合理性[①]。不止一位受访者表示理解拆迁的意义对改善城市环境是必要的，以及他们自己愿意“舍小家为大家”。无论如何，他们都倾向于将自己的流动性视为是合理的，哪怕是频繁地再迁移或返回家乡。因此，尽管他们认识到自己的麻烦源于政府规划，但是他们通过将国家的意图描述为遥无可期的领域，揭示出一种精神和情绪劳动，这种能力会产生一种态度，使得他们有准备面对困难。有些学者会称这些自我的非正式疗愈方法具有某些新自由主义特征（例如，促进自治和自力更生），同时与改革开放之后国家建设“和谐社会”以增强社会和谐减少冲突的计划相吻合。张鹂正是如此描述在中国中产阶级中正涌现出的修身养性的新实践。但是，如果说流动人口拥护这种言论并实践忍耐，问题不在于他们是否将国家倡导的话语内在化，而是在于他们的内化过程是否拥有自己的理性。我们在“这条街”上观察到的一些文化实践为研究如何通过日常灌输幸福和乐观的价值观念提供了有效的途径[②]。这个问题并不能告诉我们，这种对“自我调整”和“想开”的强调放置到我们受访者的生活中时会产生什么样的影响，以及受访者们如何利用日常生活的质感来坚持这种倾向。

Susanne Bregnbaek 在她的研究中对“治疗性治理”的理论价值进行了讨论，她敦促我们超越“根据社会结构上所产生的变化来给中国公民下定义的人类学趋势。”同 Bregnbaek 的立场一样，本章转向一种基于体验的方法研究主体性，这种方法既是“治理的材料和手段”又是“生存策略”。研究所显示出忍耐具有其自身的合理性。这些合理性不能被简化为新自由主义或后社会主义的合理性，并超出其范围，且只能通过本章所述的体验范围内才能被解读。在“这条街”上，外来务工人员在社会基础建设方面的需求面临着严重且持续的不稳定性。在这种情况下，主体性管理的目的是在不宜居住的环境中创造某种程度的可行性，并保留社交的乐趣。

---

① 同类人类学研究案例，请参阅 Harms 在越南的研究（HARMS E. Luxury, rubble: civility and dispossession in the New Saigon [M]. Berkeley: University of California Press, 2016）。

② 在这方面，刘女士等受访者所欣赏的电视连续剧《欢乐颂》提供颇有代表性的素材。以“高兴”为代表的早期电影也描绘了适应能力强、乐观的流动人口。然而，当外来务工人员“被与自己的快乐经济所产生共鸣的话语、情感和策略所吸引时”，要理解他们是如何“被召唤为特定方针的适当接受者”需要与本研究不同的方法论。

它既基于又再生产日常社会性，有助于维持对周边人的责任，无论是亲戚、朋友、熟人，还是熟悉的陌生人。因此，学会忍耐意味着自己内心的城府坚不可摧，同时也在别人眼中建立可靠感。就像 Allen Tran 描述的某家越南精神病院的患者尽量“管理情绪和自我”一样，在“这条街”上的人们努力抑制压力的方式可以理解为是为了“保持自己的道德意志坚定和与他人的情感纽带”。这些方式与张鹂在“治疗性的自我”的研究中所说的“重新嵌入”（re-embedding）相似，即治疗的重点是“心”和主体之间（intersubjective）。但是，与她的研究不同，我们在实地观察到的细节不能全部被纳入到构建“和谐社会”的国家方针。相反，我们的观察与人类学最近对幸福的讨论产生了共鸣，这些讨论强调“人们通常在充满挑战甚至彻底敌对的环境中努力使自己的生活变得更快乐，并使周围人的生活也变得更快乐。”

因此，某些受访者所称的“自我调整”既不是他们社会地位低下的必然产物，也不是治理逻辑的结果，而是他们努力的成果，尽管他们通常难以用语言具体表达如何承受自己的压力。日常场景不仅显露个体内心的应对方式，而且还显示“自我调整”的成果是如何源于综上所述的情境和细节，包括社交活动所产生的无数的“开心”时刻。“开心”一词字面意思不同于“幸福”，它指的是一种情绪状态，而不是一种生活追求，一种与他人共同产生或分享的感觉。白女士解释说：“‘绷着个脸’除了会让烦恼更难以承受，并不会产生其他效果。”这里自我的“疗愈”就是活在当下，让当下活在心里。也是履行做人的义务和有朝一日有足够的积蓄回到“老家”生活的期望。

第六节　结论

在外来务工人员存在严重心理障碍的问题上，我们的田野调查几乎不能提供有力的证据。也许是因为我们不能深入探究更私人的生活，也许是因为受访者中大多数都无法认识到自己的问题，或许真正的患病者已丧失了面对困难的能力回到“老家”，抑或他们累积的疲倦和拆迁后的创伤压力症尚未完全表现出来。无论如何不容忽视的是，在这种严峻的情况下他们仍然具有忍受和保持乐观的能力。本研究证明，心理健康处于外部结构和生存困境所延伸出的脆弱性与可管理的主体性之间，也处于废墟所造成的断层和居住习惯之间。其中，情境、空间、氛围成为了至关重要的资源。无论从日常生活到社交还是熟悉的场地和公共设施，集体性的和非主观性的过程都起一定的作用。如果说 Randall Collins 所描述的互动仪式具备治疗作用，那么主体性并不局限于身体、思想、人际交往等力量。同样，处于逆境的主体性管理是一种相对单薄的企图，犹如一个脆弱的补丁，是一场对缺乏权力和资源之人的考验。

尽管这种行为有时能够鼓舞人心，但这犹如一种摇摆不定的自我强迫。就“抵抗和改造所居住的世界”而言，“这条街”的居民“并不是最具有明显能动性的人”。以白女士对纸牌游戏模棱两可的心态为例，这种压力管理并不能保证一定有效。用 Lauren Berlant 的话来说，这只是“一种缓解、一种延迟、而不是一种修复”。通过自我承担责任和不断适应城市生活中的“苦”，描绘出一种“残酷的乐观主义”，其中“常态”(the ordinary)变成了“危机造成的僵局，置身其中的人们无所不用其极，以适应层出不穷的压力，为了找到生活得以继续的方式。”然而，这些不得已而为之举也是富有成效的。以愉悦的社交为基准和目的培养对他人的责任，而这种责任不能简化为新自由主义或后社会主义中主体的责任化，但与之并存。

从承认忍耐具有双重性的角度出发可以对主体性管理形式采取批判性态度。但这种批判并不基于主体性管理体现了政府的治理模式，而是基于这些形式的行为长期有可能给遭受苦难的人们带来“危害”(danger)，不管这些人看起来是多么的健康。Bruce O'Neill 研究了布加勒斯特无家可归的年轻人如何为了消磨时间而在公共厕所里进行性交。O'Neill 探究了这种无聊管理所固有的“危害”。我们想问：“强迫式适应”和“新鲜的刺激”之间越来越模糊的界限引起什么样的危害？主体性管理的功效何时到期，以及主体何时耗尽(attrition of the subject)？Yang 认为当人们适应这种由国家推动的主体性管理方式时，“自助式情绪改善的真实可能性”可能会出现。但是，当人们不再能自我调整时会发生什么呢？或者当主体性管理的方式对人的心理健康实际上有害时又会发生什么？如果在实地观察到的所呈现喜悦确实维持了一个欢乐的氛围，同时我们的受访者也表示人际关系仍然缺乏实际的互助和亲密性。那么，当人们被压力和焦虑压得喘不过气时又会发生什么呢？迄今为止，中国的外来务工人员还没有被列入真正的安全网。但如果有朝一日因制度健全而减少或损毁本文章所描述的自我修复实践，那么我们将失去一些值得重视的规尺。

（[英]丽莎·理查 [英]阿什·阿明）

参考文献

[1] AHMED S. Foreword: starting and startling [M]// YANG J. The political economy of affect and emotion in east Asia. Oxon: Routledge, 2014: xx - xxiii.
[2] AMIN A, THRIFT N. Seeing like a City [M]. Cambridge: Polity Press, 2017.
[3] BERLANT L. Cruel optimism [M]. Durham: Duke University Press, 2011.
[4] BIEHl J, GOOD B. KLEINMAN A. Introduction: Rethinking Subjectivity [M]// BIEHL J, GOOD B, KLEINMAN A. Subjectivity: ethnographic investigations. Berkeley: California University Press, 2007: 1 - 23.
[5] BLACKMAN L, CROMBY J, HOOK D, et al. Creating Subjectivities [J]. Subjectivity, 2008, 22(1): 1 - 27.
[6] BREGNBAEK S. Running into Nowhere: educational migration in Beijing and the conundrum of social and existential mobility [M]// CARL-ULRIK S, JØRGENSEN M B. Politics of precarity: migrant conditions, struggles and experiences. Leiden: Brill, 2016: 179 - 197.
[7] BUNNELL T, GILLEN J, HO E, et al. The prospect of elsewhere: engaging the future through aspirations in Asia [J]. Ann Am Assoc Geogr, 2018, 108(1): 35 - 51.
[8] Burbank V. An ethnography of stress: the social determinants of health in Aboriginal Australia[M]. New York: Palgrave Macmillan. 2011.
[9] BUTLER J. Senses of the subject. New York: Fordham University Press. 2015
[10] CHAN J. A suicide survivor: the life of a chinese worker [J]. New Tech Work Employ, 2013, 28(2): 84 - 99.
[11] CHEN H. The physical and psychological health of migrants in Guangzhou, China: How does neighborhood matter [J]. INQUIRY: The Journal of Health Care Organization, Provision, and Financing, 2016, 53: 1 - 8.
[12] COLLINS R. Interaction ritual chains [M]. Princeton: Princeton University Press, 2004.
[13] COOPER E, PRATTEN D. Ethnographies of uncertainty in Africa [M]. New York: Palgrave Macmillan UK. 2015.
[14] DENG Q, WANG L. Yi ye lun wei weijian. Shanghai Baijia Qiye Mianlin

Qiangchai [J]. Falü yu Shenghuo, 2015,10:20 - 23.

[15] DRIESSEN M. Rural voids [J]. Public Culture,2017,30(1):61 - 84.

[16] FELDMAN I. Looking for humanitarian purpose: endurance and the value of lives in a palestinian refugee camp [J]. Public Culture,2015,27(3):427 - 447.

[17] GOOD B. Theorizing the "Subject" of medical and psychiatric anthropology [J]. J Royal Anthropological Institute,2012,18: 515 - 535.

[18] GORON C. Climate revolution or long march? The politics of low-carbon transformation in China (1992 - 2015): the power sector as case study. [EB/OL](2018 - 02 - 27)[2022 - 03 - 31]. http://wrap. warwick. ac. uk/100745/

[19] HAN C. Life in debt: times of care and violence in neoliberal chile [M]. Berkeley: University of California Press, 2012.

[20] HUANG H Y. The emergence of the psycho-boom in contemporary urban China [M]// CHIANG H. Psychiatry and chinese history. London: Pickering & Chatto,2015:183 - 204.

[21] JACKSON M, PIETTE A. Introduction: anthropology and the existential turn [M]//Jackson M,Piette A. What is existential anthropology. London: Berghahn Books,2015: 1 - 29.

[22] JACKSON M. Existential anthropology: events, exigencies and effects [M]. Oxford: Berghahn Books,2005.

[23] KLEINMAN A. Remaking the moral person in China: implications for health [J]. Lancet,2010,375(9720):1074 - 1075.

[24] KNOWLES C. Dancing with bulldozers: migrant life on Beijing Periphery [J]. City,2014,18(1):52 - 68.

[25] KRUEGER J. The affective"We": self-regulation and shared emotions [M]// SZANTO T, DERMOT M. The phenomenology of sociality: discovering the "We". London: Routledge,2015:266 - 277.

[26] LEE S. Higher Earnings, Bursting Trains and Exhausted Bodies: The Creation of Travelling Psychosis in Post-Reform China [J]. Soc Sci Med,2015,47(9): 1247 - 1261.

[27] LEI L. Mental health status of migrant workers in China: the roles of working conditions, residential environment, and victimization [M]//LIANG Z. Controlling the challenges of urbanization in China: insights from social science perspectives. London: Routledge,2017.

[28] LIU Y, GEERTMAN S, LIN Y L, et al. Heterogeneity in displacement exposure of migrants in Shenzhen,China [J]. J Ethnic Migration Studies,2017, 44(15):2562 - 2581.

[29] MASQUELIER A. Teatime: boredom and the temporalities of young men in niger [J]. Africa,2013,83(3):470 - 491.

[30] NAVARO-YASHIN Y. Affective spaces，melancholic objects：ruination and the production of anthropological knowledge [J]. J Royal Anthropological Institute，2009,15(1):1－18.

[31] ORTNER S. Subjectivity and cultural critique [J]. Anthropological Theory，2012,5(1):31－52.

[32] O'NEIL B. Bored stiff：sex and superfluity in a time of crisis [J]. Public Culture,2015,27(2):387－405.

[33] O'NEILL B. The space of boredom：homelessness in the slowing global order [M]. Durham：Duke University Press,2017.

[34] PUN N，ZHANG H. Injury of class：compressed modernity and the struggle of foxconn workers [J]. Temporalités,2017,26.

[35] PUN N. Am I the only survivor? Global capital，local gaze，and social trauma in China [J]. Public Culture,2002,14(2):341－347.

[36] ROSE N. Governing the soul：the shaping of the private self [M]. London：Free Association Books,1990.

[37] SCHIELKE S. Egypt in the future tense：hope，frustration，and ambivalence before and after 2011 [M]. Minneapolis：Indiana University Press,2015.

[38] SCHÄFERS M. Ruined futures：managing instability in post-earthquake van (Turkey) [J]. Social Anthropology,2016,24(2):228－242.

[39] SIMON G. The soul freed of cares? Islamic prayers，subjectivity，and the contradictions of moral selfhood in Minangkabau，Indonesia [J]. American Ethnologist，2009,36(2):258－275.

[40] THRIFT N. But malice aforethought：cities and the natural history of hatred [J]. Trans Inst Br Geogr,2005,30(2):133－150.

[41] TRAN A. Neurasthenia，generalized anxiety disorder，and the medicalization of worry in a vietnamese psychiatric hospital [M]. Medical anthropology quarterly，2016,31(2):198－217.

[42] TRNKA S，TRUNDLE C. Competing responsibilities：reckoning personal responsibility，care for the other，and the social contract in contemporary life [M]//TRNKA S，TRUNDLE C. Competing responsibilities：the ethics and politics of contemporary life. Durham：Duke University Press，2017：2－24.

[43] VAN DEN B M，O'NEILL B. Introduction：rethinking the class politics of boredom [J]. Focaal,2017,78：1－8.

[44] WALKER H，KAVEDŽIJA I. Values of Happiness [J]. HAU J Ethnogra Theory,2015,5(3):1－23.

[45] XIANG B. Transcending Boundaries. Zhejiangcun：The story of a migrant village in Beijing [M]. Amsterdam：Brill. 2005.

[46] YANG J. Mental health in China：change，tradition and therapeutic governance

[M]. Cambridge: Polity Press, 2017.

[47] YANG J. Unknotting the heart: unemployment and therapeutic governance in China [M]. Ithaca: Cornell University Press, 2015.

[48] ZHAN Y. "My life is elsewhere": social exclusion and rural migrants' consumption of homeownership in contemporary China [J]. Dialectical Anthropology, 2015, 39: 405 - 22.

[49] ZHAN Y. The urbanisation of rural migrants and the making of urban villages in contemporary China [J]. Urban Studies, 2017, 55(7): 1525 - 1540.

[50] ZHANG L. Cultivating happiness: psychotherapy, spirituality, and well-being in a transforming urban China [M]//VEER P V D. Handbook of religion and the asian city. Oakland: California University Press, 2014: 315 - 332.

[51] ZHANG L. Strangers in the City [M]. Stanford: Stanford University Press. 2001.

[52] ZHANG L. Urban experiences and social belonging among chinese rural migrants [M]// LINK P, MADSEN R, PICKOWICZ P. Popular China: unofficial culture in a globalizing society. Oxford: Rowman Littlefield, 2002: 257 - 299.

[53] ZHANG L. The rise of therapeutic governing in postsocialist China [M]. Medical Anthropology, 2017, 36(1): 6 - 18.

第九章

走向压力人类学：上海市中心的流动人口生活、地点和生态体验

来自不同学科背景的社会学家们正在重新思考城市与心理健康之间的关系；其中日常压力是一个备受关注的话题，然而对压力的实证研究还很缺乏。压力(stress)作为一种典型的现代城市现象，其社会科学研究可以追溯到 Georg Simmel 的著作。他将城市居民的体验描述为一种感觉过敏(hyperaesthesia)，即持续暴露在噪声、高密度环境等让人避之不及的感官刺激下产生的结果。一个多世纪以来，尽管这种对城市的理解一直受到“当代设计对舒适氛围的关注”的挑战，但城市的日常生活仍在很大程度上被想象为压力的对象，且通常被认为是造成心理疾患的潜在原因。流行病学的思想中还保留有 Simmel 的许多观点，通常认为城市环境对居民造成负面的影响。但是，就像探讨新自由主义情感影响的理论家所指出的那样，在当下城市生活中压力并不是和适应“日常认知的超负荷”相关，毕竟大多数居民已经学会了适应。而共同的危机感以及对“美好生活”的渴望迫使人们需要不断地在压力面前进行自我调整，这使得他们更加疲惫不堪。

无论将城市压力理解为一种文化建构还是一种实际经历，其人类学(即城市空间体现和居住的具体方式)研究都被大大地忽略。目前，缺乏的是用人类学视角去理解个体的生活轨迹和主体性是如何被更广泛的政治、社会、经济和物质条件所影响，然而这种主体性在情境下显示的过程和展现出来的随机应变不仅仅是这些宏观因素所能解释的。人类学提供了有效的工具，让我们可以重新审视现代城市对身心影响的既有观点，超越有关著作中所暗示的“普遍受压力的个体”的形象，并能捕捉城市生活

的多样性。本章正是以居住在上海中心城区的流动人口为例进行这项研究。

尽管明确研究压力的人类学很少，但近期的定性研究为我们研究城市压力的全新方法提供了有价值的基础。这些研究专注于身体与日常环境的及时互动，同时并不忽视在宏观政治和权力环境之下所展开的个体生活方式。这里值得注意的是 David Bissel 对悉尼日常通勤的研究。他不再把压力视为个体或既有实体可预测的响应，而是细微地描述了城市生活节奏和压力之间的简单关系，指出了重复的日常活动所带来的艰难，同时也强调了压力的偶然性及其复杂的情感构成。与以警觉、舒适或敌意状态之间的反复切换来探讨城市体验的情感色调相反，Bissel 的方法显示了压力与其他情感（包括愉悦）之间的交错，它令人信服地证明了空间体验的细节如何在身体内产生潜在的共鸣，从而使现有那些对“慢性死亡”和劳损的解释显得不完整。例如，在当代劳工制度所造成的持续疲惫中，在人们去上班的路上注意到诱人的风景可能会给人带来一种“短暂的缓解”，也可能会引发“欢乐的转变”。这种细微的体验以多样的方式对通勤者产生影响。因此，Bissel 的分析隐含地指出了“体验生态”（ecologies of experience）所赋予的“情感张力”（affective tension）和“矛盾性”（ambivalence）（不可简化为愉悦或压力），而“体验生态”正是通勤者在“经历具体体验时所产生的关联性”。

同样，本章的压力人类学以流动人口的城市体验生态为切入点，描述城市日常生活中自我与环境之间持续和互相建构的关系。这意味着我们要不断地关注情景范围下的分析，用 Simpson 的术语来说，即“当下的空间”在此范围下“各种因素之间发生联系……人体、非人体、有生命的实体、无生命的物体、周围的气氛、声音、话语构成、社会规范……”。Simpson 的立场建立在典型的以共生关系为主的理论框架之上，将人类的地位“去中心化”。但他仍然特别注重主体的体验。主体被看作是一种“新兴的和多元的”体验过程。同样，本章描述了上海外来务工人员在日常生活中形成的独特生态，在考虑了现象学和生态学的同时捕捉此过程中的主体性，这将为关于东亚及其他地区不稳定体验的研究做出创新贡献。

因此，本章并不是要证明哪些因素最终产生城市压力，而是要探究不同的体验生态是如何调节城市中众多主体所提及的“压力”。如果说主体性是总结性的和偶然性的，即人类与万物在特定空间下的集合，那么不同的体验生态将如何干预人们在不同境遇中的焦虑思想和困惑心情的形成、消除和重塑呢？这些城市环境的碰撞会产生什么样的存在模式？又如何更好地描述新自由主义时代城市的情感色调和注意力模式的复杂性？如何超越对主体在城市环境下经历"压力""舒适""厌倦""过度警惕"或"惯性意识"之间左右摇摆的一般性描述？以一个中国超大城市中外来务工人员的日常生活为例，本章专注于各种独特的体验生态是如何在人与城市之间日常的、主动的互动中形成，从而揭示了空间能动性的形式。这些过程使主体生存状况的不稳定在某种程度上获取了哪怕只是暂时性的可忍受范围。

本章寻找上述问题答案的最终目的是对强调在不稳定的背景下日常压力与心理疾患之间因果关系的研究提供全新视角。近年来，有关城市和心理健康的研究日益增多，并提倡跨学科之间的交流，以超越生物学和社会学之间的既定界限。我们认可这种创造性见解的必要性，但本章的目的仍不同于此。借用 Kathleen Stewart 对她研究的描述，本章可称为一种"影响到经验的日常情感地形图"。基于对上海外来务工人员不同形式生活的研究，本章追踪了这个中国超大城市中心社区的主体情感体验与城市空间的纠葛，以了解这些演变过程如何调节压力并塑造主体性，及所包括的心理状态。

我们所采用的方法描述和分析了在不同场所出现的不同体验生态——包括公共图书馆、大型书店中的励志书和英语书专区之间的空间，以及一家"小清新"咖啡馆。这些地方不仅是我们研究对象的日常活动和居住方式的主要空间，而且还体现了外来务工人员对幻想自己当下和未来城市生活的各种依恋（或漠然），还有随之而来的"压力"。从这个角度来看，场景体验体现了更广泛的移动模式和轨迹，外来务工人员在成为城市主体的过程中不断贯穿时空。城市作为既可以创造也可能抑制美好生活"类型"[①]的矛盾体，引导他们依此定位自己。我们在图书馆、书店或咖

① 在 Lauren Berlant 的术语中，"类型在观看所展现的事物中产生了情感上的期望，无论该事物是生活的还是艺术的。"Berlant 谈到了"美好生活类型"，她将其描述为在西方语境下越来越难以实现，同时又继续传达的理想。

啡馆观察到的生活时刻介于被定义为“空间移动和固定”的流动人口轨迹之间。这些时刻具有独特的社会性、物质文化、审美及氛围，并有可能会改变现在或未来，因此值得去专门分析。还能让人放慢脚步，留下遐想、喘息、享受，甚至感受无聊的空间，但也常常充满怀疑、焦虑或不安。由于“情感张力”方向混乱，并出现在相当柔和的空间中，这可能有助于保持一个人的忍耐力，从而避免了更为严重的精神困扰。

第一节　体验生态的空间形成

我们所采用的方法与最近城市心理健康文献中的方法相同，这些文献强调了将体验生态重新带入对城市及其对人的身心影响的研究中的必要性。例如，本章赞同 Ola Söderström 及其同事的主张，即必须将城市视为“一种异质的、非决定性的、有可能性的环境，而不是产生心理压力可区分的因素。”同样，我们呼应了 Fitzgerald、Rose 和 Singh 的主张，即通过更多地关注“环境的动态”和“城市生活的体验”，来更好地理解“城市空间政治的内化体现”。

在最近的文献中一个关键的主张是，城市主体不是被动地体验城市或者只是身体上的占领，而是通过 Milena Bister 和她的同事们称之为“小生境”(niching)的居住方式使城市适宜居住。在他们关于柏林市疾病患者日常活动的人类学记录中，“城市组合”通过沿着“场所网络”的移动变得可居住；这些场所可以是精神卫生服务设施、咖啡厅、商店或其他“微型社交地点”①。不像 20 世纪初的著作中通常假定的那样，城市对心理健康没有正面或负面的影响。相反，只是简单地表明人类的心理健康状态是在情感、身体、社会、物质和空间的连续体的居住实践和体验生态中形成的。在这个包罗万象的领域中，个体不再作为一个面对着被称为城市外部环境的固定实体而存在，取而代之的是包括心理状态在内的主体性出现在城市居住实践中，以适应在特定场景下所感受到的体验特质。

在这些见解之上，这项关于上海外来务工人员的人类学研究希望超

---

① 尽管他们的研究关注的是患有心理健康问题的个人，但作者正确地强调“微型社交地点”这一概念适用于所有类型的城市人群。

越人们“创造可行的环境”和居住实践所产生的“保护与封闭”等观点。因此，我们关注场所如何渗透和影响居住其中的人的情感及体验。这些场所不仅是主体性的途径，而且还是“相互联系的曲折和变化”、沿着生命线引导相遇的“网格”构成正在体验空间的主体。因此，某时某地的经历尽管是过程性的和动态性的，包括了停顿、暂歇以及 Virginia Woolf 所说的“存在的时刻”，即“当下的生活”中，主体“是对自己最强烈的呈现”。在这项研究里，我们看到主体众多的移动、路线，以及同样众多的细微差别、不同的节奏、内心存在的强度，这些随着各种不同的心情和感受在自我与环境之间的交互关系中产生。

本章试图捕捉的就是以这种形式的布局及其相关的情感复杂性来详细地刻画城市的日常压力。对于那些过着不稳定生活和有生存焦虑的外来务工人员来说，某些地方的确可能会引起“当下强烈的前进势头”或“停滞感”，但对场景的瞬间体验进行仔细观察就可以发现其当前表现与不确定的未来之间的矛盾。本章认为，这与维持精神困扰的能力有关。

第二节　外来务工人员的生活，平常压力

总体而言，关于中国从农村进城的外来务工人员的社会学和流行病学研究倾向于将其城市经历及其心理健康描述为独特的—即源于城市生活的结构和约束。在中国，人们的内部迁徙确实仍然受到国家政策的严格限制。自 20 世纪 50 年代以来，国家户籍制度(户口)合法地将个人与出生地联系起来，并防止实际离开农村地区的人从城市居民身份中获益，用以限制城市中农村人口的增长。例如，He 和 Wang 写道：“对新一代外来务工人员的城市体验和福祉的理解应该始终放在国家、市场、社会的三元互动框架中。”采用这种方法的一个后果即：城市似乎只能对外来务工人员带来方方面面的挑战(人口密度、快生活节奏、疏离、噪声及互不认识等)，并成为心理疾患的来源。但对我们来说，这种将城市描述为寒冷的，给固定的主体性带来冲击的外部环境仍然是一个有争议的问题。

本章基于上述对城市体验的理解向这种思维提出了挑战。我们将城市和外来务工人员看作活跃的主体，它们通过具象的实体和日常的身体接触相互交织在一起。本章对受访者的心理健康研究在一种拒绝预设的

前提下进行：即把城市置于心理健康的本体内，更深入地研究城市状况的含义及其对外来务工人员内在生活的影响。这项人类学研究着眼于上海市中心老城区外来务工人员的生活。研究地点在上海中心商业区1平方公里的区域范围内，由两座规模较大的低层老建筑和位于上海高层商业中心的狭窄小巷组成。此建筑临街的一层为底商，以上即为住家，背面的狭窄小巷里挤满了老上海居民的平房小屋或是以供出租给外来务工人员的小房间。这些以零售业为主的小商铺里的雇员大部分是来自全国各地的外来务工人员，其中一些已经长居于此多年，还有一些则是刚来不久的年轻人。该区域的发展日益趋于"绅士化"，进一步的城建升级也在酝酿之中，几乎可以肯定的是重建将会摧毁弄堂小巷和旧建筑。就目前而言，这里仍然交错着破旧的房屋和廉价的消费品商店、公共文化设施（例如，图书馆、画廊及青年文化中心），同时也有较为高档的书店、餐馆、咖啡厅，以及众多化妆品或美发产品批发商店。我们的田野调查为期1年，与在这里工作或居住的外来务工人员反复接触和非正式谈话，及长时间内在不同的公共场所对外来务工人员进行观察。这项工作着眼于日常活动，探索压力的性质及其主体性管理，并关注空间审美和空间实体的作用[①]。

不可避免的是有了这样的关注点，本研究观察到的是这些外来务工人员正在以其"平凡的"自身压力与城市属性进行协调，而仍未患有严重心理障碍或正接受治疗。无论这些研究对象的性别、年龄或受教育程度如何，他们通常会提到城市生活所带来的"压力"。这种压力包括工作、住房和收入的不确定性以及未能达到期盼的失望。关于压力的话题反复出现，绝非外来务工人员所独有，而是城市里所有社会群体都普遍拥有的。尤其是受访者经常感到被困在特定的生活形态之中，使得他们在城市中的生活充满了不确定性，这也使他们的生活体验成为了本研究的价值所在。

---

① 这种方法论似乎特别适合于理解沉浸在城市生活中的人们的心理生活，假设任何痛苦和苦难都不会过分限制他们在城市中移动以及参加仪式和工作习惯、消费和娱乐的能力。而对于严重的心理障碍患者，城市接触受到限制，"公民身份"是否以同样的方式发挥作用仍是一个悬而未决的问题。但是值得注意的是，新兴的研究如何暗示了城市环境的不确定性影响（例如，相同类型的街道形态和氛围或常规移动如何使人放心或令人困惑；或者患有诊断的人如何使城市宜居。

有趣的是我们的受访者谈起压力时，所指的几乎从来不是外界所认为的压倒性困扰，而是自身必须与大都市生活相协调的一般秩序。比如，快节奏的生活和无限的可能性。社会学家通常将“压力”定义为“内心的抱怨”和身体上的“唤醒状态”，但中文的“压力”一词并不一定等同于英语或其他西方语言中用以描述内在的一种“不愉快感觉”的“stress”。尽管如此，我们的受访者使用了其他术语来描述消极的情绪和身体状态。例如，浮躁、心烦和疲惫。这些词已被认为是对长时间承受压力的反应。对于居所较为稳定的外来务工人员来说，这些用语被认为是与城市生活的压力有关(例如，快节奏的生活或渴望成功的压力)。

与仅限于分析上述这种情感谈话的其他有关压力的人类学研究不同，本章的研究目的是对境遇进行描述，以更好地了解压力的生态以及如何不同程度地管理好压力。在我们观察到的许多境遇中，有 3 种独特的生态说明了自我与环境联系的不同方面，因而本章重点介绍这 3 种独特的生态。第一种是在室内公共场所的“无声游荡”生态，无固定工作的流动人口和以某种方式受到“损伤”的上海居民聚集在一起，依赖于公共设施以暂时缓解他们的生存困难。第二种是该区域书店里的一种“小憩并寻求自助”生态，陷入困境但仍有志向的年轻流动人口会查阅自助书籍(即“成功学”)希望发展其他潜在的职业，但也同时不断思考自己的现状。第三种是“志向蓝图”生态，具有独特自我发展意识的年轻外来务工人员对大都市充满愿景，在城市展开短暂的社交和友谊、工作场所的美感仪式，拥有多元机会城市的希望，因每日反复经过而变得熟悉的地理所带来的舒适感。在这种境遇下志向总是被工作场所中的摩擦、疲惫和报酬不佳的体验所限制，期望的机会逐渐消失，日常工作变得“乏味”。

在我们讨论这三种生态之前需澄清以下几点：尽管大都市的无限可能性最初吸引了外来务工人员，而研究社区邻里的某些日常模式可被称为主导性的“注意力结构”(structure of attention)，这进一步把外来务工人员作为一个“类型”对城市生活的参与和依恋复杂化。基于 Stephanie Donald 和 Jonathan Crary 的研究，Stephanie Donald 和 John 将注意力结构称为“一种理解和定义那些使城市被各种消费者、居民和游客所熟知的主要细节。”Donald 和 Gammack 在撰写居住在例如香港或上海时的生活体验与这些城市在电影中的形象之间的关系时进一步建议：“‘注意力结构'一词描述了通过对城市进行情感上的关注以及在专业实践中所付出的关注，人们如何生产和消费关于一座城市的想法。"Donald 和 Gammack 对一座城市的品牌塑造和文化结构最感兴趣，即城市如何塑造着注意力结构并被注意力结构所塑造。但是这个概念超越了表征和消费的范畴，捕捉了城市的体验和感知模式是如何塑造思想、感觉、幻想、犹豫、疑问和行动方式的轮廓、方向和重现，即外来务工人员在城市环境中如何重复回到下一步该怎么做的问题。

这种注意力结构的两个关键点最为明显。第一是可替代性，简单地了解了这个区域之后就能相对轻松地找到工作和住房。同理，如果有"条件更好"的租客或雇员，处于劣势的外来务工人员将容易被淘汰。第二则是与此区域不稳定的特定形式有关的"即兴的无常"(improvised impermanence)，以该说法来形容外来务工人员对就业和生存的不稳定所做出的反应。一方面，随着工作的变幻无常，居住环境也是暂时的，没有什么是稳定的。另一方面，这种不稳定为某些流动人口提供了深造的理由，让他们为了实现自我发展的计划学习如何通过接受现有的困难以及继续前进，使得这种不稳定得以缓解，这与 Simone 的研究中非正式居住区中所展现出的生活相同。处于相对稳定工作条件的人同样保持对未来无常的态度，他们当中同样有一些人会出乎意料地放弃一个职位去探索新的计划和可能性，哪怕这个计划如何模糊，这与 Amit 和 Knowles 所提出的"随风航行"(tacking)如出一辙。

这种以个人情况无休止的变动为主所构成的框架挑战生态中所隐含的永久性，或是通过将短暂的休息变成对未来不确定性做准备，使得每种生态固有的缓解过程随之变得合理。因此，压力的协调与如何独立体验当下的生态有关，又始终属于更广泛的注意力结构，即在此区域持续的不稳定中寻找一个属于自己的场所。

第三节　协调压力：三种体验生态

一、沉默游荡

上午 11:30 某区图书馆的 7 楼，一扇以中英双语标示着"电子阅览室”的玻璃门后坐着几位男人。经过几周的访问，他们的样貌对我来说变得熟悉起来。其中一位坐在计算机屏幕前，他的个人物品摆放在书桌上——一条小毛巾、一个背包、一个水壶，还有一些食物，他正用力地挠着肿胀的双腿。一位独臂男人在书桌上睡觉，他桌上的电脑开着。其他人也进来了，一位年轻男人，拿着一些塑料袋。在玻璃门外面，主阅览室里坐着一位我之前也见过的矮矮胖胖的男人，水壶放在桌子上，而他正忙着看报纸，偶尔抬起眼睛，他伏在桌子上，头趴在交叉的双肘上。大约半小时后，他拿起水壶，回到电脑室的桌子。他随即蜷缩在桌子上，头便枕在交叉的双臂上继续睡觉。而其他的大多数人也在睡觉。……另一位常客——一名穿着卡其色外套的中年男人也来到房间坐下。他戴着耳机，从一个塑料袋中拿出小茶叶袋，花了一些时间泡茶。他看看周围，一边大声地说话，一边伸着胳膊，或用手指轻触桌子。最后，他走进计算机室，脸上带着嬉戏的表情，站在另一位半趴在桌子上的男人身后，开玩笑似地将他抱住。那位男人站起来，他们假装互相打闹，笑着聊了几秒钟，声音稍微有点大。其中一位说:“走吧”。他们俩便走出计算机室，朝着厕所走去。他们清嗓子的声音越来越频繁。大约 5 分钟后他们从厕所里出来各自回到座位上。……咔嚓、咔嚓、咔嚓，身着卡其色衣服的男人在剪指甲，指甲钳挂在钥匙链上，上面还有一个可折叠的指甲锉。……1 小时后，那位矮胖的男人起身离开桌子，到主阅览室的公用饮水机那里注满水壶，然后回到计算机室。他在那儿与另外两个男人一起大笑，并聊了几秒钟，然后又慢慢走向他的桌子……(经过笔者的实地考察记录，2017 年 10 月)

这些年龄不一的男人经常占据这个图书馆阅览室的某一角。虽然有些人有时会借阅杂志报纸或悠闲地使用计算机，但大多时间他们会睡觉，半趴在桌子上，半张着嘴。在这条路的其他地方，例如书店，也可以找到这种使用公共空间的形式。通常以这种方式使用公共空间的都是男人，而不是女人。我们在这里看到了一种游荡的形式，这是文献中有关等待和消极性的一个新兴概念，Wafer 将其定义为“一种体化(embodied)的实践，它产生于以等待和暂时的不确定性为特征的条件，但也体现了人类针对持久性的努力。更具体地说，游荡意味着对公共空间的持续占用。例如，在街道拐角、人行道及公园长椅处，以令人感到无趣和无所事事的方式出现(和演绎)，但始终会引人注目并一直存在。游荡是关于当下身体的忍耐，一种在等待一个不确定不稳定的未来的过程中，虽然不知能持续多久但持续存在的能力”。我们观察到的游荡尽管与上述定义有某些相似之处，但却具有不同的性质，他们懒散的节奏既不引人注目也励志。

这些男人年龄均在30～50岁之间，他们要么是临时体力劳动者，要么是失业者。虽然他们大多是流动人口，但也有一些人是在上海出生的退休人员，或身体在某种程度上受到损害，例如身体残疾的人。他们之所以出现在图书馆里，是因为他们有空闲的时间，是为了消磨无聊，在一个安静的地方找到慰藉，同时利用公共设施。具有讽刺意味的是，他们不是利用图书馆资源来学习，而是在那里睡觉、免费上网以及利用洗手间来洗漱。值得注意的是，这些人几乎互不交谈。如果这是聚会，那么不应将其误认为是一个团体。这些人之间的接触极少，只有反复的共处，偶尔他们会有简单零星的言语或非言语交流。如果说沉默是一种因无人关注而显得无关紧要的喧嚣所构成，那么这里的气氛基本上是沉默的，仅有少许笑声、快速的言语交流、清嗓子的声音。其社会性要么是“孤独的人在一起”，要么是“在一起的人孤独着”，除了社会性本身，别无其他意义。与本章进一步讨论的主题相反，他们在图书馆日常的修整活动绝非为未来作准备。这些活动无疑是具有“恢复性”的——这些男人似乎受到了某种程度的“伤害”，并需要一些舒适和安慰。但这并不是他们的志向，图书馆也不是他们寄托未来希望的地方。

在这种生态中无目的性和有目的性的时间之间存在着微妙的相互作用，似乎是这个空间刚好所引发的。各种意图有各自独特的节奏：到达、午餐时间、装满水杯、定期使用卫生间洗漱（包括洗衣服）、午睡时间、离开。这种逗留是有条理的，并以此组织他们有意义的一天，把那些可能让人心情阴郁的不确定和消极抛到脑后。在这种组织构成中个人物品发挥了作用。摆在外面的有梳子、杯子、乳液、手机、便携式充电池和其他个人物品，部分是为了占领地盘，同时也为恢复性仪式做准备。图书馆的有序性和空间形态如同他们生活的锚点一样重要，但根据不同个体又被他们自己进行了微调，使这些锚点更具人物个性。在有序的结构之间，似乎还出现了漫无目的的无定向游荡：无缘无故地起身走来走去，在熟人身旁静静地站几分钟而没有任何交谈，在塑料袋里无休止地乱翻，没有特别对象和目的的零星交谈。在有目的和无目的活动之间焦虑的空间变少。他们的情绪是平静的，实际上图书馆的规章制度要求如此，因此压力以某种方式被搁置、暂时被限制，直到不得不面对外面真实的街道、家庭的义务和内心的骚动。

至于空间的承担特质(affordances)包括了监管方面的内容。通常，有关游荡的文献强调这些边缘人在公共空间中的存在如何被视为一种威胁、一种被执行规章纪律和被控制的对象。监管部门的反应是固有的，这几乎总会增加这些被认为是异常人士的压力和焦虑。与之形成鲜明对比的是，在这条路的图书馆里并不存在这种管制。这些人似乎可以自由游荡、大声地清嗓子、洗袜子，而且尽管有通知告诫要节约用电，但是他们还是大肆使用，基本将公共场所视为临时住所。他们几乎从来没有被警告过。即使有，也是以有所节制而无意冒犯的方式进行。的确，图书馆的工作人员和他们可以算认识的，毕竟他们所有人都是固定的来访者，使这个空间充满熟悉的感觉。两个小插曲说明了这一点：有一次一位女图书管理员向即将要离开的两个男人打招呼，问他们为什么这么早就“下班”(即他们在图书馆的游荡)。随后出现了短暂的开玩笑似的交流，这明显表示他们之间的相互认可。另一次一名保安人员出现在前台，或许仅仅只是为了向人表示他的存在。但是在7楼的大部分时间里保安的监管(如果可以称作监管的话)并非旨在限制游荡者的活动。空间的监管是轻触式的而非侵入式的，它不会干扰图书馆里人们的活动，即便这是发生在繁华的、通常被描述为对人及其行为给予管控的市中心。

在这种即时调整心理情绪的过程中，不同因素起到了调节气氛的作用，虽然我们几乎没有证据表明是有效的。生活受到打击的人们发现自己可在一个舒适的公共场所找到安定，自身的节奏和图书馆的承担特质使该场所变得熟悉起来。图书馆的布局、宁静(墙上的大海报要求“静”)、“低干涉”的社会性，以及容许度和让人感到可靠的氛围使它成为一个可返回的、安全的、正当的存在。图书馆不是一个背叛或欺骗的空间，也不是摩擦和控制的空间，而是一个提供暂时喘息和逃脱的空间，并且是一种独特的自守生态，但修复始终是短暂的。

二、小憩并寻求自助

某个工作日的下午1点多，我在一家书城的第4层遇到了坐在英语书籍和词典中间的飞飞。在他声称没有胃口并拒绝了午餐邀请之后，他同意在那里见面。几天前他在很短的时间内被第2次开除了，他丢掉了作为咖啡馆服务员的工作。这个结果给他带来巨大的压力，所以他食欲不振。在我所有的受访者中，飞飞(25岁)是唯一一位承认自己遭受恐惧、焦虑、甚至抑郁的人。这种状态既反映了他艰难的童年生活，又印证了他作为来自中国最贫困地区(贵州)的年轻单身外来务工人员对城市生活的“痛苦”所作出的挣扎，同时也体现了他当前的处境。他和一个并不亲近的表亲住在离市中心很远的地方，既丢了工作，又缺乏自信，且在人际交往中感到尴尬。他倚靠在一个装满教科书的书柜边缘，痴迷于一本有关中国著名企业家的书。这是飞飞失去工作后在书店里度过的第2天。他希望通过这本书来了解是什么使人“内心强大”，以及如何在商业上获得成功。他正在尝试学习如何成为一个将来能够“赚很多钱”的坚韧且与现在不同的人。有好几次他向我展示他手机上收藏的一些新车照片。谈及他所感兴趣的潜在职业，他希望成为英文导游，也是他成为大都市居民愿景的一部分。飞飞的志向与他目前的状况相去甚远，有时他意识到自己需要克服巨大的鸿沟。几个月后他在一家餐厅找到了工作，但他抱怨的是身上油烟和厨余的味道而不是现磨的咖啡，最终他无奈地回到了山里的老家：一个期望落空的年轻人，继续着他的担忧和心理困扰。

在这条路较大的书店中，在购买书籍、饮料及食物的一波波浪潮中，游荡者可能会被忽略。你会发现其他一些年轻人(似乎总是男人)在浏览“成功学”书架，寻找可能帮助他们学习新创业技能的书籍。像图书馆一样，书店也充当其承担特质。这些人经常独自花费几个小时免费浏览书籍，也不用担心会被警告。他们以细微的方式标记着自己的领地。例如，躺在地板上拿着一本书放在胸口。他们松散地聚在一个空间里，却是没有任何共同之处的陌生人，除了他们都需要喘息的机会和都想找到能够帮助他们改善自己生活的书籍。这里注意力的生态由大量的书籍、标牌以及读起来犹如命令一般的书名(例如，《你的选择决定你的未来》《超越迷茫》)构成，给那些徘徊在困境中的人们提供了一定的指导性。他们需要学习，并希望从书中得到回报。在这种非强制性和令人愉快的环境中学习的任务变得更加容易。与辛苦且可能非常昂贵的正式培训相比，这样做当然显得容易得多。有时在该空间的偶尔会谈就能带来新的可能性。比如，一名浏览者在与我谈论了几小时之后抓住了机会——让我教他英语。另一方面，目的性不需要维持，毕竟这是一家开放性的书店，属于休闲场所。这个空间本来就几乎不带有对学习的期待。通常所见的是当人们怀疑在这里无所成就时，就像它经常发生的那样失望是可以接受的。而与此同时既有的焦虑继续萦绕并徘徊。

这一时刻的生态是一个令人怀疑的喘息空间，这个空间以脆弱的方式提供求知欲的希望。自我怀疑和无法履行"内心强大"很容易使得希望落空。与此同时，这个空间滋养着一种"残酷的乐观主义"。如果没有这种乐观主义，那么还怀有希望的他们面对自己的弱点会更加强烈地感受到威胁。这些情况充当了无常和走向不确定终点的预演。结局是不确定的，不只是因为自己没有完成所需的学习，而且还因为他们的目标在不断地变化：这个或那个职业、另一个城市、返乡、另一个出租屋，再次回到单调而乏味的工作。书店是一段不确定的旅程中的一个站点，但因此成为一个有意义的站点。浏览自助书的人们沉浸在一个包容且有质感的公共空间中，即便他们知道通过这种努力实现愿望的概率很小，但他们也可以预演转变，甚至预演所向往的新身份。这种预演本身是有益的，因为内心的疑问和向往在这个允许沉默表达和鼓励希望的公共空间中通过其建筑结构和学习的氛围被空间化了。对于飞飞来说书店是无休无止的生存疑虑的再预演。在离开上海之前他选择长途跋涉来到书店，因其有利的环境和短暂的宁静，这证明了空间体验和某些独特的时刻在城市自我管理中的重要性。

从城市的角度看，在书店浏览书籍的做法从最基本的层面体现了外来务工人员能够使用大都市中心人人都享有的开放公共空间的重要性。这里每个人都是平等的，各种可能性都呈现出来。最重要的是这座城市被认可为一个共享未来的地方。如果公共图书馆的动态是强化当前的日常程序，那么书店的动态则是让日常活动有孕育未来的可能性。浏览书籍的外来务工人员会带着对大都市归属感的期许离开这里——当然总会受到不确定性的限制。而这些期许可以在公开场合独自预演，并留给以后的日子进行回味以抵挡困难。这家书店以最温和的方式给人以新市民的感觉，起码是让人在一个更温和、充满希望的空间里整理和协调自己的忧虑，而空间的痕迹会持续环绕着他们。

三、志向蓝图

下午1点30分左右在这间白色砖墙、装修过的咖啡馆的柜台后面，小曼正忙着接受不断涌入的顾客订单，有时她会给顾客提供建议或调整他们最初的选择。她是一位二十多岁的年轻女孩，原籍是山东省的一个县城。在她身后，一位新上岗的服务员正在安静地准备饮料，他们并没有因其他同事不断进出厨房和柜台而显得烦躁。音乐异常响亮，从博萨诺瓦转到爵士乐版本的《老虎之眼》，和街道的噪声交织在一起……“孩子也要吗?”在一位想买甜点的女士询问建议的时候小康答道。小康是一位来自西安郊区农村的27岁男孩。作为店长，他通常会尽心尽力地履行职责，不时传达对顾客需求的关心或和老顾客寒暄：“您来过这么多次了，我们居然还没有给您办一张会员卡!”而对另一位顾客，小康边准备饮料，边解释道：“这个调料任何时候都不能放太多。”他指着一盘热腾腾的意大利面配沙拉对新同事说：“嘿，把这个拿楼上去!”几分钟后他和小曼在柜台后面互相开玩笑：“又在说我吗！但这是谁做的？谁做的？每个星期，都是我做的。”小曼调皮地诉述着委屈。随后小康向两位新来的顾客打招呼，他们的笑话和笑声戛然而止：“你好，欢迎光临!”。（经过作者编辑的实地考察记录，2017年12月）

最后这个例子通过一群新生代外来务工人员的生活体验，我们回到未来如何处于日常活动中的主题。他们有男有女，在市中心滋养着自己的进步和奋斗精神，及对大都市市民身份的渴求。这家新成立的“小清新”咖啡馆专门从事咖啡和各种进口饮料的零售生意，具有鲜明的国际化特色。体现了“全球文化汇集和本地化实践的交融点”，代表了中国城市典型的新咖啡屋文化。也因此这对它的低薪资雇员很有吸引力。在这里尽管这些受访者能避免迷失方向，但他们作为外来务工人员的空间经历并不仅仅只有回报。相反，由于其外地身份，他们每天都会遇到很多挫折和小伤害。

这些年轻的咖啡馆员工在很大程度上符合新生代外来务工人员的形象，他们往往比20世纪80年代的流动人口受过更好的教育。他们与原籍的联系不密切，并且强烈希望留在城市。他们更熟悉新技术，做好了应对城市生活的准备，尤其是面对工作和住房条件的无常性。小康、小曼和其他人都是这样描述他们自己的，并希望能慢慢地走上城市阶梯。

这些人的志向是希望和成就的结合，并明确地将其表达为城市梦。小康和他的同事们才刚开始工作，但是已在认真地计划和经营他们的未来。他们都倾向于给自己制定目标以及重视目标实现的时限。尤其对于在酒店或其他服务行业领域，开家自己的店则成为最终目标。在自我创造和发展的过程中"现在"是持续的垫脚石，无论是预期的，还是追溯的。上海市中心则是他们舒展志向蓝图的地方，即使这意味着通勤时间长，且不能拥有自己的住房。对于新生代外来务工人员来说梦想自然是以成就为前提，即使是一个脆弱的前提。例如，咖啡馆员工的工资很低，工作时间长，还通常没有加班费，没有合同权利的保护，很容易被解雇（或转到另一种工作形式）；且住房不稳定，他们一般住在拥挤的青年旅舍或合租房里，并需要经常寻找新的住处。他们往往会发现条件好一些的住房则更贵或是更容易被其他竞争对手抢走。通往成功的道路似乎并不简单。

然而对成功的探索仍然存在，这与城市中人们的居住方式以及在这些有志向人的心里城市环境如何生活有关。在步行可达的范围之内往往还能找到其他的工作。因此"跳槽"变得很频繁。虽然往往是同级别工作的更换。他们通过频繁地光顾附近的餐馆和商店而对周遭变得极为熟悉，以及知道通过和哪些人聊天能够打听到某些机会。城市给人带来的期许就是使自己归属于一个能够提供机会的地方。作为一名咖啡馆员工而言，有时会因自己的面孔被老顾客所熟悉而获得一种自我认可感。在工作场所中某些仪式也变成了自我"感化"的形式。例如，咖啡厅的工作不仅是分派食物和饮料，还包含服务中的细心、与顾客之间的对话、展示板上精心设计的内容以及食物和饮料在杯盘中的摆放细节。渐渐城市体验就被驯化为未来的训练场和成功的垫脚石，但并不是说这种驯化是万无一失的。有一次我陪小康去一个他从未去过的狭窄小巷里寻找老旧的出租房，当遇到那些立即将他视为具有威胁性和不可靠性的外来人口的本地人时，他的步态和举止变得非常怯懦。这只是受访者被视为外地人时感到不舒服的众多方式中的一个例子。他们知道自己的工作令人感到疲惫不堪，以及收入很低，而住房又太贵且不尽人意。机会则稍纵即逝，日常工作"乏味"而无所期盼。因此，他们的志向蓝图并非全是积极的。然而尽管有很多限制和挫折，但仍然存在一种充满向往且活泼向上的文化，有时甚至可将其解释为“城市体验”的一部分。小曼在描述自己每天在上海人满为患的地铁中上下班的经历时，她拒绝将这些日常活动简化为所谓的压力，而是认为它们共同构成了一种“动力”。

但是当这些年轻人有时发现自己处于工作内外的日常活动时，他们的志向也被抛到脑后。虽然“现在”经常被辩护为通往“以后”的必经之路，但是通过我们反复地实地考察发现，当“现在”实际在生活中的每时每刻展开时，它本身也可以是舒适的，在此之上没有增加更多的含义。因此，我们采访的这些年轻外来务工人员得以暂时退出对城市生活的探索及其压力所伴随的“反思性扫描”或“过度警惕”。在舒适的日常活动中，他们可以享受城市所提供的一切，比如一天的工作结束时与同事共进晚餐、郊游、与熟悉的陌生人愉快交谈，压力可以随之退居幕后。有趣的是我们的受访者会感到当自己缺少压力时将是最令人困扰的，因此他们回到重视上升而不是重复的志向“类型”来对待都市的生活。

“‘压力’可以是你所佩戴的徽章，表明你漂浮，并且参与正在发生的事情，忙碌，同时应对多种任务并熟知内幕。或者压力也可以是因为过度劳累、薪水不足、被医疗系统抛弃或遭受种族歧视，而产生的内心抱怨。”这一志向蓝图表明了这种矛盾的逻辑。即便有时压力暂时消失，比如当他们沉浸在舒适的日常活动中压力的缺席本身也会让人感到压力，这与这些年轻人所追求的“企业家主体性”相悖。

这些故事的结局是开放性的，不应有终结性的结论。但是这些人所遇到的压力似乎很少导致个人内在危机。也许这种生态的性质以及有志向者的体验是使压力远离精神疾病的一种手段，他们仍然信奉“企业家主体性”或向上流动的期许，以及情感劳动所带来的小报酬和愉悦感，这为遭受困难提供了合理性。当前的压力是通过微妙的居住实践和相关社会活动来分担的。

第四节　结论

我们回到人类学研究的宗旨，采用生态视角来分析城市生活，同时也关注“幻想如何渗透到日常生活中”，以探讨体验和期望如何在不同的场所不断展开或解构。这些既独特又具有共通之处的故事如何给我们提供关于压力、心理健康和城市关系的知识?

Brighenti 和 Pavoni 在评论“我们时代的免疫精神”时,含蓄地暗示了西方的语境,他们指出,人们“不断尝试开辟安全、放松、舒适的空间以摆脱外界的混乱压力。”他们接着描述:“减少压力的策略有两种矛盾的结果,一方面是由于该策略是局部和相对的,实际上给没有条件享受既舒适又与世隔绝空间的人带来了额外的压力;另一方面也会增加人们在这个空间内的焦虑感,削弱了他们应对城市适者生存环境的能力,并散播对外界想象的恐惧。这些想象随时都可能回过头来破坏迄今为止积累的所有安全感。”

我们的研究表明上海市区的外来务工人员如何通过居住实践来开辟令自己舒适的空间和赖以喘息的氛围。类似图书馆、书店和“小清新”咖啡馆这样的场所本身拥有舒适的环境设计,同时通过体化实践营造舒适的氛围。我们所观察到的外来务工人员不是社会学和流行病学典型研究中所描述的无根之人,但是他们所居住的空间绝不是 Peter Sloterdijk 所提出的“舒适的泡沫”,也不是相对于令人恐惧城市“外部”下的舒适“内部”。因为包括最不稳定的空间在内所有空间都有可能被驯化。如果如 Brighenti 和 Pavoni 所说舒适本身变得具有压力,而在这里则不是由于“散播对外界想象的恐惧”。如果对于咖啡馆员工来说日常活动的舒适向他们敲响警钟,那并不是因为这种舒适的日复一日与令人困惑的城市环境形成对比,而是因为国际大都市生活给人构成的志向蓝图让这些受访者不能接受停滞不前。在我们的考察中至少有两种生态在提供小憩场所的同时也提醒人们应该追求安逸的对立面——体现了中国新中产阶级口味的“小清新”咖啡馆和“成功学”与英语书籍书架之间的空间。

这一人类学研究揭示了生态干预压力的方式是一体两面的,正如不能将人类的生存模式仅仅简化为“警惕”与“放松”两种状态。Brighenti 和 Pavoni 的研究在提出将“憎恶”理论化时也强调了这一点。“小憩及其对立面”融合在一起,喘息充满自我质疑。在书店里“生活作为一种行为活动本身既需要徘徊式的沉迷意识,又需要高度警惕来收集有助于维持稳定步伐的材料”。舒适的日常活动可能会令人不安,在公共场所的睡眠也可能并不踏实。综上所述,某一境遇下的生态本身带来独特的体验,但始终是促使人们进行自我审查的更为广泛注意力结构的一部分,除非是那些已经放弃了现实理想框架结构的沉默游荡者，但是他们的存在也不仅仅是为了满足生存。

以上描述的矛盾暗示着人们对当下生活压力的协调，但是不应减少城市体验对压力挥之不去的影响，且超出“当下”。例如，仅仅从“残酷现实与他们丰富多彩梦想之间的巨大反差”来看待外来务工人员的压力和焦虑是不够的。重要的是人们在什么样的地方、如何存在生存疑虑或不满、感到自己有权往返于什么样的地方以及这些地方可以提供什么样的体验。回想飞飞的经历说明，当一天结束时衣服上所闻到的是油，还是咖啡，可以使人有完全不同的感觉。本章的目的尽管强调公共空间的质量，但不是为了退回到某种形式的环境决定论。当心理健康与城市之间关系的研究正在复兴时，我们想强调主体性与城市空间之间的相互作用对于正在复兴的心理健康与城市之间关系的研究是有价值的。

正如 Lauren Berlant 所论述，作为一种情感结构和一种体验形式具有残酷性，“残酷的乐观情绪可能不会让人感到乐观”。但是它也不一定让人感到残酷或不愉快，至少并不完全。本章所描述的三种生态表明，坚持自己的志向或维持生命繁衍的方向虽然无疑会产生压力，但无论人们有多不安都会在舒适的地方放松身心以及有所帮助。虽然缺乏证据，但是这可能涉及日常压力和心理健康之间关系的一个重要方面。也许所描述的舒适有助于模糊“强迫式适应”和“新鲜的刺激”之间的界限，也许它们参与了再现支撑一个人的城市生活幻想的条件，减少其所带来的威胁感，保持了“对某种事物的感觉而不是事物本身”。然而至少在目前的情况下，这因此有助于避免严重的精神困扰，但不一定变成长期的忍耐。

（[英]阿什·阿明　[英]丽莎·理查）

参考文献

[1] AMIT V, KNOWLES C. Improvising and navigating mobilities: tacking in everyday life [J]. Theory, Culture Society, 2017, 34(7 - 8): 165 - 179.
[2] ANDERS B, IGNACIO F. Urban cosmopolitics: agencement, assemblies, atmospheres [M]. Abingdon: Routledge, 2016: 187 - 205.

[3] ANESHENSEL C. Social stress: theory and research [J]. Annual Review of Sociology, 1992, 18: 15 - 38.

[4] BERLANT L. Cruel optimism [M]. Durham: Duke University Press, 2011.

[5] BIELER P, NEWHÖNER J. Universal biology, local society? Notes from anthropology [M]// MELONI M, CROMBY J, FITZGERALD D, et al. The palgrave handbook of biology and society. London: Palgrave Macmillan, 2018: 641 - 662.

[6] BISSEL D. Encountering stressed bodies: slow creep transformation and tipping points of commuting mobilities [J]. Geoforum, 2014, 51: 191 - 201.

[7] BREGNBAEK S. From filial piety to forgiveness: managing ambivalent feelings in a Beijing House-Church [J]. Ethos, 2016, 44(4): 411 - 426.

[8] BRIGHENTI A M, PAVONI A. A city of unpleasant feelings. stress, comfort and animosity in urban life [J]. Social Cultural Geography, 2017, 11(1): 68 - 80.

[9] CALLARD F, STAINES K, WILKES J, et al, The Restless compendium: interdisciplinary investigations of rest and its opposites [M]. Cham: Palgrave Macmillan, 2016.

[10] COLEMAN L. Being alone together: from solidarity to solitude in urban anthropology [J]. Anthropol Q, 2009, 82(3): 755 - 777.

[11] DAS V. Affliction: health, disease, poverty [M]. New York: Fordham University Press, 2015.

[12] DONALD S, GAMMACK J. Tourism and the branded city: film and identity on the pacific rim [J]. Aldershot: Ashgate, 2007.

[13] DUSCHINSKY R, WILSON E. Flat affect, joyful politics and enthralled attachments: engaging with the work of lauren berlant [J]. Int J Polit Cult Soc, 2015. 28(3): 179 - 190.

[14] FAST D, MOYER E. Becoming and coming undone on the streets of dar es Salaam[J] Africa Today, 2018, 64(3): 2 - 26.

[15] FITZGERALD D, ROSE N, SINGH I, et al. Living well in the neuropolis [J]. Sociol Rev Monogr, 2016, 64(1): 221 - 237.

[16] FITZGERALD D, ROSE N, SINGH I, et al. Revitalizing sociology: urban life and mental illness between history and the present [J]. Br J Sociol, 2016, 67(1): 138 - 60.

[17] HE S, WANG K. China's new generation migrant workers' urban experience and well-being [M]// HE S J, WANG D G. Mobility, sociability, and well-being of urban living. Berlin: Springer, 2016: 67 - 91.

[18] JOHNSON L. Bordering Shanghai: China's hukou system and processes of urban bordering [J]. Geoforum, 2017, 80: 93 - 102.

[19] LI J, LIU Z. Housing stress and mental health of migrant population in urban China [J]. Cities, 2018, 81: 172 - 179.

[20] LI J, ROSE N. Urban social exclusion and mental health of China's rural-urban migrants — a review and call for research [J]. Health Place, 2017, 48: 20 - 30.

[21] LOW S. Spatializing culture: the ethnography of space and place. London: Routledge, 2017.

[22] MASON J. Affinities: potent connections in personal life [M]. Cambridge: Polity, 2018.

[23] PARR H. Mental health, public space, and the city: questions of individual and collective access [J]. Environment and Planning D: Society Space, 1997, 15: 435 - 454.

[24] RAPPORT N. A quantum anthropology of contemporary moments of Being: seven observations [J]. Social Analysis, 2013, 57(2): 117 - 128.

[25] SCHARFF C. The psychic life of neoliberalism: mapping the contours of entrepreneurial subjectivity [J]. Theory, Culture Society, 2016, 33(6): 107 - 122.

[26] SIMMEL G. The metropolis and mental life [M]// SIMMEL G. The sociology of georg simmel. New York: Free Press, 1964: 409 - 426.

[27] SIMONE A. Jakarta: drawing the city near [M]. New York: Routledge. 2014.

[28] SIMONE A. Cities of potentialities: an introduction [J]. Theory, Culture Society, 2016, 33(7 - 8): 5 - 29.

[29] SIMPSON P. Ecologies of experience: materiality, sociality, and the embodied experience of (street) performing [J]. Environment Planning A, 2013, 45(1): 180 - 196.

[30] SIMPSON P. Spacing the subject: thinking subjectivity after non-representational theory [J]. Geograph Compass, 2017, 11(12): e12347.

[31] STEWART K. Atmospheric attunements [J]. Environment Planning, 2011, 29(3): 445 - 453.

[32] STEWART K. In the world that affect proposed [J]. Cultural anthropolog, 2017, 32(2): 192 - 198.

[33] Söderström O, ABRAHAMYAN EMPSON L, CODELUPPI Z, et al. Unpacking "the City": an experience-based approach to the role of urban living in psychosis [J]. Health Place, 2016, 42: 104 - 110.

[34] THRIFT N. But malice aforethought: cities and the natural history of hatred [J]. Trans Insti Br Geogr, 2005, 30(2): 133 - 150.

[35] WAFER A. Loitering: reassembling time in the city-of-the-global-south [J]. Social dynamics, 2017, 43(3): 403 - 420.

[36] YANG J. Mental health in China：change，tradition and therapeutic governance [M]. Cambridge：Polity Press. 2017.
[37] ZHAN Y. "My life is elsewhere"：social exclusion and rural migrants' consumption of homeownership in contemporary China [J]. Dialectical anthropology，2015，39：405－422.

第十章

复原力、健康本源学与流动人口心理健康

正如前面章节所阐述，改革开放以来，伴随着经济发展和城镇化进程推进，较高的收入水平和良好的公共服务资源吸引大量的人口向大城市迁移和集聚，人口大规模流动成为重要的社会现象。一方面，迁移到新的环境，流动人口面临着生活和工作等诸多方面的挑战；而另一方面，受到我国户籍制度及附着在其上的福利保障制度、土地制度的影响，流动人口无法与本地户籍人口享有同等公共服务与社会福利，在劳动权益保护、医疗、社会保障、住房及子女教育等方面也面临诸多的困难，加上自身人力资本、社会资本等因素的制约，导致流动人口在适应新环境过程中可能遇到各种各样压力和挑战，从而容易出现健康问题，尤其是心理健康问题。

现有流动人口相关研究重点多集中于对心理健康相关危险因素的研究，从心理健康的促进因素进行的研究较少见。而正如前言部分所指出的，现在很多研究也证明，心理健康不仅包括心理健康问题，还包括心理幸福或主观幸福感。因此，促进心理幸福和预防心理健康问题是促进健康公平性、预防过早死亡的重要公共卫生干预措施，从而成为每一项公共卫生战略的关键要素。本次研究在关注心理健康危险因素的同时，尝试以积极的心理健康促进因素——复原力和心理一致感作为切入点分析流动人口的心理健康。

第一节 复原力

一、复原力的兴起

复原力研究始于20世纪50年代的发展心理学。最初的研究主要围绕风险因素与可能导致的发展失调之间的因果关系进行。心理学家假设儿童的发展为线性发展过程,生长于逆境下(如新生儿压力、贫困、忽视、虐待、身体障碍、战争、双亲精神分裂、抑郁、酒瘾及犯罪)的儿童会出现偏差并最终可能导致发展失调。Werner自1955年开始,在夏威夷Kauai岛进行一项为期32年的纵向追踪调查,设计在不同的时点进行评估,从而了解风险因素导致某一个失调发展的自然过程。但不同阶段的研究结果均发现:即使长期处于严重的社会心理逆境当中(如,家庭特征为贫困、婚姻不和谐、父母酗酒或患精神疾病,或由未受过多少正规教育的母亲抚养长大),仍有很大比例的儿童表现出良好的情绪和能力。这些研究中,儿童发展过程中所呈现的积极结果与最初假设有明显的背离。因此,有研究者认为在风险因素和发展结局之间存在某些变量,这些变量作为保护因子或者抗压力,调节了高危因素和预期不良结局之间的关系,并将这些变量命名为复原力。虽然复原力的发展始于对儿童的研究,但是其框架和经验也适用于并且逐步应用在生命过程中各个阶段的不同群体。如成年人、老年、艾滋病患者等。

二、复原力概念演变

复原力(resilience,也译作韧性、心理韧性或弹力)在心理学、公共卫生、社会学等不同领域和学科的研究和应用中,并没有统一的定义。其主要原因是该理论的研究不是沿着理论到实证的路线展开,而是研究者在研究过程中首先发现了现象,再从现象入手展开相关理论和实证研究,这就导致不同研究者切入角度不同,对复原力的理解也不相同。比如,在定义复原力时,有学者将复原力视为一种特质,有学者将其视为一个结果,有学者将其视为一个动态过程。以特质为导向的观点认为,复原力属于一种个人内在能力或内在资本。将复原力定义为能够面对逆境的个人品质，或者以逆境中能够有能力克服和反弹为特点的、相对稳定的个人特征。结果导向论观点认为复原力是个体经历逆境后稳定的健康功能轨迹，在经历相对短暂的功能失衡期后仍然能够继续维持健康。过程为导向的观点认为：复原力是在逆境中的积极适应过程。因此，复原力被定义为个体在经历显著的逆境或者创伤时也能够积极适应的一个动态过程。Hardy 等学者认为，复原力是一个动态的、多维度的模型，是个体在逆境下，通过内部特征（如坚韧或者高的自我效能等）和外部因素（如社会支持）的共同作用，促进适应的过程。在健康领域中，复原力作为一个相对较新的概念，是指个体在明显逆境下积极应对的动态过程。

有助于提升复原力的个人因素和社会因素被认为是保护性因素。它是指能够以积极导向把逆境的负性影响加以修正、改善的因素，包括个体或内部资本以及社会或外部资源。保护性因素又称资本、资源或力量，具有情境性、个体性和结果差异的特点，对一个人有益的保护性因素对另外一个人可能不适用。风险因素可能是单一的创伤性事件、多种生活压力、来自于个人或者环境中的累积压力等。

三、复原力的测量工具

复原力的概念界定决定了其如何被测量和评估。目前，对于复原力的界定不一致，不同研究者会结合各自理论观点和特定人群，选择不同的量表进行测量。本文主要介绍国际上最常用的三个量表。

1. Wagnild-Young *复原力量表*（Wagnild and Young's Resilience Scale，RS）　RS 量表应用最早且广泛，1993 年，Wagnild 在对老年女性访谈研究基础上分析形成的 25 条目量表，包含两个维度：个人能力（独立、自信、决心、控制感、坚持等），接受生活和自我（适应力、灵活、平衡）。采用 Likert7 级评分，从 1（非常不符合）到 7（非常符合），量表得分介于 25～175 分，大于 145 分表示复原力中等偏高，125～145 分表示复原力中等偏低，120 分及以下表示复原力偏低。量表在不同年龄人群中使用均有较好的信度。

2. Connor 和 Davidson *复原力量表*（the Connor-Davidson Resilience Scale，CD-RISC）　Connor 等基于特质论的观点开发了该量表，包含 25 个题目，涉及能力、本能、接受变化、控制、精神影响 5 个构成因素，主要用于临床实践中测量应对压力能力。量表采用 Likert5 级评分，从 0(从不)～4(几乎总是)。量表得分介于 0～125 分，得分越高代表复原力水平越高。于肖楠、张建新将量表汉化后，因子分析变为坚韧、自强和乐观 3 个因子，Cronbach α 系数 0.91。自 2003 年开发以来，CD－RISC 已经在不同的环境下进行了测试，并被修改成不同的版本，10 条目 CD－RISC 也在各类研究中被广泛使用。

3. *Friborg 成年人复原力量表(the Resilience Scale for Adults, RAS)* RAS 主要用于评估成年人在压力情景下，是否存在对恢复和维持心理健康的保护因素。该量表包括 37 个题目，涉及个人能力、社会交往能力、家庭凝聚力、社会支持及个人生活结构 5 个维度。采用 5 点语义差异量表格式，每个项目在量表连续性的每一端都有一个正属性和一个负属性。为减少默认偏差，将一半项目的积极属性设置为右侧。量表 Cronbach α 系数为 0.90，重测信度 0.79。

四、复原力理论模型

持有不同理论范式或框架的人面对同样的社会现象，看到的是不同的事实与实际情况，对同一事实的评价与认识也不同，提出的解决问题方法更是大相径庭。由于复原力的概念界定不一致，不同发展时期的侧重点又存在差别，因此不同学者在研究过程中，逐渐形成了各自不同的理论框架用以指导实证研究。

1. *Kumpfer 复原力理论模型(又译作心理韧性理论模型)* Kumpfer 于 1999 年提出了包含过程和结果构建的整合式复原力理论模型(图 10－1)。该模型从过程的角度来理解复原力；使用社会生态学模型或人-过程-情境模型来研究环境中风险因素和保护因素两者之间关系、干预过程及个体特征。整合式的理论框架将复原力看做支持环境下，通过各种因子整合获得不断发展的能力。模型中含有 6 个区域，4 个为影响区域，即压力或挑战、环境因素、个体特征(即复原力内部因素)及结局，2 个交互作用区域为环境与个人、个人与结果选择之间的交互作用点。将 6 个区域所含内容的研究结果整合分析，有助于识别环境刺激的差异、个人-环境交互作用过程、内在调节因素、应激后的复原过程以及最终发展结局。

2. *Richardson 复原力模型* Richardson 认为保护性因素和风险因素

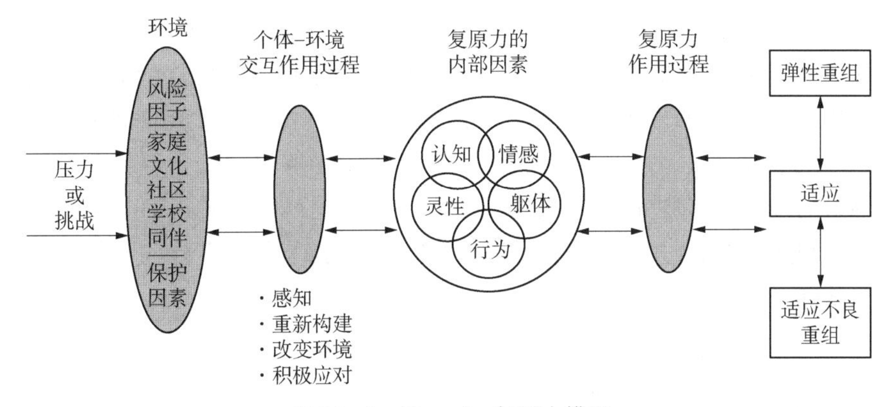

图 10－1　Kumpfer 复原力模型

是一个不断变换作用的动态过程(如图 10－2)。保护性因素发挥良好作用时，机体内部保持“生物、心理、精神”三方面的动态平衡状态，如果保护性因素不足以应对压力或生活事件时，平衡可能被打破，机体会有意识或者无意识地进行平衡重构，并发生以下的情况之一：重新恢复平衡并获得成长，自我认知和复原力增强；重新恢复原有平衡；恢复伴有缺失平衡；伴有功能障碍恢复。此模型的提出促进了复原力由特质性向过程性概念的发展。

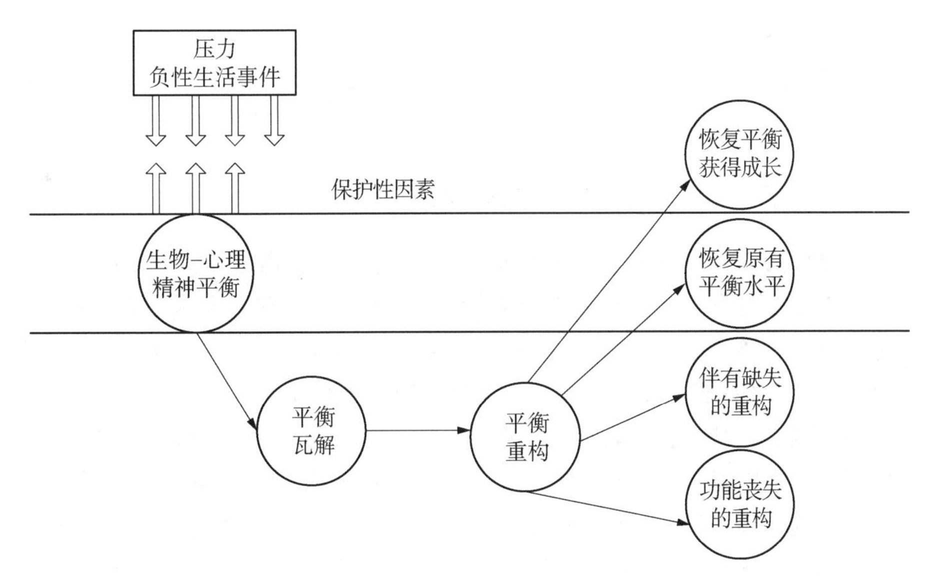

图 10－2　Richardson 复原力模型

3. 复原力动态模型　此模型认为复原力是青少年天生具备的潜能，如图 10－3。在生命发展过程中，来自学校、家庭、社会和同伴的保护性因素或外部资本，如果能够满足青少年的需求，那么青少年就会自然地发展起一些个体特征，由个体特征构成的内部资源能够保护青少年免受危险因素的影响，并促进他们的健康发展。复原力的研究范式逐渐与积极心理学观点相契合，关注调整和促进健康的积极方面，用正常作为理解异常的基础。

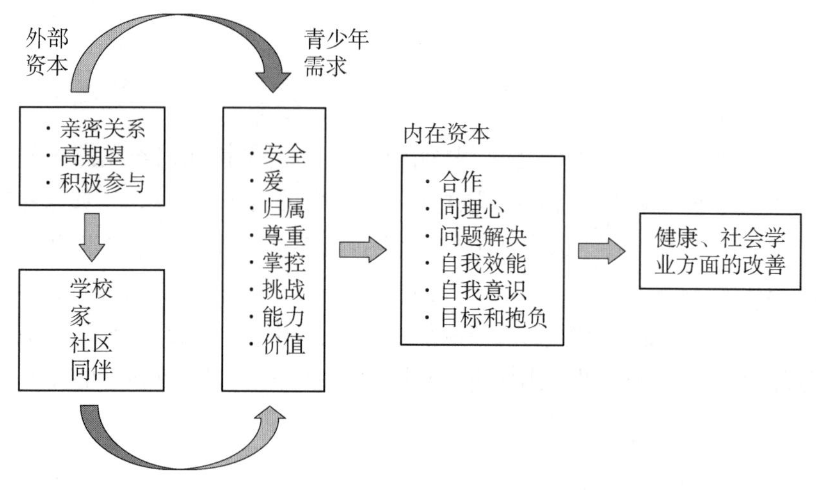

图 10－3　复原力动态模型

五、流动人口复原力的相关研究

复原力的相关研究多集中在儿童、青少年的成长阶段，通过实证研究证实复原力对青少年心理健康的支持作用，减少心理健康问题的发病率。基于心理资本干预理论（The psychological capital intervention theory，PCI）对 73 名有留守经历的大学生进行单因素干预实验（实验组 38 例，对照组 35 例）。结果显示，虽然儿童时期的留守经历对心理资本发展有一定程度的损害，但也促进了复原力的提高。对国内 718 名第二代流动人口的研究结果表明，心理压力与复原力对流动人口的心理健康具有显著的预测作用，即在高心理压力组，复原力在心理压力和心理健康的关联之间起完全中介作用；在低心理压力组里，复原力则在二者关联中起部分中介作用。

第二节　健康本源学

一、健康本源学的缘起

健康本源学由美裔以色列社会学家 Aaron Antonovsky(阿隆·安东诺夫斯基)提出。Antonovsky 在生活和研究中体会到,那些遭受歧视、贫穷或努力适应新环境的移民(或在炎热的夏季或寒冷的冬季在光秃秃的土地上建立集体农场)的人,本该更容易罹患躯体或精神疾病,但是这些人当中,许多人仍能保持着良好的健康和幸福。对纳粹大屠杀幸存的妇女进行研究后发现,尽管她们中许多人有曾在集中营的痛苦经历,移民到以色列后生活条件也很差,但她们当中的许多人却适应得很好。是什么促使这些人过上健康和幸福生活?健康的起源是什么?Antonovsky 将有益健康(saluto)和起源(genesis)结合在一起,创造了健康本源学(salutogenesis)一词。同时,Antonovsky 汲取了医学中"稳态是人类体内平衡基本条件"的观点作为有益健康取向的核心。人类环境无论是微生物学的、个人的、经济的及社会的,还是地缘政治的,其本质上就是一个丰富的压力源。因此,人们生活在一个无法避免压力源的世界里,而人类机体的正常状态是一种无序、稳态被破坏并不断修复的过程。Antonovsky 认为,不应用二分法将人分解为"健康"和"疾病"独立的状态,而应被视为连续体。健康本源学的基本哲学假设是,人的系统应看作是一个基本不健全的系统,不断受到无法阻止的干扰过程和因素(压力源)的攻击。

尽管健康本源学和积极心理学都是挑战了主流的致病范式,但在基本哲学假设这点上,其与积极心理学的基本哲学前提是不同的。健康本源学开辟了一条从"舒适"(ease)到"不适"(dis-ease)的连续体来思考健康和疾病的路径。在这种方法中,没有人被划分为健康或患病。所有人都是介于理想的完全健康和完全疾病两极之间。即使是完全健壮、精力充沛、无症状及功能完整的人也会带有死亡的标志,如:他/她戴眼镜、偶尔有抑郁、患流感,可能还有尚未检测到的恶性细胞;而那些晚期病人的大脑和情绪也可能是完全正常的,生活中大多数人都处于两极之间。服务的优先次序理所当然地给予那些处于连续体的较重一端的人，但所有人都是研究和干预的焦点。无论他们处于连续体的什么位置，都有进一步向健康极点移动的可能性。因此，健康本源学对积极心理学提出了一个全新的挑战，即重新思考它在消极方面的立场。在压力是普遍存在，且有一个“舒适-不适”连续体的假设前提下，我们考虑问题的焦点从如何消除压力，以及从疾病和风险因素取向（即人们存在的问题和需要）转移到有益健康取向，采取人们认为具有控制自身健康和幸福的潜力和能力的方式来促进健康。

二、健康本源学的核心概念——心理一致感

在了解了健康本源学的背景后，“健康本源学”具体指什么？“健康本源学”是安东诺夫斯基在 1979 年出版的《健康、压力和应对》一书中详细描述的一个模型。该模型认为，生活经历有助于形成心理一致感。较强的心理一致感有助于调动资源应对压力源，并成功地管理压力。通过这个机制，心理一致感有助于决定一个人在“舒适-不适”连续体上的移动。该理论广义上关注健康的源头和健康的发展机制。其核心模型是有益健康模型（the salutogenic model of health, SMH）。

有益健康模型可操作的核心概念是心理一致感（sense of coherence, SOC）。它能够影响个体在舒适（ease）到不适（dis-ease）的移动轨迹，提高个体应对压力/逆境的能力。SOC 指个体在总体上对生活的认知倾向性，综合体现了个体对内外环境的压力源、应对这些压力所具备的资源以及对生活意义的感知，表达了一个人在多大程度上有一种普遍、持久且又动态变化的自信感。基于健康本源学视角，Antonovsky 提出两个重要的方向：①从系统思维的角度关注个体与环境的交互过程；②混乱与变化是一种正常的生活状态。因此，对于个人而言，在管理混乱中找到应对日常生活变化的策略和资源的能力，也就是心理一致感。具有较强心理一致感的个体能够缓解持续暴露的压力，合理调度自身资源应对内外部压力，并通过重构压力-刺激条件，促进机体实现由不适向舒适端的移动，避免引起疾患。

SOC 包含三个要素：①可理解感（comprehensibility），指个体所处的内外部环境的改变是结构化、可预测并且可解释的；②可控制感（manageability），指个体能够获取资源应对压力；③意义感（meaningfulness），指个

体认为压力是具有挑战性的并值得为之投入。在这三个要素中，意义感作为 SOC 的动机性成分，是最重要的组成要素；可理解感是认知性成分，帮助个体对生活的逻辑理解；可控制感则是工具性成分，强调个体对生活控制的能力。研究表明，三者是动态相关的，得分均高的个体认为所处的环境改变与自我的世界观价值认知是高度一致的，若三者都低则认为所处的环境与自我认知是高度不一致的。综上，心理一致感是由可理解感、控制感和意义感共同构成的一种心理保护机制，能够在各种危机或不利环境下起到维护个体身心健康的作用。心理一致感水平一方面取决于基因效应（约 35%），更重要的则是个体与成长环境间的交互作用（约 57%）。心理一致感随着年龄和阅历的增长会有所提升，在经历重大变故或干预下会有显著提升。在有益健康模型中，心理一致感作为内在的心理保护机制能够抵抗压力、维护健康；在应对的过程中，拥有良好 SOC 水平的人能够更好地利用自身的优势和周围的资源去应对压力。

Antonovsky 认为，疾病的发生都有共通之处，比如不良的生活习惯、有益健康的物质资源匮乏等，而拥有有益健康资源不仅能够帮助个体去应对压力和困境，同时亦能有利于心理一致感的发展，并将这类资源称为一般抗性资源（generalized resistance resource, GRR）。Antonovsky 将 GRR 分为三大类资源：①在生理、生化、心理、文化和社会层面的适应性；②与具体的、直接的他人有密切联系；③个人与整个社会之间的承诺和制度化的联系。而与 GRR 相对应的特定抗性资源（specific resistance resource, SRR）则指暴露于特定压力的针对性的资源，如针对生活不便且无人照料的老年人的养老机构。常见的 GRR 有以下几种：①物质资源；②知识与智力；③自我认同感；④应对策略；⑤社会支持；⑥社会凝聚力和文化价值；⑦文化稳定性；⑧生活方式；⑨宗教信仰；⑩预防保健的意识及取向；⑪遗传因素；⑫个人的心理状态等。GRR 辅助个体与环境间的组织融合与能量交换，以便于个体感知生活为有序而不混乱的，有意义而非荒谬的，有规律而不是随机决定的。

SMH 作为健康本源学的核心理论，重点阐述了 SOC 的发展及其与 GRR 对健康的作用机制通路（图 10－4）。当婴儿呱呱坠地之时，其处于特定文化背景下的家庭育儿模式等将会影响 SOC 的形成，发育成长至成年的过程中社会角色的转变和偶然的机会事件等均会促进个体暴露

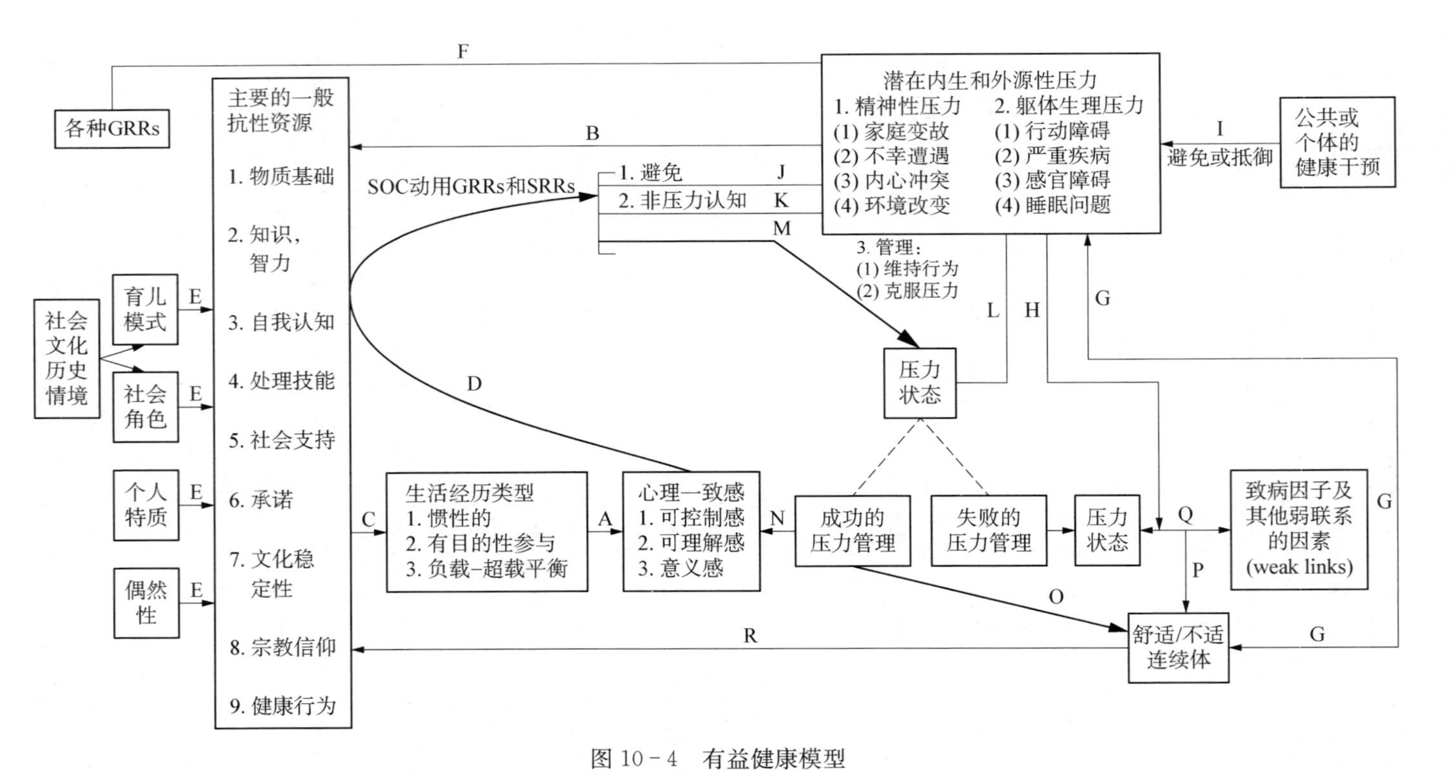

图 10－4　有益健康模型

注：箭头上的字母 A～R 所代表路径的具体含义在文中予以详细说明，加粗部分为 SOC 作用的核心机制通路。

于不同类型和水平的 GRR：物质条件、专业技能、学历水平、家庭婚姻、社会支持及文化的稳定性等（路径 E）；而良好的健康水平有利于获得 GRRs（路径 R）。丰富的 GRR 能够增强个体保持或选择健康行为的能力，强化行为的动机意愿和维持负载-超载的平衡的状态（路径 C），促进个体对暴露环境、自我能力、内外压力的结构合理性和应付能力的合理认知并做出符合自身发展的决策，有利于可理解感、意义感和可控制感即 SOC 水平的发展（路径 A）。但当个体暴露于的 GRR 不足的环境，不仅不利于个体 SOC 的形成，同时会引发的个体中潜在的内生紧张（endogenic stressor）和外源性紧张（exogenic stressor）（路径 F）；相应地，紧张状态同样会对 GRR 获得产生影响（路径 B）。该紧张状态是内源和外在压力与病原体和危险因素交互的先导要素（路径 H、Q），从而造成压力状态（路径 L），若不能克服此状态则会导致紧张使个体向着不适（dis-ease）状态移动，而高水平的 SOC 则会通过调用 GRR 或 SRR 去应对紧张（路径 D）。此时，SOC 的作用机制有以下 3 种：①避免压力状态的产生（路径 J）；②将紧张感转化为非紧张感（路径 K）；③管理紧张包括维持行为或克服紧张（路径 M）。此时若能克服压力，则会维持或促进健康，并提升 SOC 的水平，但 SOC 并不是唯一缓解内生和外源性紧张的因素，外部环境对该紧张应激源的公共或个体的干预同样能够辅助个体去避免压力状态的发生，如传染病的疫苗的接种行为（路径 I）。成功的压力管理的经验有利于维持舒适/不适（ease/dis-ease）连续体上的健康水平（路径 O）。当个体 SOC 水平较低时，创伤后的躯体和生理的紧张将直接影响健康状态，进而影响外在的压力暴露（路径 G）。

三、心理一致感测量工具

心理一致感测量量表有 2 个版本，即 SOC - 29 和 SOC - 13。两个版本均已被翻译成 33 个语言版本供 32 个国家使用。

SOC - 29 由生活取向量表（orientation to life questionnaire）改编而来，最后形成 3 个维度：可理解感（11 条目）、可控制感（10 条目）及意义感（8 条目）。Antonovsky 认为 3 个维度代表的是一个人的总体倾向性，测量的是心理一致感总分的高低，不能单独作为量表使用测量人的心理特性。SOC - 13 是在 SOC - 29 的基础上形成的简化版，同样包括可理解感

(5 条目)、可控制感(4 条目)及意义感(4 条目)3 个维度,Cronbach's α 系数在 0.70～0.92 间。两个版本的量表均采用 Likert5 级评分,从 1～7 评分量化程度或频度。除此之外,SOC 量表还有 3、7、9、17、28 条目等多个版本。表 10－1 整理内容为 SOC－13 量表包含的条目,供参考。

表 10－1　SOC－13 量表条目

序号	条目
1	你是不是常常觉得自己对周围发生的事并不关心?
2	你本来以为很了解的人做出让你吃惊的行为,这种情况在过去是不是经常发生?
3	你指望的人却让你失望的情况是否经常发生?
4	到目前为止,你有明确生活目标或目的吗?
5	你是不是经常感到自己受到不公正的对待?
6	你是不是经常感到自己处于陌生的、不知如何是好的环境中?
7	你是否经常有非常复杂的、说不清的感情和念头?
8	你是不是经常产生负面情绪?
9	很多人,哪怕是很有天分的人,有时在一定的环境下也会感到很失败的。在过去的经历中,你是否常有这种失败的感受?
10	你产生"每天做的这些事没什么意义"想法的频率是多少?
11	你是不是常有失控的感觉?
12	当遇到问题或事情时,你发现自己一般都会难以估计和把握的程度如何?
13	你对每天都做的那些事是比较快吗?

四、健康本源学理论模型

Antonovsky 提出"健康本源学"以后,不同领域的学者进一步发展了这个理论。

1. 资源边际模型(Margin of Resources Model, MRM)　资源边际是指个体或群体可用的 GRR 水平与所需要的基本 GRR 水平之间的差距。在该模型中,资源指 GRR。需要不仅是生存的客观必需,还包括由社会和文化所决定的那些自己必须参与的社会生活需要(期望)。MRM 认为,在不同的文化中,期望是普遍存在的。满足客观需要和实现期望的能力受到上述差距(资源边际)大小的限制。在所有社会中,这种差距的大小都随着社会经济地位(socioeconomic position, SEP)的增加而增加;而在一个社会的所有级别上，GRR 差异的增加以梯度的方式与健康差异的增加呈正相关。资源边际的不同或上述这种差距的大小，决定了处于一定 SEP 群体的成员可以在多大程度上，能够从容地摆脱不同困境的羁绊，并以长远的战略眼光去塑造自己的生活，即自主性/选择。具有长远人生观的人着眼于对未来的投资，能够为了实现长期收益的最大化而推迟当下的满足感，其对生活选择的策略可能更注重健康的行为、避免健康风险、能够更合理地使用卫生服务，这些也会使他们更加健康。图 10－5 展示了 MRM 有关构件的关系。

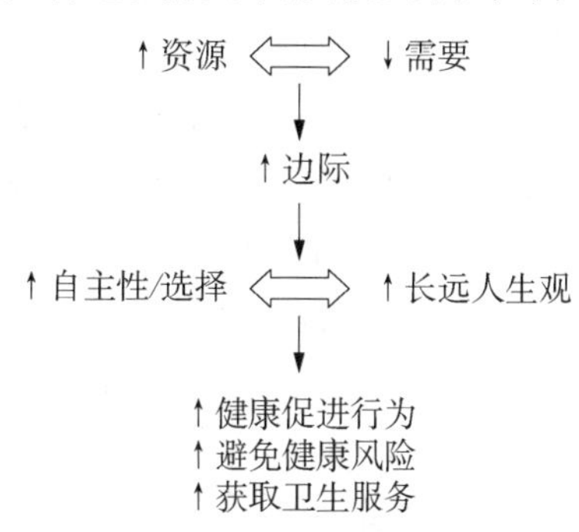

图 10－5　资源边际模型(MRM)

根据社会心理学机制，GRR 还有剩余的人会与自己亲近的人以及同样具有剩余 GRR 的人分享和交换剩余资源，以使利益最大化。盈余产生盈余，并赋予更高的社会地位，这就赋予了繁殖优势。因此，正是这种寻求地位的本能推动了 SEP 的上升，这种上升来自于获得剩余的 GRR。上面所说产生健康是间接增强的，因为盈余产生更多的健康，而健康反过来又带来繁殖优势。那么，资源边际又如何与健康本源学的心理一致感联系起来呢？根据健康本源学的观点，人的一生都是生活在复杂、混乱和危险的世界中的，具有强心理一致感的人往往具有最大限度利用稀缺资源的优势，能增强这些人组织和利用 GRRs 来应对生活挑战的能力，上述社会心理学机制又将为那些拥有剩余 GRRs 的人获得更多剩余提供条件，从而促进健康。因此，MRM 建议，可以通过增加边际、增加或加强资源、减少需要或所有这些方法来促进健康。

2. *正向偏差方法*(positive deviance approach，PD)　有益的健康模型非常强调人们在创造健康方面的积极作用，以及他们在带来变化方面的关键作用，而健康源于人们与其环境之间的相互作用。人们在公共卫生实践中观察到，在每一个社区或组织中，尽管大家都面临同样的挑战和障碍，以及同样可以使用的相同资源，但总有少量的个人或团体具有成功的行为和策略，使他们比他人更能找到解决问题的更好办法。这些个体被称为正向偏差者。因为“偏差”一词对许多人来说都带有负面的含义，所以有人建议将其称为“最佳离群者”。正向偏差方法是指管理人员积极寻找组织内格外出色的成功团队或个人，促使“正向偏差”的成功战略成为该组织的主流。一个重要的环节是必须确保组织成员的参与，鼓励他们自己来传播变革经验。在中国文化里也可被称为榜样的力量。

Swan 等应用健康本源模型为指导，研究荷兰成年人饮食习惯相关的 GRR。他们以最佳饮食习惯参与者选为正向偏差方法的受试者 PD，采用多元 Logistic 回归分析方法研究了 PD 的 GRR。研究发现，有 5 个因素可以预测 PDs 的健康饮食习惯：女性、与伴侣生活在一起、有很强的心理一致感、对饮食的灵活克制以及对健康饮食的自我效能感。但之前发现的预测不健康饮食的因素，包括收入、就业状况、教育水平、营养知识、社会支持、负担能力、可及性和可获得的健康食品，却发现与健康饮食无关。在另一项研究中，PD 是从一个现有的研究小组中挑选出来的，使用的标准是饮食得分高，没有与饮食相关的风险因素，女性并与伴侣生活在一起。初步研究结果表明，考虑长远、决心和自我复原可用来应对诸如时间限制之类的紧张局势。良好饮食习惯依从性得到了构建生命稳定性(早期或晚期)能力的支持，并与有益健康的食物联系在一起。行动策略的目标不仅仅是改变饮食习惯，还包括对生活方式和生活的看法。所有社区行动者都可以/应该采取这种立场，不仅关注与食品有关的问题，而且加强自我效能、家庭温暖和稳定，并采取社区行动促进积极和健康的食品互动。

3. 自调适模型(self-tuning model)　根据健康本源学的有益健康模型中“生活之河”的隐喻，促进健康不可能通过避免所有压力和建立保障措施来防止人们坠入生活之河。我们从第一次呼吸起就在生活的河里，纵然很费力，但是也必须要学会游泳。核心的问题是，在面对无所不在的压力源时，我们如何才能学会在具有风险特征的河流中游刃有余地生存，甚至茁壮成长?

自调适模型是健康本源学理论在实践中的一种应用。它基于有益健康模型，通过提高参与者对其潜力、内部和外部资源的认识和信心，以及他们利用这些资源来提高其社会责任、应对能力以及心理健康和幸福感水平的能力。自调适是在应对压力源的过程时一种学习能力，它将大脑(认知、情感及信息处理)置于应对的关键，并暗示心理过程——内省、感受性和反思，这可能导致不同的应对：改变一个人的处境，和(或)改变一个人对处境的感知，从而调整应对反应以避免极端的结果。

Mittelmark、Bull 和 Bouwman 用护士压力的研究来说明了这个模型(图 10－6)。护理工作是典型的高压力职业，它既是工作投入的来源，也是强烈责任感的来源。工作的积极投入，相应地丰富了一个人对生活的意义、热情和活力的积极体验。同时，责任感会导致工作相关的超负荷、疲劳和倦怠的风险。研究表明，许多执业护士会有意或无意地通过对自己的工作境况和生活要求进行深入反思的方式处理工作压力。这是一个根植于花时间反思生活意义复杂的过程。自我反省可以增强一个人的自我感受性和自我意识，促进对生活和工作环境的反思，产生希望保留/重新获得与工作相关的意义、热情和活力的动机并积极应对，以避免过分关注责任的有害影响。这就是自调适的“刺激”，当人们变得熟练时，内省以感受性的形式成为习惯：培养了阅读和解释自己的身体和情感信号以及来自周围环境信号的能力。积极的“反应”就是改变一个人的处境和(或)自我，以促进幸福感的恢复。

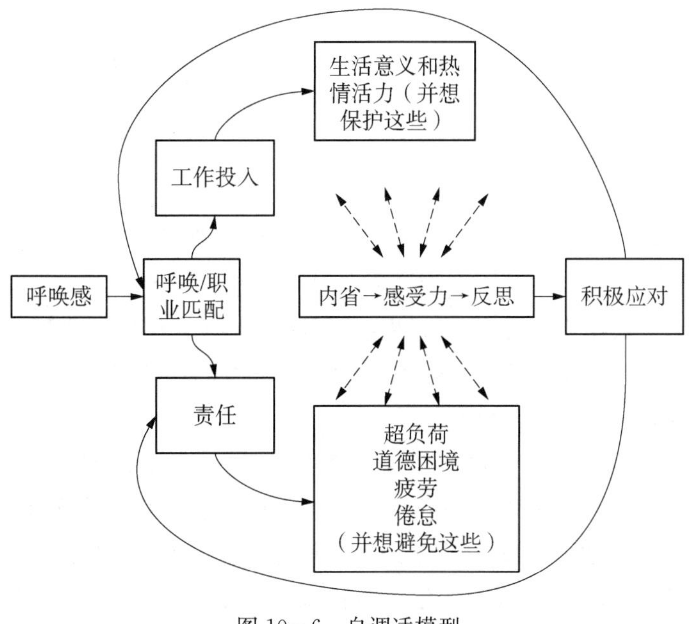

图 10－6　自调适模型

研究者指出，鼓励参与者思考自己的思想、感情、欲望、梦想和生活的意义（内省），并将这种内省与外部世界、可用的资源以及按照外部世界所期待的方式去生活的可能性进行比较（反思），加强参与者的感受性（即自我感受和自我意识）是非常重要的。

4. *健康发展模式* 欧洲健康促进指标发展项目（EUHPID）整合了致病导向和有益健康导向而后开发了健康发展模型（health development model），如图 10－7 所示。

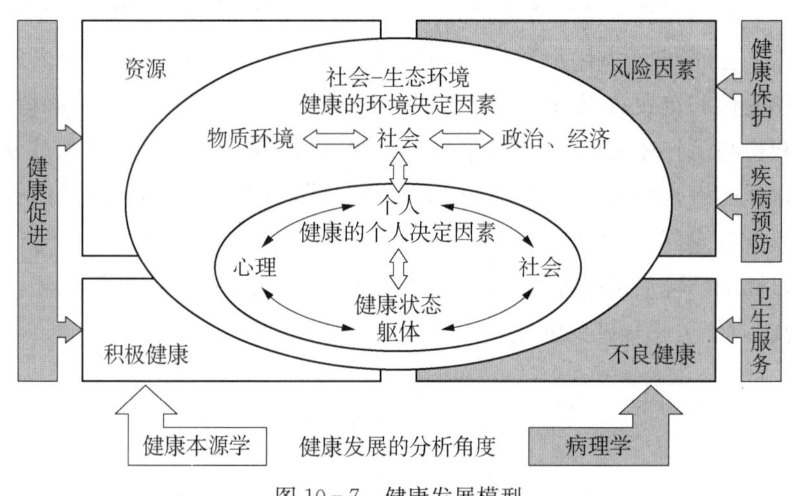

图 10－7 健康发展模型

健康本源学作为一种分析方法在模型中是明确的，并且是在图 10－7 模型的左侧，明确健康促进是以资源和积极健康为导向，这就是健康本源学中有益健康模型部分。图 10－7 模型的右侧部分是传统致病机制的风险因素和健康不良为导向，通过保护、预防和医疗起作用。这两种分析视角都指向同一个中心：个人在其所处环境中的健康。因此，在实践中这些方法往往重叠，并结合使用。

5. *有益健康-积极心理学结合模型*（salutogenic positive psychology） Joseph 在论述了积极心理学和健康本源学的各自优势和不足以后，提出了一个有益健康-积极心理学的概念框架，如图 10－8 所示。一个人的幸福感是生活的经历、创伤、生活事件及积极心理因素中乐观主义等构件、及其与社会环境共同作用的产物。而上述这些因素在各种情况下，与幸福感的关系都是由 SOC 调节的(图 10－8)。此外,每一种关系都受到其他因素的调节。例如,积极的心理因素只与特定社会结构或特定创伤程度的幸福感有关。

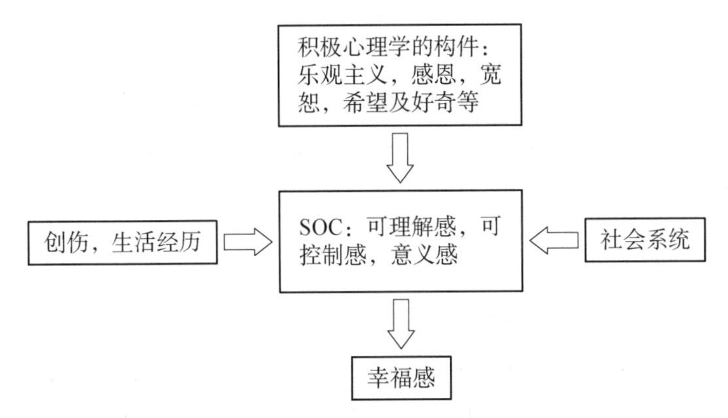

图 10－8　有益健康-积极心理学结合模型

五、SOC 与职业人群健康研究

日本学者 Urakawa 对 50 家小企业 299 名员工调查提示,高水平心理一致感是应对外界压力的重要因素,能够帮助员工应对工作压力的负面影响,提升活力。Albertsen 在对丹麦 2053 名工人的研究中发现,心理一致感能够缓解不利的工作环境造成的紧张等心理健康问题。国内研究者对护士或者护理人员的心理一致感也开展了研究,发现护理人员的心理一致感、职业倦怠与人格特征三者相互作用,提升其心理一致感水平将对缓解其职业倦怠起到积极作用。507 名生产型工厂的员工调查结果显示,工作不安全感各因素导致精神失调的过程中,心理一致感完全中介着工作本身不安全感对精神失调的影响,而部分中介着工作特征不安全感对精神失调的作用。

第三节　上海市流动人口心理健康现况及影响因素研究

在社会发展过程中,流动人口群体特征和社会环境发生改变的同时,可能诱发的心理健康问题值得关注。在过去探讨文化、制度、社会及政策的限制性等与流动人口心理健康水平相关的危险因素时，缺乏从健康促进的角度探讨如何应对改变从而降低心理问题的发生，而有益健康模型和复原力模型则是该方向的代表性理论。

为探索中国超大城市流动人口的心理健康流行现状、分布特征，以及复原力、心理一致感与心理健康的关联强度和方式开展本次调查研究。本章第三节分析流动人口心理健康的现状及不同人口学特征间分布差异，分析影响因素，第四节则主要围绕心理一致感、复原力与心理健康的关联方式及关联强度展开分析。

一、研究对象与方法

（一）研究对象及抽样

本研究对象来自 2018 年 7 月至 2018 年 9 月在上海主城区和郊区共招募 4 648 名流动人口。参与者需满足纳入标准：①年龄≥18 周岁；②非上海市户籍且在上海已正式就职。考虑到上海各个地区发展及功能定位的差异，流动人口集中分布的场所相应不同。在主城区流动人口主要集中餐饮、理发、商场及写字楼从事服务、销售或办事工作；郊区的流动人口集中分布在各大工厂。因此，研究采用分层整群抽样的方式，从浦东新区、闵行区、松江区和嘉定区的 5 家大型工厂（涉及机械制造和服装制造等产业）招募 3 663（78.8%）名参与者。同时，采用随机抽样的方式从主城区的餐馆、理发店、零售店等服务企业中选取了 985 名（21.2%）的参与者。被调查者基本情况表如表 10－2 所示。

表 10－2　被调查者的社会人口学特征（n＝4648）

变量	n/%	变量	n/%
性别		月收入/元	
男	2 580(55.5)	≤3 000	675(14.5)
女	1 960(42.2)	3 001～6 000	2 856(61.4)
工作类型		6 001～9 999	807(17.4)
生产、运输设备操作工人	1 846(39.7)	≥10 000	265(5.7)

（续表）

变量	n/%	变量	n/%
机关、企事业单位管理者	215(4.6)	受教育程度	
办事人员和有关人员	416(9.0)	中学及以下程度	1150(24.7)
专业技术人员	759(16.3)	高中	1593(34.3)
商业、服务人员	888(19.1)	专科学校	904(19.4)
其他	398(8.6)	本科及以上	950(20.3)
收支比例		与家人同居	
收入盈余	623(13.4)	是	1023(22.0)
收支平衡	2219(47.7)	否	3200(68.8)
入不敷出	1622(34.9)	年龄/岁	
婚姻状况		≤24	1732(37.3)
非在婚	2469(53.1)	25～34	2216(47.7)
在婚	1970(42.4)	35～44	493(10.6)
		≥45	207(4.4)

(二) 测量工具

1. *抑郁自评量表*(patient health questionnaire, PHQ-9)　采用PHQ-9抑郁自评量表评估抑郁症状。共9条目,采用Likert4级评分,每个项目的得分从0(不是全部)到3分(几乎每天),总分从0～27分。PHQ-9的临界值为10分或10分以上即为中度或重度抑郁,临界值为9分的灵敏度为88%,特异度为88%。

2. *个人主观幸福感*(subjective well-being, SWB)　采用个人幸福感指数(personal well-being, PWI)量表,以Likert11级评分,每个项目的得分从0～10分不等。生活满意度越高,得分越高。最初的量表包括8个生活领域:生活水平、健康、生活成就、人际关系、个人安全、社区满足感、未来安全以及宗教和灵性。考虑到宗教对于被调查者来说是一个敏感的话题,PWI的中文版删除了第8项。为了使结果便于理解,将量表总分标化为0～100分的标准分。

二、主要研究结论

(一) 上海市流动人口心理健康现状

1. *幸福感水平及年龄性别分布特征*　调查对象SWB得分水平为

(68.71±18.96)分,与中国城市居民的幸福感水平基本一致。如图 10-9 所示,男性的幸福感水平在各年龄段分布呈“U”形状,45 岁以上年龄段流动人口幸福感水平最高;男性 25~44 岁之间的幸福感水平最低,女性的幸福感水平则是年龄段越低,幸福感水平越低。中国男性初婚年龄的中位数在 25 周岁左右,恰逢此时是男性幸福感水平最差的年龄段,这可能与初婚需要面临的住房、生育导致的经济和生活压力较大有关。

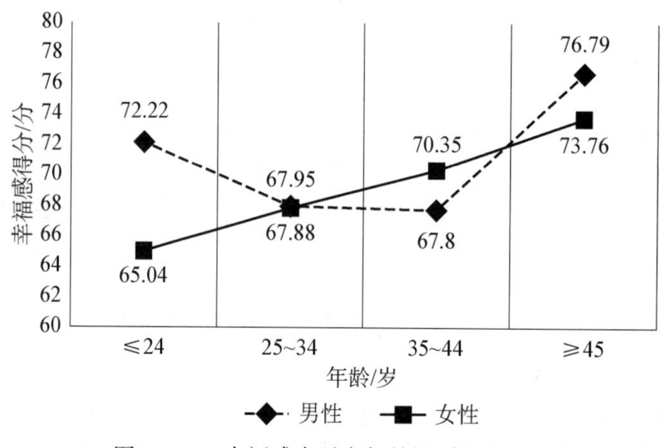

图 10-9 幸福感水平在年龄性别分布特征

2. *抑郁水平及年龄性别分布特征* 调查对象的抑郁患病率为 20.6%(PHQ≥10 分),高于 2011 年流动人口的抑郁患病率(12.8%)。男性抑郁患病率在各年龄组的分布呈现倒“U”形状,35~44 年龄段男性抑郁患病率最高,这与在新西兰的中国流动人口的研究结论一致。此结论与该人群幸福感较低的规律相吻合。相比而言,女性的抑郁患病率则各年龄段无较大差异,如图 10-10。

(二) 心理健康的影响因素

1. *幸福感水平的影响因素* 表 10-3 和表 10-4 的研究结果显示,已婚者幸福感水平较高。已婚的流动人口更易获得家庭支持,这有助于减少困境和促进幸福感,而与家人同住一起的流动人口幸福感水平更高亦是如此。高学历流动人口相对于低学历而言,其幸福感水平会更低。收入的绝对值差异并未反映在幸福感水平上,然而收支比例(相对值)的情况却与幸福感关系密切,收入大于支出的流动人口的幸福感得分明显

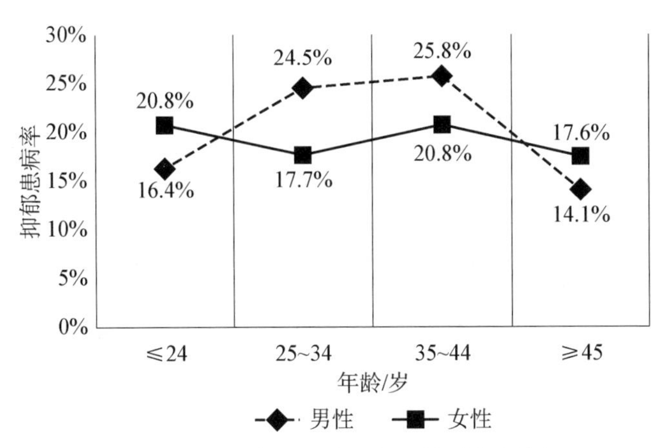

图 10－10　抑郁患病率在年龄性别分布特征

高于入不敷出的人群。结合回归分析，经济压力对幸福感的影响作用最大。新生代流动人口不希望回到他们的老家，尤其是高学历的流动人口，他们有更强烈的意愿留在发达城市，但却要支付高昂的租金和基本生活费用；另一方面，与本地人的沟通障碍和排外性部分影响他们的内心对自我的认同感，从而影响满意度。

表 10－3　心理健康水平在人口学特征的分布差异

变量	SWB			PHQ－9(≥10)		
	$\overline{\chi}$(SD)	χ^2	P 值	n/%	χ^2	P 值
婚姻状况		3.14	0.002		0.46	0.500
非在婚	67.94(19.01)			509(20.6)		
在婚	69.73(18.74)			390(19.8)		
受教育程度		14.89	<0.001		1.50	0.683
≤初中	71.67(19.77)			217(18.9)		
高中	69.01(19.24)			324(20.3)		
专科	66.85(18.52)			189(20.9)		
≥本科	67.05(17.37)			190(20.0)		
月收入/元		1.40	0.241		7.08	0.070
≤3 000	69.03(20.06)			144(21.3)		
3 001～6 000	69.20(19.15)			539(18.9)		
6 001～9 999	67.67(17.35)			184(22.8)		

（续表）

变量	SWB			PHQ-9(≥10)		
	$\bar{\chi}$(SD)	χ^2	*P* 值	*n*/%	χ^2	*P* 值
≥10 000	68.95(17.58)			51(19.2)		
收支比例		128.33	<0.001		86.41	<0.001
收入盈余	75.81(16.68)			79(12.7)		
收支平衡	70.58(18.32)			375(16.9)		
入不敷出	63.28(19.18)			441(27.2)		
家人同居		2.98	0.003		4.53	0.033
是	69.98(17.70)			184(18.0)		
否	68.05(19.03)			674(21.1)		
职业工种		2.70	0.019		35.69	<0.001
工人	69.74(19.28)			328(17.8)		
经理	70.12 (17.11)			39(18.1)		
办事人员	68.75(18.66)			81(19.5)		
技术人员	68.73(18.05)			152(20.0)		
服务人员	67.08(19.31)			242(27.3)		
其他	68.09(19.15)			73(18.3)		
饮酒		1.77	0.076		60.74	<0.001
是	68.08(19.63)			351(27.2)		
否	69.21(18.56)			546(16.9)		

表 10-4 心理健康水平回归分析

变量	SWB			PHQ-9(≥10 *vs* ≤9)		
	β	95%*CI*	*P*	*OR*	95%*CI*	*P*
性别						
男性	1.00			1.00		
女性	−1.86	−2.69～−1.03	<0.001	1.04	0.86～1.26	0.666
年龄/岁						
≤24	1.00			1.00		
25～34	−1.09	−2.06～−0.13	0.026	1.25	1.01～1.56	0.044
35～44	−1.15	−2.70～0.41	0.150	1.47	1.04～2.07	0.028
≥45	1.72	−0.36～3.82	0.105	0.87	0.54～1.40	0.568

（续表）

变量	SWB			PHQ-9(≥10 *vs* ≤9)		
	β	95%*CI*	*P*	*OR*	95%*CI*	*P*
婚姻状况						
非在婚	1.00			1.00		
在婚	1.74	0.75～2.72	0.001	0.85	0.68～1.06	0.145
受教育程度						
初中及以下	1.00			1.00		
高中	−1.27	−2.25～−0.29	0.011	1.11	0.88～1.39	0.386
专科	−2.21	−3.39～−1.02	<0.001	0.97	0.75～1.27	0.836
本科及以上	−2.32	−3.56～−1.08	<0.001	0.98	0.74～1.29	0.893
月收入/元						
≤3 000	1.00					
3 001～6 000	−1.02	−2.12～0.08	0.068	0.91	0.71～1.17	0.461
6 001～9 999	−1.62	−3.03～−0.20	0.025	1.09	0.81～1.49	0.569
≥10 000	2.023	−3.71～0.08	0.061	0.92	0.61～1.39	0.693
收支比例						
收入盈余	1.00			1.00		
收支平衡	−3.10	−4.14～−2.07	<0.001	1.38	1.04～1.83	0.028
入不敷出	−8.33	−9.43～−7.23	<0.001	2.62	1.96～3.50	<0.001
家人同居						
是	1.00			1.00		
否	−1.74	−2.57～−0.91	<0.001	1.37	1.10～1.70	0.005
职业工种						
工人	1.00					
经理	0.92	−0.92～2.77	0.326	0.93	0.61～1.42	0.741
办公室工作人员	0.53	−0.90～1.96	0.467	1.23	0.90～1.69	0.192
专业技术人员	0.13	−1.04～1.31	0.824	1.14	0.88～1.49	0.328
服务人员	−1.71	−2.77～−0.65	0.002	1.86	1.49～2.33	<0.001
其他人	−0.24	−1.64～1.17	0.741	1.18	0.85～1.62	0.324
饮酒						
是	1.00			1.00		
否	1.27	0.41～2.14	0.004	0.58	0.48～0.70	<0.001

2. *抑郁水平的影响因素* 本研究显示，收入/支出的比例越低，说明相对收入越低，其抑郁的患病率则越高。此外，无法和家人住在一起的流动人口的抑郁患病率亦同样较高。流动人口在面临晋升和竞争方面的自我提升的压力，此时若收入不能满足日常的支出并无家人共同居住，其生活质量就难以保证，易产生悲观的情绪，在缺乏家庭和社会支持下，诱发抑郁。本次研究饮酒行为与抑郁患病率正相关，内在机制可能由于饮酒会影响情绪激动，更容易卷入人际冲突和暴力，发生不良事件后，影响心理健康；而饮酒和精神问题之间的联系可能是双向的，因此会是一种负反馈效用，不利于心理健康水平。

第四节 心理健康促进因素与流动人口心理健康结局的关联性研究

一、复原力

（一）研究工具

本研究采用于肖楠译制修订的复原力量表 CD－RISC－10，测得内部一致性系数 Cronbach's α 系数为 0.92。

（二）研究结论

1. *研究对象基本特征* 研究对象来源于上一节研究对象中的 2 573 名参与者，平均年龄(28.24±7.33)周岁，49.8%的流动人口是男性，接近半数(45.4%)接受过高中及以上的教育，40.54%的流动人口从事一线操作工种。

2. *复原力、抑郁及幸福感的关联性* 研究提示，RISC 的平均得分为(38.15±7.36)分，RISC 与 SWB 正相关($r=0.30$, $P<0.001$)，与 PHQ 得分负相关($r=-0.49$, $P<0.001$)，见表 10－5。

3. *复原力在人口学特征的分布* 从表 10－6 中看出，男性的复原力水平较女性更高，这与在纽约城市居民中的研究结论吻合。年龄大于 50 周岁以上的流动人口复原力水平最高，可能原因是年龄较长的成年人已经拥有良好的社会适应性和个人成长，较年轻人而言经历更多磨砺和挫折，因此能够更好地应对压力。收支比例水平越好，复原力水平越好，其

表 10-5　SWB，RISC 与 PHQ 的 Pearson 相关分析

变量	Mean	SD	Cronbach's α	SWB	RISC
SWB	48.35	12.95	0.92		
RISC	38.15	7.36	0.92	0.30**	
PHQ	6.67	4.75	0.88	−0.34***	−0.49***

注：$^{*}P<0.05$，$^{**}P<0.01$，$^{***}P<0.001$。

原因可能在于经济水平决定了可利用资源，良好的经济状况能够调动更优质的资源去解决问题，这种关系同样可以是双向的。复原力强的人更可能认为他们的收入在较低的绝对水平下是足够的，说明复原力高的个体更容易满足或更具智慧，尽管物质资源是有限的。美国犹他州的一项队列研究表明良好的复原力个体参与中等强度体力频度更高，从而提高生活质量和健康水平，本研究中参与身体活动的流动人口复原力更高的结论相一致。

表 10-6　复原力在人口学特征的分布描述

变量	n/%	Mean(SD)	变量	n/%	Mean(SD)
性别			居住地		
男性	1264 (49.76)	38.60 (7.56)**	城市	474 (18.46)	37.48 (7.86)*
女性	1276 (50.24)	37.71 (7.13)	郊区	2066 (81.54)	38.31 (7.23)
年龄/岁			受教育程度		
18～24	896 (35.21)	38.24 (7.26)**	初中及以下	574 (22.74)	38.17 (8.21)*
25～39	1256 (49.59)	37.86 (7.09)	高中	781 (30.66)	38.29 (7.39)
40～49	277 (10.88)	38.33 (8.03)	大专	568 (22.39)	37.33 (7.11)
50～59	111 (4.32)	40.41 (8.91)	本科及以上	617 (24.21)	38.73 (6.62)
月收入/元			收支比例		
≤3000	330 (13.02)	37.86 (8.00)	收入盈余	341 (13.29)	40.38 (7.13)***

（续表）

变量	n/%	Mean(SD)	变量	n/%	Mean(SD)
3001～6000	1551 (61.10)	38.01 (7.30)	收支平衡	1307 (51.57)	38.04 (7.17)
6001～9999	506 (19.94)	38.46 (7.04)	入不敷出	892 (35.14)	37.47 (7.56)
≥10000	153 (5.94)	39.29 (7.47)	家人同居		
职业			是	647 (25.30)	38.06 (7.46)
操作工	1026 (40.54)	38.40 (7.37)**	否	1893 (74.70)	38.19 (7.32)
管理人员	119 (4.62)	38.78 (8.34)	婚姻状况		
办事员	303 (11.85)	36.68 (6.72)	未在婚	1358 (53.56)	38.13 (7.18)
专技人员	401 (15.78)	38.82 (7.36)	在婚	1195 (46.44)	38.18 (7.56)
服务人员	480 (18.73)	37.65 (7.22)	身体活动		
其他	211 (8.48)	38.62 (7.62)	是	210 (8.20)	40.40 (6.89)***
			否	2330 (91.80)	37.95 (7.37)

注：* $P<0.05$，** $P<0.01$，*** $P<0.001$。

4. *复原力对幸福感的影响* 复原力、幸福感与抑郁等因素关联分析表明（见表10-7），初始模型（模型0）中复原力对幸福感的解释效应达9%，低于SOC与幸福感关联的解释量（表10-10），控制性别年龄后，身体活动的作用未见意义；较高收入却仍与幸福感正相关，说明自评收支比例对流动人口幸福感的作用显著。

表 10-7　复原力与幸福感关联的多重线性回归分析

变量	与幸福感的关联系数(β,95%CI)		
	模型 0	模型 1	模型 2
RISC	0.30 (0.46,0.52)***	0.15 (0.20,0.33)***	0.14 (0.18,0.30)***
PHQ		−0.45 (−1.31;−1.12)***	−0.42 (−1.25;−1.06)***
收支比例			
收入盈余			0.15 (4.16;6.94)***
收支平衡			0.11 (1.85;3.74)***
入不敷出			Reference
身体活动			
是			0.02 (−0.54;2.57)
否			Reference
R^2	0.09	0.26	0.29

注:Reference 为参考系;* P<0.05,** P<0.01,*** P<0.001;Reference 为参考系;模型 0 仅纳入复原力;模型 1 在模型 0 的基础上纳入抑郁;模型 2 在模型 1 基础上纳入收支比例、身体活动并控制性别年龄作用。

二、心理一致感

(一) 研究工具

本次研究采用 SOC-13 简表测量,包含可理解感(5 条目)、可控制感(4 条目)和意义感(4 条目)。每个条目 7 个选项,分别计分 1(从不或几乎不)~7 分(总是),含 5 条反向计分。中文版 SOC 量表被证实具有良好信效度,本次研究内部一致性 Cronbach's α 系数为 0.81。

(二) 研究结论

1. *研究对象基本特征*　本次研究 2 573 名参与者与复原力研究中的调查对象相同,故基本人口学特征与其一致。

2. *心理一致感、抑郁及幸福感的关联性*　研究提示,SOC 与 SWB 正相关($r=0.46$, $P<0.001$),与 PHQ 得分负相关($r=-0.53$, $P<0.001$),见表 10-8。

表 10－8　SWB, SOC 与 PHQ 的 Pearson 相关分析

变量	Mean	SD	Cronbach's α	SWB	SOC
SWB	48.35	12.95	0.92		
SOC	62.02	10.90	0.81	0.46***	
PHQ	6.67	4.75	0.88	−0.49***	−0.53***

注：* $P<0.05$，** $P<0.01$，*** $P<0.001$。

3. *心理一致感在人口学特征的分布*　从表 10－9 结论我们可以看出，男性、已婚、较高年龄、居住郊区、收入盈余、与家人同居、坚持身体活动的流动人口具有相对较高的心理一致感。年龄与 SOC 正相关的结论与既往研究结论一致，部分支持了随着年龄和生活阅历增长而心理一致感持续增长的假说。芬兰学者发现，婚姻状况可以促进一个家庭采取更健康的生活方式和行为，增强 SOC，尤其是男性。Volane 认为另一种可能性是 SOC 较差的人难以建立或维持良好的婚姻关系。收支平衡或收入盈余与更好的 SOC 有关，这可能是流动人口有足够经济地位可以获得高质量的生活和娱乐比其他人更容易，因为这些资源可能刺激意义感（SOC 核心构件）。婚姻、身体活动、家人同居和充足的可支配收入在有益健康模型中被视为 GRRs，指能为 SOC 的发展提供支持条件，与个体的个性和能力相符合的资源，以及与他们直接或间接相关的资源，诸如良好的经济收入，充足的社会支持，健康的生活方式等；而拥有良好心理一致感的个体能够充分调动 GRRs 去应对所面临的困境，缓解心理问题。居住在郊区的人 SOC 相对较高可能是相对于主城区物价房价较高，所以可支配收入相对较多，能够选择自己倾向的生活方式。

表 10－9　心理一致感在人口学特征的分布描述

变量	n(%)	Mean(SD)	变量	n(%)	Mean(SD)
性别			居住地		
男性	1281 (49.79)	49.60 (13.17)	城区	475 (18.46)	47.54 (13.38)
女性	1292 (50.21)	47.11 (12.62)	郊区	2098 (81.54)	48.54 (12.85)

（续表）

变量	n(%)	Mean(SD)	变量	n(%)	Mean(SD)
年龄/岁			受教育程度		
18～24	906 (35.21)	48.06 (13.02)	初中	585 (22.74)	49.90 (13.44)
25～39	1 276 (49.59)	48.01 (12.49)	高中	789 (30.66)	48.74 (13.14)
40～49	280 (10.88)	49.80 (13.49)	大专	576 (22.39)	47.89 (13.20)
50～59	111 (4.32)	50.98 (15.60)	本科及以上	598 (24.21)	46.84 (11.79)
月收入/元			收支比例		
≤3 000	335 (13.02)	47.52 (14.19)	收入盈余	342 (13.29)	53.84 (11.01)
3 001～6 000	1 572 (61.10)	48.57 (12.99)	收支平衡	1 327 (51.57)	49.49 (12.59)
6 001～9 999	513 (19.94)	47.85 (12.21)	入不敷出	904 (35.14)	44.60 (13.11)
≥10 000	153 (5.94)	49.65 (12.04)	家人同居		
职业			是	651 (25.30)	49.43 (12.58)
操作工	1 043 (40.54)	48.62 (13.49)	否	1 922 (74.70)	47.99 (13.06)
管理人员	119 (4.62)	49.14 (12.86)	婚姻状况		
办事员	305 (11.85)	48.81 (12.98)	非在婚	1 378 (53.56)	47.45 (13.16)
专技人员	406 (15.78)	49.01 (12.25)	在婚	1 195 (46.44)	49.39 (12.63)
服务人员	482 (18.73)	46.88 (12.71)	身体活动		
其他	218 (8.48)	48.03 (11.99)	是	211 (8.20)	50.55 (13.72)
			否	2 362 (91.80)	48.16 (12.87)

注：* $P<0.05$，** $P<0.01$，*** $P<0.001$。

4. *有益健康模型* 表 10 - 10 中显示，SOC 对幸福感的解释量达 21%，已婚状态、收入盈余或收支平衡都与幸福感正相关联，在引入 GRRs 的变量后，解释量 R^2 增加了 3%。图 10 - 11 的结构方程模型中，SOC 能够中介抑郁对幸福感的作用效应，而良好的婚姻状况和收支比例能够增强 SOC 的水平。抑郁水平作为压力源对幸福感产生直接的负相作用，该作用部分效用通过 SOC 作用于幸福感水平。因此，通过增加对 GRRs 的利用强化 SOC 能够提高幸福感的水平，中介压力对于幸福感的直接作用。

表 10 - 10　SOC 与幸福感关联的多重线性回归分析

变量	与幸福感的关联系数(β,95%CI)		
	模型 0	模型 1	模型 2
SOC			
可理解感	0.10 (0.13;0.38)***	0.08 (0.10;0.34)***	0.09 (0.10;0.36)***
可控制感	0.09 (0.13;0.41)***	0.09 (0.15;0.42)***	0.09 (0.13;0.40)***
意义感	0.15 (0.37;0.66)***	0.15 (0.37;0.65)***	0.15 (0.36;0.65)***
抑郁		−0.32 (−0.97;−0.76)***	−0.32 (−0.98;−0.77)***
GRR			
婚姻状况			
非在婚			Reference
在婚			0.06 (0.45;2.70)*
收支比例			
收入盈余			0.16 (4.74;7.50)*
收支平衡			0.11 (2.01;3.86)*
入不敷出			Reference
家人同居			
是			Reference

（续表）

变量	与幸福感的关联系数(β,95%CI)		
	模型 0	模型 1	模型 2
否			−0.03 (−1.83;0.28)
身体活动			
是			0.02 (−0.47;2.57)
否		Reference	Reference
R^2	0.21	0.30	0.33

注：Reference 为参考系；* $P<0.05$，** $P<0.01$，*** $P<0.001$；模型 0 仅纳入心理一致感的三个构成要件；模型 1 在模型 0 的基础上纳入抑郁；模型 2 在模型 1 基础上纳入婚姻状况、收支比例、家人同居、身体活动并控制性别年龄作用。

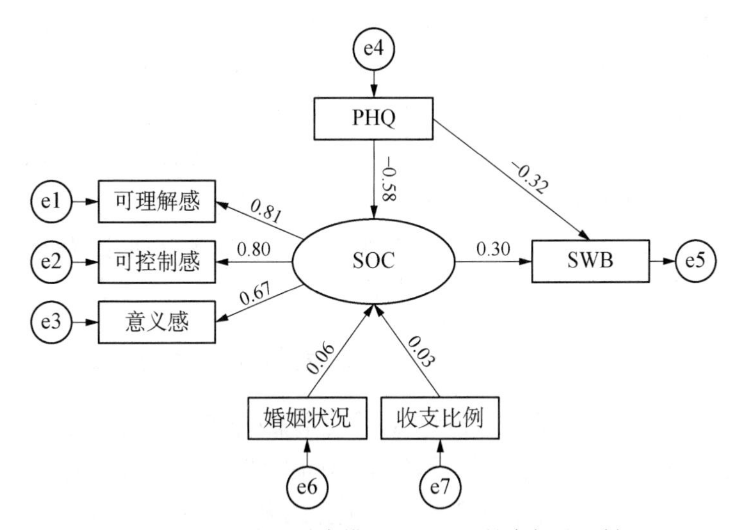

图 10-11　有益健康模型下的心理健康促进机制
（e1～e7 代表各观测变量的残差）

第五节　上海市流动人口心理健康促进对策及建议

一、良好的家庭支持促进幸福感提升

本研究中复原力对幸福感的解释量9%，低于SOC。在不同婚姻状态、家人是否共同居住生活方面，复原力水平没有显著差异。流动人口复原力与家庭支持、幸福感之间的关系还需进一步研究探讨。有益健康模型分析结果显示，SOC对幸福感的解释量达21%。解释量差异原因可能是由于复原力是个体暴露于个体感知较高水平的压力环境中才发挥作用的能力，而SOC是自我管理生活的心理倾向，并非所有的流动人口都感知高水平的压力，但是对生活的管理态度及意义则时刻需要体现。人口社会特征变量中，已婚状态SOC得分较高，并与幸福感正向关联。分析原因可能是因为稳定的婚姻状况不仅可以给流动人口提供充足的家庭支持，同时亦能够直接缓解流动人口在外乡的孤独感，提升幸福感。此外，良好的婚姻状态能够为个体心理发展提供有利环境，促进一个家庭采取更健康的生活方式和行为，增强SOC，从而令个体能够更充分地调动GRRs去应对所面临的困境，缓解心理问题。目前，我国城乡流动人口调查显示近1/4的流动人口未婚，已婚群体1/4未携带配偶，因而未婚或未能携带配偶的流动人口的社会支持不容忽视。

二、提升复原力及心理一致感，创新健康促进内涵

本研究明确了复原力、心理一致感对幸福感的直接作用，通过促进个体复原力、心理一致感水平提升，能够影响抑郁对幸福感的不良影响，从而提高流动人口的幸福感水平。围绕复原力及心理一致感水平提升的健康促进工作，可为探索新型有效的公众心理健康模式提供有效依据。

有益健康模型理论强调引导个体识别自身特征属性，并主动应付外在和内生的压力过程的内在能力提升路径。新加坡的有益健康模型的群体干预项目依托该路径，通过设计互动式的群组活动以增强个体对资源获取使用能力，从而实现心理健康的促进，干预12周后研究对象的心理一致感水平提升，抑郁水平下降。其核心旨在教育个体如何识别潜在和

显而易见的健康风险因素和保护因素，帮助个体去了解现有的外部资源（卫生政策、场所内的健康场地及朋友资源等）和内在资源（价值感、应对压力的自我效能），并借助群体分享既往成功的压力应对经验并反思过去失败的过程，从而增强抗压力能力，学会利用资源实现自我管理的方式达到“增权”的目的，从而促进心理健康。

三、从健康促进的角度关注抑郁高危筛查，形成单位、社区联动的心理健康服务队伍

以健康促进的积极因素复原力、心理一致感对流动人口心理健康研究，并非只关注如何使健康的大多数人获得更好的健康结局，也需要关注不健康（患病或不舒适）人群的健康程度，并寻求合适的促进健康的途径和方法。本研究表明抑郁症状作为影响流动人口幸福感的主要因素，应作为健康促进的关键环节予以控制。单位和社区几乎为流动人口的全部活动区域，两类场所可开展针对流动人口的健康促进工作。首先，及时利用简易且具有较准确分辨度的量表对流动人口的心理健康水平及相关影响因素做出评估，筛选出中、高危险群体，了解其生活、工作情况，开展心理健康讲座或咨询，通过开展各种主题活动帮助流动人口拓宽社会网络，丰富社会支持网络，健康培训也有助于提升他们的心理健康程度。其次，社区和单位并不能解决流动人口全部的心理健康问题，对于明显高危的个体，可由社区或单位由绿色通道等渠道转至医院的心理门诊及时采取专业的干预手段进行干预。

四、健康共治促进流动人口心理健康

人口流动是中国社会经济发展过程中的社会现象。流动人口作为特定的社会群体，历来被视作疾病预防与健康教育的重点人群。受户籍制度及城镇化进程的影响，迁移过程不可避免地会对流动人口群体心理产生不同程度的影响。其心理健康问题若仅从个体干预的角度进行，很难从根本上解决问题，更需要形成基于地方特色，以政府牵头，联合民政、财政、医疗、教育及工商等多部门协作的健康共治模式。针对户籍制度限制导致的流动人口社会融合和市民化问题，地方政府应根据国家户籍制度改革指导意见，逐步、持续地推进户籍制度改革，减少以“身份”甄别福利

和利益歧视，统筹推进土地、财政、教育、就业以及医疗、养老、住房保障等领域的配套政策，加快完善公平稳定的公共服务，降低公共服务的成本和可及性，使流动人口在就业、医疗、教育及住房等各方面获得与当地居民平等的权益，增强流动人口的身份认同感，提高社会融合能力，有助于提升心理健康水平。此外，应当为流动人口创造社会阶层向上流动的机制，特别注意防止跌入城市的社会底层，造成社会分离，成为心理健康问题发生的祸根。

五、保障流动人口平等就业权益，增加收入储蓄

超大城市流动人口涌入的最主要需求是增加自身绝对收入，供养个人与家庭。但由于大城市的住房、饮食等生活成本明显高于乡镇，其储蓄的可支配收入并不能够覆盖其所有需求。2008—2014 年中国城乡流动人口调查结果显示，人均实际收入排名后 20%的群体其储蓄率为 10.2%，去除汇款后其储蓄率仅为 4.4%，其收入前 3 位的消费支出为食品、住房和子女教育。收支不平衡导致个人长期生活无法保障，经济压力不利于流动人口的心理健康。本研究结果也显示，自我感知收支平衡状况，不仅直接与较高的幸福感相关，同时能够影响复原力和 SOC 水平，间接影响幸福感。因此，保障流动人口就业平等权益，提高流动人口的月工资水平，增加收入储蓄，减轻经济压力是提高幸福感的重要议题。

（陈浩　王蕾）

参考文献

[1] 安采华. 胃癌术后患者压力、心理复原力、一般自我效能感对癌因性疲乏的影响研究 [D]. 石河子：石河子大学，2016.
[2] 包蕾萍，刘俊升. 心理一致感量表(SOC - 13)中文版的修订 [J]. 中国临床心理学杂志，2005,13(004):399 - 401.
[3] 李培林，田丰. 中国农民工社会融入的代际比较 [J]. 社会，2012,32(5):1 - 24.
[4] 刘丹，石国兴，郑新红. 论积极心理学视野下的心理韧性 [J]. 心理学探新，2010,30(04):12 - 17.
[5] 刘亮，高汉，章元. 流动人口心理健康及影响因素流动人口心理健康及影响因

素——基于社区融合视角 [J]. 复旦学报(社会科学版),2018,60(04):158-166.
[6] 严开胜. 生产型企业员工工作不安全感及其对心理健康的影响机制研究 [D]. 重庆:西南大学, 2011.
[7] 朱敏, 薛小玲, 陈小芳,等. 护士心理一致感对职业倦怠的影响 [J]. 中华护理杂志, 2011,046(005):432-435.
[8] FRIBORG O, HJEMDAL O, ROSENVINGE J H, et al. A new rating scale for adult resilience: what are the central protective resources behind healthy adjustment [J]. Int J Methods Psychiatr Res, 2010,12(2):65-76.
[9] HUANG R, HO S Y, WANG M P, et al. Reported alcohol drinking and mental health problems in Hong Kong Chinese adolescents [J]. Drug Alcohol Depend, 2016,164:47-54.
[10] KURT K, SPITZER R L, WILLIAMS J. The PHQ-9 : validity of a brief depression severity measure [J]. J Gen Intern Med, 2001,16(9):606-613.
[11] LIANG L, XIAO Q, YANG Y. The psychological capital of left-behind university students: a description and intervention study from China [J]. Front Psychol, 2018,9:2438.
[12] REW L, HORNER S D. Youth resilience framework for reducing health-risk behaviors in adolescents [J]. J Pediatr Nurs, 2003,18(6):379-388.
[13] SALLA-MAARIT V, EERO L, KARRI S, et al. Factors contributing to sense of coherence among men and women [J]. Eur J Public Health, 2004,14(3):322-330.
[14] ZIMMER-GEMBECK M J, SKINNER E A. The development of coping: implications for psychopathology and resilience [M]. New Jersey:John Wiley & Sons, 2016.
[15] ABBOTT M W, WONG S, WILLIAMS M, et al. Chinese migrants' mental health and adjustment to life in New Zealand [J]. Aust N Z J Psychiatry, 1999, 33(1):13-21.
[16] ALBERTSEN K, NIELSEN M L, BORG V. The danish psychosocial work environment and symptoms of stress: the main, mediating and moderating role of sense of coherence [J]. Work Stress, 2001,15(3):241-253.
[17] BONANNO G A, GALEA S, BUCCIARELLI A, et al. What predicts psychological resilience after disaster? The role of demographics, resources, and life stress [J]. J Consult Clin Psychol, 2007,75(5):671-682.
[18] CHENG C, DONG D, HE J, et al. Psychometric properties of the 10-item connor-davidson resilience scale (CD-RISC-10) in chinese undergraduates and depressive patients [J]. J Affect Disord, 2019,261:211-220.
[19] CHU R, HAIL H. Winding road toward the chinese dream: the u-shaped

relationship between income and life satisfaction among chinese migrant workers [J]. Soc Indicators Res, 2014,118(1):235 - 246.

[20] DRAGESET J, NYGAARD H A, EIDE G E, et al. Sense of coherence as a resource in relation to health-related quality of life among mentally intact nursing home residents — a questionnaire study [J]. Health Qual Life Outcomes, 2008, 6(1):85.

[21] HANSSON K, CEDERBLAD M, LICHTENSTEIN P, et al. Individual resiliency factors from a genetic perspective: results from a twin study [J]. Family Process, 2010,47(4):537 - 551.

[22] HARDY S E, CONCATO J, GILL T M. Resilience of community-dwelling older persons [J]. J Amer Geriatr Soc, 2010,52(2):257 - 262.

[23] HU X, COOK S, SALAZAR M A. Internal migration and health in China. [J]. Lancet, 2008,372(9651):1717 - 1719.

[24] KEUNG W, GRACE L. The functions of social support in the mental health of male and female migrant workers in China [J]. Health Soc Work, 2008(4): 275 - 285.

[25] LUTHAR S S, CICCHETTI D, BECKER B. The construct of resilience: a critical evaluation and guidelines for future work. [J]. Child Dev, 2010,71(3): 543 - 562.

[26] MITTELMARK M B, SAGY S, ERIKSSON M, et al. The Handbook of Salutogenesis [M]. Berlin: Springer International Publishing, 2017.

[27] MONICA E, BENGT L. A salutogenic interpretation of the Ottawa Charter [J]. Health Promot Int, 2008,23(2):190 - 199.

[28] PIJPKER R, VAANDRAGER L, BAKKER E J, et al. Unravelling salutogenic mechanisms in the workplace: the role of learning [J]. Gaceta Sanitaria, 2018, 32(3):275 - 282.

[29] PORTELLA F A, LIBERALESSO N A. Resilience in aging: literature review [J]. Ciencia Saude Coletiva, 2015,20(5):1475 - 1495.

[30] QIU P, CAINE E, YANG Y, et al. Depression and associated factors in internal migrant workers in China [J]. J Affect Disord, 2011,134(1 - 3):198 - 207.

[31] QIU P, CAINE E, YANG Y, et al. Depression and associated factors in internal migrant workers in China [J]. J Affect Disord, 2011,134(1 - 3):198 - 207.

[32] RICE V H. Handbook of Stress, Coping, and Health: Implications for Nursing Research, Theory, and Practice [M]. London:Sage Publications, 2012.

[33] RICHARDSON G E. The metatheory of resilience and resiliency [J]. J Clin Psychol, 2002,58(3):307 - 321.

[34] RUTTER M. Protective factors in children's responses to stress and disadvantage [J]. Ann Acad Med Singapore, 1979,8(3):324 - 338.
[35] SMYTH R, NIELSEN I, ZHAI Q. Personal well-being in urban China [J]. Social Indicators Research, 2010,95(2):231 - 251.
[36] SOUTHWICK S M, LOWTHERT B T, GRABER A V. Relevance and application of logotherapy to enhance resilience to stress and trauma [M]. Berlin: Springer International Publishing, 2016.
[37] TAN K K, CHAN S W, WANG W, et al. A salutogenic program to enhance sense of coherence and quality of life for older people in the community: A feasibility randomized controlled trial and process evaluation [J]. Patient Educ Couns, 2016,99(1):108 - 116.
[38] TAYLOR K, SCRUGGS P W, BALEMBA O B, et al. Associations between physical activity, resilience, and quality of life in people with inflammatory bowel disease [J]. Eur J Appl Physiol, 2018,118(4):829 - 836.
[39] WAGNILD G. A review of the resilience scale [J]. J Nurs Meas, 2009,17(2): 105 - 113.
[40] YU X, ZHANG J, YU X N, et al. Factor analysis and psychometric evaluation of the connor-davidson resilience scale (cd-risc) with chinese people [J]. Social Behavior Personality, 2007,35(1):19 - 30.

第十一章

长工时与上海外来员工心理健康的关联研究

——心理一致感及一般抗性资源的作用

第一节　长工时与健康概述

自改革开放以来，职业人群在我国经济的快速发展中起着至关重要的作用，而从生命周期的角度来说，个体一生中有将近 1/2 或更多的时间是处于工作阶段。因此，关注并研究影响职业者健康的因素，加强对健康危险因素的防控与监测，对保障职业人群的健康和安全具有不可小觑的意义。近年来，由于经济全球化带来的竞争加剧，长工时是很多企业和公司普遍存在的现象，员工往往在工作上花费过长的时间和过多的精力，包括工作的主要任务、加班事务、通勤和旅行等，这些因素都会直接或间接地对员工的健康产生危害。

长工时可以定义为：劳动者在标准的工作时间之外所产生的超长时间工作的现象；但不同国家和地区所规定的标准工作时间尚有不同。例如，在法国、丹麦和美国，劳动者的每周标准工作时间分别为 35、37 和 40 小时；在日本，根据其《劳动者标准法》，将职业者的最大每周工作时间限定为 40 小时；而欧盟的“工作时间指令”则表明，员工的工作时间（包含加班的额外时间）被限制为每周不得超过 48 小时。根据国际劳工组织（ILO）以往所发布的报告，在 2004—2005 年间，劳动者的每周工时超过 49 小时或 50 小时的比例在韩国达到了 49.5%，在新西兰为 23.6%，在澳大利亚为 20.4%，在美国为 18.1%，在法国为 14.7%，并指出目前全球范围内约有 36.1%（约 10 亿）的劳动者每周的工作时间超过 48 小时。根据经济合作与发展组织国家（OECD）的统计数据，职业者年平均工时排在前三的国家依次为墨西哥、哥斯达黎加和韩国。

而在中国，关于职业人群中工作时间的数据较为有限，而且并未像OECD国家一样建立相应的工时数据库。国外学者Oster认为，从国家文化的角度来说，中国的职工从小受到儒家文化和奉献精神的教育与熏陶，强调以一种“逆来顺受”的态度对待自己的工作。因此，在中国的职业人群中更容易发生过劳或职业倦怠的现象。与此同时，目前国内“过劳死”（因过度工作而导致死亡）或者“工作性猝死”的现象时有发生，并引起了多家媒体的广泛关注；其中，国内知名报社《中国青年报》便在2014年的一篇报道中指出，中国每年约有60万的职业者死于过度工作。而Nie等学者于2015年使用中国健康与营养状况调查（CHNS）的数据开展相关研究，发现受调查的职业人群平均每周工时约为47小时，且其中有超过60%的人每周工时超过了国家标准即40小时。因此，长工时可能已成为我国职业人群中较为普遍的现象，需要引起学界、职业卫生部门和企业管理者的重视。

而从长工时的健康效应来说，既往的流行病学研究表明，长工时能够对职业者的身心健康造成一定的危害。Bannai等学者通过文献综述的形式探索长工时与整体健康水平的关联，发现长工时能够导致抑郁、焦虑、睡眠不良和冠心病等不良健康结局。而从原始研究的角度来说，已有一定的证据表明长工时与高血压、房颤、糖尿病和肥胖等存在显著性关联。此外，Shields、Virtanen等、Ogawa等、Kim等和Weston等学者均在其研究中发现，长工时能够造成员工抑郁的发生，且该效应可能呈现出剂量-反应关系。员工过度的工作安排能够影响其睡眠的时长和质量，进而导致低生产力和更多的工作场所暴露，同时员工所处的工作环境（物质环境和社会环境）也能够影响其心理状态。因此，抑郁症状是不良的工作环境（包括长工时）所造成的潜在后果之一，而目前职业人群中相关症状是较为常见的，可能会给员工自身带来相当大的痛苦，也可能会给雇主或企业带来一定的经济损失。在OECD国家的工龄人口中，有1/3～1/2的长期性疾病和残疾是由不良心理健康问题所造成的。相关数据显示，存在心理健康问题的员工在其日常工作中举步维艰：约69%有中度心理健康问题的员工报告维持日常的工作表现存在困难，而在没有心理健康问题的员工中，该比例仅为26%。根据世界卫生组织（WHO）在2001年的报告，抑郁在当时已成为伤残调整寿命年(DALYs)损失的第四大原因,并且是伤残损失健康生命年(YLD)增加的主要原因之一;而 WHO 最新的数据显示,目前全球范围内有超过 3.22 亿的各年龄段的人患有抑郁症,并且预测 2030 年,抑郁症或将成为全球疾病负担第一位。WHO 关于中国的数据则显示,目前国内有超过 5400 万(占 4.2%)的人口患有抑郁症,并且有 4000 万左右的人存在心理焦虑,但同时国内的心理卫生服务资源却相对有限,也缺乏关于抑郁患病率(如不同人群、不同地区等)的可靠数据,对卫生部门提供更有针对性、更适当的应对措施造成一定的阻碍。因此,作为社会发展的中流砥柱,职业人群的抑郁患病率及其与长工时的关联值得我们进行深入的探讨。

不同于疾病心理学的是,目前积极心理学的相关研究正受到社会各界越来越多的关注。WHO 对心理健康的定义为:心理健康是一种幸福的状态,在这种状态下,每个人都能认识到自己的潜力,能够应对日常的生活压力,能够富有成效地工作,并能为所在的社区做出贡献。这一概念强调心理上"幸福的状态",而并不只是没有心理性疾病或者障碍,能够帮助我们从积极和正向的角度来评估个体的心理健康。而近年来一个相关的概念——心理幸福感(或福祉),正逐渐获得越来越多的关注,并被很多国家或地区提上了政策议程,可作为公共卫生效果评估的关键性指标。心理幸福感尚无统一的定义,但它可以看作心理健康中积极、正向的部分,通常认为其涵盖主观的情感体验和生活满意度,以及心理功能、良好的人际关系和自我价值感。然而,我国卫生部门和社会各界普遍对积极心理健康观念的日益发展没有给予足够的重视,常注重对已患病者心理疾病的治疗而忽略了对人群福祉的促进,国内心理幸福感或积极心理学的概念及应用还没有得到深入的探讨,相关研究和实践尚处于起步阶段。因此,现阶段很难获得系统、可信、高质量的数据以评估职业人群中心理幸福感的水平,但随着心理幸福感在全球性政策议程上的提出,它将产生不可小觑的社会和健康效益。同样地,美国国家职业安全与健康研究所(NIOSH)在 2015 年提出了员工全面健康(total worker health, TWH)的概念框架,强调需要通过各类政策、项目和实践,将职业场所的职业安全防护、健康危害防控和疾病预防措施相结合,并最终增进员工的幸福感或福祉;这一概念框架也表明,想要提升职业人群的整体健康水平,不仅需要关注风险因素的预防和控制，更需要从个体和组织层面促进员工的幸福感。因此，除抑郁之外，我们也应当关注职业人群的心理幸福感，从正反两个方面评估职业者的心理健康水平，以更好地开展职业人群的健康促进工作。

从职工群体构成来说，无本地户口的外来员工（migrant workers）已成为中国社会经济发展的主力军之一；在国内户籍制度的背景下，相对于本地居民而言，他们又被称为外来人口或者外来务工人员，但这一类职业人群为城市的建设和进步提供了强大的劳动力。随着现代化和城市化进程的加深，中国在过去 30 年间经历了内部移民的爆发期，主要为中西部较贫困地区的人口为了寻求更多的工作机会、追求更好的生活而离开家乡往东部沿海和华南等较富裕的地区进行迁移。根据中国国家统计局（CNBS）的监测数据，2018 年国内流动人口总数为 2.88 亿，约占总人口的 1/5；而上海作为中国东部沿海最为繁荣的城市，2015 年全市流动人口总数约 980 万，占比超过了全市总人口（2 400 万）的 1/3。然而，由于户籍制度的存在，流动人口常被看作是城市中的“临时居住者”，通常无法享用本地居民所拥有的特定社会公共服务。Park 等学者在其研究中认为，与本地居民相较而言，外来员工所面临的城市生活条件恶劣、就业困难、工作条件苛刻、缺乏医疗保险和社会保障、住房条件较差、子女教育存在不便以及受到本地居民的歧视等。总体来说，外来员工的受教育程度较低，基本医疗保险的覆盖率较低，并且通常从事本地居民不愿从事的工作，潜在的职业危害风险较大。因此，外来员工作为中国城市化进程中的弱势群体，可能会过着“都市边缘化”的生活，容易受到健康相关危害的影响。而 Galea 等和 Virupaksha 等学者的流行病学研究表明，内部移民和城市化都能够增加流动人口患心理疾病的风险，并且与城市环境的某些特征或移民过程中所遭遇的困难存在关联。Li 等学者于 2014 年对广州的外来员工进行研究，发现相较于本地员工来说，外来员工的心理幸福感更高，但两者的差异较小；同时，发现外来员工中长工时是其心理健康状况的危险因素之一，但长工时并非是该研究所关注的重点。所以，外来员工在职业场所或工作环境中所遭受的不良工作条件（包括长工时），能够对其心理健康或幸福感产生消极影响。同样地，Li 等在其 2017 年的系统综述中发现，现阶段关于外来员工心理健康的流行病学证据存在一定的冲突，即与本地员工相比，外来员工心理健康状况的结论存在着矛盾；但有较稳健的研究证据表明，城市的社会排斥与外来员工的心理健康状况存在负相关关系。而该综述也倡导，目前很难断定外来员工的心理健康状况是否要好于本地员工，但未来需要在该领域开展更多的研究以深入探讨外来员工的心理健康问题。因此，关注外来员工的心理健康或幸福感问题，并聚焦该群体中长工时的现状及其与心理健康结局的关联，对促进外来员工的整体健康水平具有重要意义。

值得注意的是，虽然长工时能够对职业人群的心理健康状况产生不良影响，但积极的生活事件或个体性格特质可以帮助员工更好地应对这些不利的影响。根据 Antonovsky 所提出的健康本源学（salutogenesis），个体所具有的积极正向的因素和资源（内部和外部）能够提升个体应对各种应激源的能力，并促进其心理一致感（senseof coherence）的发展，最终将会改善个体的复原力、应对策略和幸福感等。Chen 等在针对上海外来员工主观幸福感的研究中发现，员工的心理一致感水平与主观幸福感呈正相关，但与抑郁症状呈负相关；而 Nagata 等和 Blom 等的研究也呈现出类似的结果，表明更高水平的心理一致感与更低的抑郁评分存在显著性关联。同样地，作为积极性应对因素中的一种，休闲活动（如兴趣爱好、文化活动等）能够对个人的健康水平产生有益的影响。休闲科学领域的学者认为，休闲活动在促进整体幸福感和缓解压力方面起着至关重要的作用。而这些有益的影响可能是休闲活动所产生的积极情绪并促进个体利用社会和物质资源的结果，并最终帮助个人感到精神焕发，以更好地应对各种应激源。例如，澳大利亚的一项线上研究报告称，令人满意的休闲活动能够对 18～82 岁的痴呆症照护者产生正向效益，尤其是参加社交类活动可以减轻员工的照护工作所带来的负面影响。因此，探索相关积极因素在外来员工应对长工时的过程中可能存在的效应，能够为将来的健康干预或促进方案提供新的视角。

第二节 长工时与上海外来员工心理健康关联的研究

如第一节所述，长工时已成为全球范围内职业人群中一个重要的公共议题，但目前国内关注长工时健康危害的研究较为缺乏，上海作为外来工比较聚集的城市，而外来员工的长工时和心理健康问题则需要更多的重视,这对改善和提升外来员工的工作质量和幸福感,并最终实现社会和经济可持续发展的目标具有重要意义。为此,我们通过横断面调查厘清上海外来员工中长工时的现状及其心理健康水平,探究长工时的发生与心理健康结局的关联,并探索相关积极心理因素对该关联的可能效应,旨在为流动人口的健康政策、工作场所的健康促进和实践提供参考及建议。

一、研究目的

本研究目的具体可细分为以下 3 个方面。

(1) 厘清上海外来员工中长工时的分布状况及其心理健康现状。

(2) 探究长工时与外来员工心理健康状况之间的关联。

(3) 基于理论模型(图 11-1),探索并验证个体的抗性资源和心理一致感等积极因素对长工时-心理健康关系的影响效应。

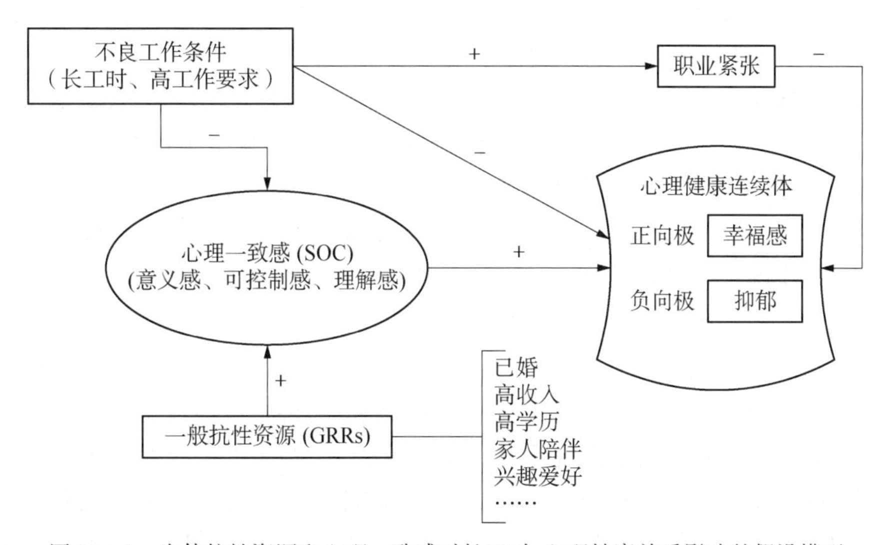

图 11-1 个体抗性资源和心理一致感对长工时-心理健康关系影响的假设模型

二、研究对象

(一) 抽样方法

本研究为横断面研究,开展的时间为 2018 年 7 月至 9 月。研究对象的招募主要包括两个步骤:第一部分,采用整群抽样的方法在上海 6 个区共7家工作场所招募研究对象。抽样涵盖了徐汇区、闵行区、松江区、青浦区、嘉定区和浦东新区；而后在自愿参与和领导协调的基础上，纳入7家单位或企业(规模均在300人以上)开展现场调查。这些企业主要生产机电产品、精密电子、半导体、精密模具、电脑、手机和服装等；最终以某一业务部门(如行政事务部、物流部及各生产线等)为具体的抽样单元，纳入员工作为研究对象并发放调查问卷。第一部分的现场调查共发放问卷2700份，回收问卷2618份。第二部分，采用方便抽样的方法在6个所选地区的中心街道招募研究对象，研究对象来自于购物中心、餐馆、理发店和服装店铺等的工作人员或销售人员。第二部分的现场调查共发放问卷700份，回收问卷597份。

最终，本次调查共发放问卷3400份，回收问卷3215份，剔除不合格问卷后，有效问卷2976份(2475＋501)，研究对象应答率为94.6%，问卷有效率为92.6%。

(二) 研究对象的人口学特征

研究对象中，男性1354人(45.5%)，女性1622人(54.5%)，男女比例为1∶1.20。其中本地员工594人(20.0%)，以女性员工居多；而外来员工2382人(80.0%)，男女比例与本地员工相比较为均衡。所纳入员工的平均年龄为(30.98±9.49)岁，年龄分布多在25～34岁，以中青年为主，占总调查对象的44.2%，其次是青年，同时可以看出外来员工以青中年为主，而本地员工以中年及以上为主($P<0.001$)。在受教育程度方面，外来员工的学历分布相差不大，以高中及中专者占大多数，但本地员工中则以初中及以下学历者占大多数。在婚姻状况方面，本地员工中在婚者占84.0%，而外来员工中则为47.9%，外来员工结婚的占比要显著低于本地员工($P<0.001$)。同样地，在家人的陪伴方面，本地员工有家人陪伴者占93.5%，而外来员工中则为27.1%，外来员工有家人陪伴的占比要显著低于本地员工($P<0.001$)。在个人的经济收入方面，本地员工和外来员工中均以平均月收入3001～6000元者占大多数，但本地员工中平均月收入10000元及以上者占比要高于外来员工。在职业类型方面，本地员工从事白领工作者最多，占45.1%，而外来员工从事蓝领工作者最多，占38.8%；但本地员工中管理层的占比要明显高于外来员工(12.6% *vs* 4.6%)。详见表11-1。

表 11-1　研究对象的一般人口学特征

变量	本地		外来		合计		χ^2 值
	n	/%	*n*	/%	*n*	/%	
性别							44.28**
男	198	33.3	1156	48.5	1354	45.5	2976
女	396	66.7	1226	51.5	1622	54.5	
年龄/岁							993.45**
18～24	33	5.6	805	33.8	838	28.2	2976
25～34	112	18.9	1204	50.5	1316	44.2	
35～44	179	30.1	269	11.3	448	15.1	
45～60	270	45.5	104	4.4	374	12.6	
受教育程度△							100.48**
初中及以下	234	40.3	499	21.3	733	25.0	2928
高中及中专	126	21.7	716	30.5	842	28.8	
大专	79	13.6	546	23.3	625	21.3	
本科及以上	141	24.3	587	25.0	728	24.9	
婚姻状况△							248.54**
在婚	498	84.0	1112	47.9	1610	55.3	2914
未在婚○	95	16.0	1209	52.1	1304	44.7	
平均月收入/元△							149.09**
3000 及以下	184	31.1	292	12.4	476	16.1	2955
3001～6000	239	40.4	1450	61.3	1689	57.2	
6001～9999	113	19.1	485	20.5	598	20.2	
10000 及以上	55	9.3	137	5.8	192	6.5	
家人陪伴△							
是	546	93.5	598	27.1	1144	41.0	2791
否	38	6.5	1609	72.9	1647	59.0	
职业类型△							80.77**
服务业	75	12.8	464	19.9	539	18.5	2715
蓝领	174	29.6	903	38.8	1077	36.9	
白领	265	45.1	853	36.7	1118	38.4	
管理层	74	12.6	107	4.6	181	6.2	

注：** 表示 $P<0.001$。△表示该变量存在缺失值，但鉴于缺失比例均非常低（最小 0.7%，最大 6.0%），因此未对缺失值进行插补处理。○未在婚包括未婚、离婚和丧偶。

三、主要研究结果

(一) 长工时在不同人口特征的分布

所纳入员工的平均每周工作时间为(55.46±13.39)小时,其中外来员工的平均每周工时为(57.23±13.14)小时,而本地员工为(48.38±12.00)小时。可以看到,外来员工中长工时者占比为80.6%,而本地员工中则为60.3%,该差异具有统计学意义($P<0.001$)。在性别方面,男性员工长工时的比例要显著高于女性员工($P<0.001$)。在年龄方面,18~24岁的员工发生长工时的比例均明显高于另外3个年龄组。在受教育程度方面,可以看到初中及以下学历的员工中发生长工时的比例均明显高于其他3组,且随受教育程度的提升,该比例逐渐减低,本科及以上学历者长工时的比例最低。在婚姻状况方面,未在婚的员工中发生长工时的比例要高于在婚者,且该差异具有统计学意义($P<0.001$)。在个人经济收入方面,平均月收入3 001~6 000元的员工中发生长工时的比例最高,其次是3 000元及以下者,而月均收入10 000元及以上的员工发生长工时的比例最低。在家人的陪伴方面,有家人陪伴的员工中发生长工时的比例要明显低于无家人陪伴者,且该差异具有统计学意义($P<0.001$)。在职业类型方面,蓝领员工中发生长工时的比例最高,其次是服务业员工,而管理层发生长工时的比例最低。详见表11-2。

表11-2 长工时在不同人口学特征中的分布

变量	无长工时		有长工时		合计		χ^2 值
	n	/%[a]	n	/%[a]	n	/%[b]	
性别							35.93**
男	249	18.4	1 105	81.6	1 354	45.5	
女	450	27.7	1 172	72.3	1 622	54.5	
年龄/岁							83.21**
18~24	127	15.2	711	84.8	838	28.2	
25~34	317	24.1	999	75.9	1 316	44.2	
35~44	169	37.7	279	62.3	448	15.1	
45~60	86	23.0	288	77.0	374	12.6	
受教育程度							168.62**

（续表）

变量	无长工时		有长工时		合计		χ^2 值
	n	/%[a]	n	/%[a]	n	/%[b]	
初中及以下	94	12.8	639	87.2	733	25.0	
高中及中专	165	19.6	677	80.4	842	28.8	
大专	135	21.6	490	78.4	625	21.3	
本科及以上	293	40.2	435	59.8	728	24.9	
婚姻状况							58.08**
在婚	467	29.0	1143	71.0	1610	55.3	
未在婚	221	16.9	1083	83.1	1304	44.7	
户籍							108.95**
本地	236	39.7	358	60.3	594	20.0	
外地	463	19.4	1919	80.6	2382	80.0	
平均月收入/元							102.46**
3000及以下	106	22.3	370	77.7	476	16.1	
3001～6000	307	18.2	1382	81.8	1689	57.2	
6001～9999	199	33.3	399	66.7	598	20.2	
10000及以上	84	43.8	108	56.2	192	6.5	
家人陪伴							104.77**
是	384	33.6	760	66.4	1144	41.0	
否	277	16.8	1370	83.2	1647	59.0	
职业类型							104.94**
服务业	131	24.3	408	75.7	539	18.5	
蓝领	146	13.6	931	86.4	1077	36.9	
白领	338	30.2	780	69.8	1118	38.4	
管理层	66	36.5	115	63.5	181	6.2	

注：[a]表示占行的百分比；[b]表示占总数的百分比；**表示 $P<0.001$。

（二）外来员工长工时、职业紧张和心理健康的现状

1. 外来员工与本地员工在长工时、职业紧张和心理健康方面的比较

从外来员工与本地员工的对比中发现，所调查的员工中长工时的发生已非常普遍（占76.5%），其中本地员工中发生长工时的占比为60.3%，远低于外来员工中的80.6%，且该差异具有统计学意义（$P<0.001$）。在职业紧张方面，外来员工（31.3%）与本地员工（35.0%）间的差异无统计

学意义。同样地，在抑郁流行率方面，两者间的差异亦无统计学意义。而在心理幸福感方面，外来员工中低心理幸福感的占比为27.1%，要显著高于本地员工的20.9%($P<0.001$)，详见表11-3。

表11-3 外来员工与本地员工在长工时、职业紧张和心理健康方面的比较

变量	本地		外来		合计		χ^2 值
	n	/%	n	/%	n	/%	
长工时							108.95**
否	236	39.7	463	19.4	699	23.5	
是	358	60.3	1919	80.6	2277	76.5	
职业紧张							2.33
无	301	65.0	1388	68.7	1689	68.0	
有	162	35.0	633	31.3	795	32.0	
抑郁							0.86
无	488	82.2	1917	80.5	2405	80.8	
有	106	17.8	465	19.5	571	19.2	
心理幸福感							9.55**
低	124	20.9	645	27.1	769	25.8	
高	470	79.1	1737	72.9	2207	74.2	

注：** 表示 $P<0.001$。

2. *外来员工每周长工时分布* 由以上结果，可知外来员工的每周工时要多于本地员工，且长工时的发生率要显著高于本地员工。对外来员工的每周工时做进一步分析，根据研究方法中所设定的划分标准，可以发现每周工时在61小时及以上者已将近外来员工总数的1/3，占比29.1%，而在本地员工中占比仅为10.1%，提示外来员工中重度长工时的现象较为严重；符合国家法定的工作时间标准者仅占比19.4%；而每周工时49～60小时（中度长工时）者占比最高，为37.8%；每周工时45～48小时（可接受长工时）者占比最低，为13.7%，如图11-2。

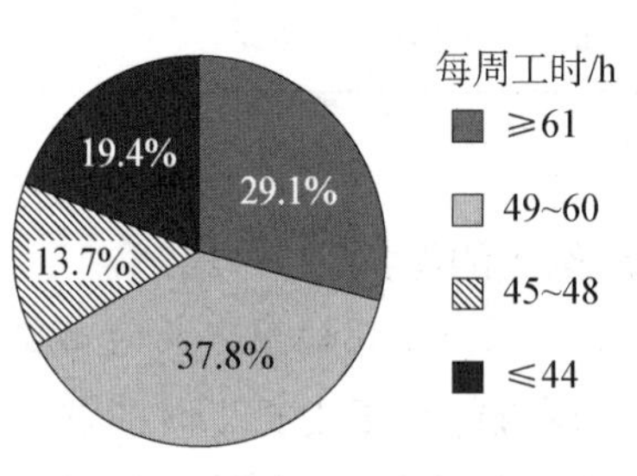

图11-2 外来员工中每周工时的分布

3. 外来员工职业紧张和心理健康的现状　所调查的外来员工中，有职业紧张者633人，占比31.3%，而无职业紧张者1 388人，占比68.7%，如图11-3。

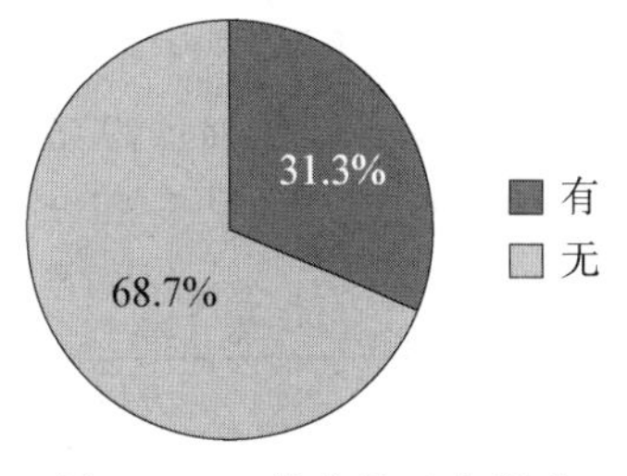

图11-3　外来员工中职业紧张的现状

在心理健康方面，外来员工中有抑郁者465人，占比19.5%，而无抑郁者1 917人，占比80.5%(图11-4A)；低心理幸福感者645人，占比27.1%，而高心理幸福感者1 737人，占比72.9%(图11-4B)。

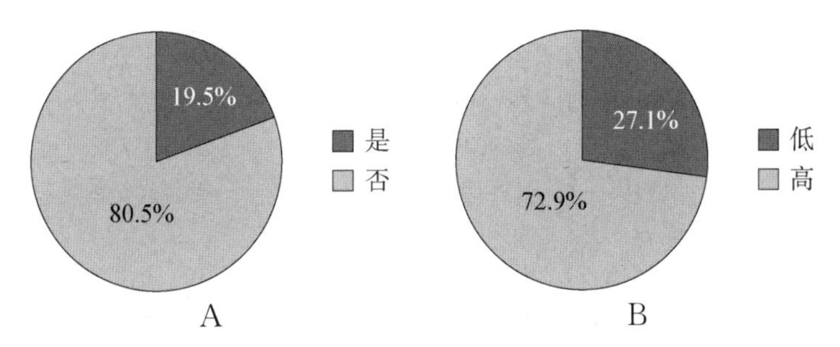

图11-4　外来员工中抑郁和心理幸福感的现状

(三) 外来员工抑郁和心理幸福感的单因素卡方分析

1. 不同人口学特征间心理健康结局的对比　所调查的外来员工中，抑郁的平均得分为(6.19±4.42)分，心理幸福感的平均得分为(15.79±5.73)分。

通过单因素卡方检验观察心理健康结局在不同人口学特征中的发生率。由表11-4可以看出，外来员工的抑郁发生率在性别、年龄、受教育程度、平均月收入和家人陪伴之间不存在显著性差异，但在婚姻状况方面有显著性差异($P<0.05$)，未在婚的员工抑郁发生率(21.3%)要显著高于在婚的员工(17.8%)；而低心理幸福感的发生率在不同人口学特征间均无显著性差异。可以看到，在性别方面，男性员工抑郁的发生率要略高于女性员工，但对低心理幸福感结局来说却相反。在年龄方面，35～44岁的员工抑郁和低心理幸福感的发生率均最高，虽然差异无统计学意义。在受教育程度方面，本科及以上学历者抑郁发生率最高，而初中及以下学历者

低心理幸福感的发生率最高。在员工平均月收入方面，3 000 元及以下者抑郁和低心理幸福感的发生率均最高，而 10 000 及以上者最低，但差异无统计学意义。详见表 11 - 4。

表 11 - 4　不同个体特征间心理健康结局的对比

变量	人数	抑郁	χ^2 值$_1$	低心理幸福感	χ^2 值$_2$
	n_0/%	n_1/%		n_2/%	
性别			0.58		1.67
男	1 156(48.5)	233(20.2)		299(25.9)	
女	1 226(51.5)	232(18.9)		346(28.2)	
年龄/岁			1.71		2.36
18～24	805(33.8)	157(19.5)		220(27.3)	
25～34	1 204(50.5)	232(19.3)		322(26.7)	
35～44	269(11.3)	59(21.9)		80(29.7)	
45～60	104(4.4)	17(16.3)		23(22.1)	
受教育程度			3.16		7.12
初中及以下	499(21.3)	98(19.6)		151(30.3)	
高中及中专	716(30.5)	142(19.8)		181(25.3)	
大专	546(23.3)	93(17.0)		135(24.7)	
本科及以上	587(25.0)	124(21.1)		174(29.6)	
婚姻状况			4.38*		0.24
在婚	1 112(47.9)	198(17.8)		298(26.8)	
未在婚	1 209(52.1)	257(21.3)		335(27.7)	
平均月收入/元			3.55		6.64
3 000 及以下	292(12.4)	66(22.6)		97(33.2)	
3 001～6 000	1 450(61.3)	275(19.0)		379(26.1)	
6 001～9 999	485(20.5)	93(19.2)		129(26.6)	
10 000 及以上	137(5.8)	21(15.3)		34(24.8)	
家人陪伴			2.66		0.03
是	598(27.1)	102(17.1)		165(27.6)	
否	1 609(72.9)	324(20.1)		450(28.0)	

注：* 表示 $P<0.05$；n_0 表示在总人数中的占比，n_1 和 n_2 则表示在行变量中的占比。

2. 不同工作条件、健康状况和生活方式间心理健康结局的对比　同样通过单因素卡方检验观察在不同工作条件、健康状况和生活方式间抑郁和低心理幸福感的发生情况。在工作条件方面，长工时的员工抑郁和低心理幸福感的发生率均要显著高于无长工时者（$P<0.05$）；进一步对长工时的员工进行分组，发现随着每周工时的增加，抑郁和低心理幸福感的发生率也逐步升高，且该差异均具有统计学意义（$P<0.05$），而≥61小时组的抑郁发生率和低心理幸福感发生率均最高，分别为23.4%和33.8%。从职业类型来说，服务业员工的抑郁发生率最高，其次是白领员工，差异具有统计学意义（$P<0.05$）；同样地，服务业员工低心理幸福感的发生率亦最高，其次是管理层员工，差异具有统计学意义（$P<0.05$）。此外，外来员工中有职业紧张、高工作要求、低自主性、低社会支持和低工作满意度者抑郁的发生率均显著更高，同样低心理幸福感的发生率也显著更高。

在健康状况方面，可以看到随着自评健康状况的提升，外来员工抑郁和低心理幸福感的发生率均逐渐降低，且各组间差异具有统计学意义（$P<0.001$）。对无慢性病的员工来说，有慢性病者抑郁和低心理幸福感的发生率均显著更高。从体重指数（BMI）来说，各组间抑郁和低心理幸福感的发生率无显著性差异。而在健康行为与生活方式方面，可以看到外来员工中吸烟、饮酒、无业余爱好、不经常锻炼和非合理膳食者低心理幸福感的发生率均显著更高；而抑郁的发生率亦相同，但仅有经常锻炼的组间差异不显著（表11－5）。

表11－5　不同工作条件、健康状况和生活方式间心理健康结局的对比

变量	人数 n_0/%	抑郁 n_1/%	χ^2 值$_1$	低心理幸福感 n_2/%	χ^2 值$_2$
长工时[1]			4.58*		15.12**
≤44	463(19.4)	74(16.0)		92(19.9)	
>44	1919(80.6)	391(20.4)		553(28.8)	
长工时[2]			11.20*		29.07**
≤44	463(19.4)	74(16.0)		92(19.9)	
45～48	326(13.7)	57(17.5)		80(24.5)	
49～60	900(37.8)	172(19.1)		239(26.6)	
≥61	693(29.1)	162(23.4)		234(33.8)	

（续表）

变量	人数	抑郁	χ^2 值$_1$	低心理幸福感	χ^2 值$_2$
	n_0/%	n_1/%		n_2/%	
职业类型			14.07*		13.64*
服务业	464(19.9)	119(25.6)		153(33.0)	
蓝领	903(38.8)	162(17.9)		234(25.9)	
白领	853(36.7)	157(18.4)		208(24.4)	
管理层	107(4.6)	17(15.9)		35(32.7)	
职业紧张			40.82**		40.96**
无	1 388(68.7)	221(15.9)		319(23.0)	
有	633(31.3)	178(28.1)		232(36.7)	
工作要求			7.15*		5.50*
低	1 173(49.4)	204(17.4)		291(24.8)	
高	1 200(50.6)	261(21.8)		349(29.1)	
工作自主性			25.84**		33.63**
低	1 053(44.3)	255(24.2)		347(33.0)	
高	1 322(55.7)	210(15.9)		295(22.3)	
社会支持			90.22**		98.03**
低	1 196(50.4)	326(27.3)		431(36.0)	
高	1 179(49.6)	139(11.8)		212(18.0)	
工作满意度			74.12**		164.29**
低	678(28.6)	208(30.7)		309(45.6)	
高	1 696(71.4)	257(15.2)		334(19.7)	
自评健康			117.63**		236.59**
差	575(24.6)	197(34.3)		282(49.0)	
中等	719(30.8)	136(18.9)		210(29.2)	
好	1 040(44.6)	124(11.9)		1 423(13.7)	
慢性病			37.76**		43.16**
无	2 020(87.6)	343(17.0)		497(24.6)	
有	286(12.4)	92(32.2)		123(43.0)	
BMI			3.69		4.6
偏瘦	269(11.3)	53(19.7)		74(27.8)	
正常	1 647(69.1)	325(19.7)		462(28.1)	
超重	318(13.4)	52(16.4)		71(22.3)	
肥胖	148(6.2)	35(23.6)		38(25.7)	

（续表）

变量	人数	抑郁	χ^2 值$_1$	低心理幸福感	χ^2 值$_2$
	n_0/%	n_1/%		n_2/%	
吸烟状况			22.88**		7.41*
否	1938(83.2)	341(17.6)		503(26.0)	
是	392(16.8)	110(28.1)		128(32.7)	
饮酒状况			15.95**		6.20*
否	1757(73.8)	309(17.6)		452(25.7)	
是	625(26.2)	156(25.0)		193(30.9)	
业余爱好			10.45**		43.44**
无	1136(47.7)	253(22.3)		379(33.4)	
有	1246(52.3)	212(17.0)		266(21.3)	
经常锻炼			0.73		3.86*
否	2158(91.9)	428(19.8)		594(27.5)	
是	191(8.1)	33(17.3)		40(20.9)	
合理膳食			10.07*		20.51**
否	1354(57.3)	294(21.7)		416(30.7)	
是	1007(42.7)	166(16.5)		225(22.3)	

注：* 表示 $P<0.05$；** 表示 $P<0.001$；n_0 表示在总人数中的占比，n_1 和 n_2 则表示在行变量中的占比。

(四) 外来员工长工时与心理健康的关联分析

1. 简单相关性分析　采用皮尔逊(Pearson)相关分析外来员工中心理健康状况与每周工时及其他因素之间的简单相关关系。结果显示，外来员工的每周工时、职业紧张指数(DCR)与抑郁呈现正相关关系，相关系数分别为0.06和0.17，而自评健康状况(SRH)、社会支持、工作满意度和心理一致感(SOC)则呈现负相关关系，相关系数分别为−0.29、−0.27、−0.29和−0.53，其中心理一致感和工作满意度的相关系数最大。对心理幸福感而言，则是每周工时与职业紧张指数呈现负相关关系，相关系数分别为−0.12和−0.16，而自评健康状况、社会支持、工作满意度和心理一致感则呈现正相关关系，相关系数分别为0.41、0.26、0.37和0.42，其中心理一致感和自评健康状况的相关系数最大。此外，可以看出每周工时与抑郁的相关性要小于与心理幸福感的相关性，提示长工时对心理幸福感的影响可能更大。采用偏相关分析调整个体人口学特征因素后，各变量与抑郁评分、心理幸福感得分的相关关系保持不变，而相关系数不变或存在细微变化。详见表 11－6、表 11－7。

表 11－6 抑郁评分与每周工时及其他因素之间的简单相关分析

变量	每周工时	SRH	DCR	社会支持	工作满意度	SOC
抑郁评分	0.06**	−0.29**	0.17**	−0.27**	−0.29**	−0.53**
抑郁评分（adj.）	0.06**	−0.30**	0.18**	−0.28**	−0.29**	−0.51**

注：adj. 表示经过人口学特征因素调整后抑郁评分与各变量的偏相关关系；** 表示 $P<0.01$。

表 11－7 心理幸福感与每周工时及其他因素之间的简单相关分析

变量	每周工时	SRH	DCR	社会支持	工作满意度	SOC
心理幸福感得分	−0.12**	0.41**	−0.16**	0.26**	0.37**	0.42**
心理幸福感得分（adj.）	−0.12**	0.41**	−0.17**	0.28**	0.37**	0.42**

注：adj. 表示经过人口学特征因素调整后心理幸福感与各变量的偏相关关系；** 表示 $P<0.01$。

2. 多因素 Logistic 回归模型　本次研究以心理健康的两类结局（有无抑郁和高低心理幸福感）为因变量，一般人口学特征、工作条件、健康状况和健康相关行为等因素作为自变量，建立多元 Logistic 回归模型。当自变量为三分类及以上时，以哑变量的形式引入模型，并统一以第一个类别作为参照组。

其中模型 1 是仅将一般人口学特征因素纳入回归方程中，模型 2 则是在模型 1 的基础上引入工作条件相关因素，而模型 3、模型 4 则是再依次将个人健康状况、健康行为及生活方式等因素纳入模型，重点考察长工时变量对外来员工抑郁和心理幸福感的影响。回归结果详见表 11－8 和表 11－9。

（1）长工时对外来员工抑郁的影响：抑郁模型显示，模型 1 的 Nagelkerke R^2 最小，模型 2 相较于模型 1 来说 Nagelkerke R^2 有明显的提升，而模型 4 在模型 3 的基础上 Nagelkerke R^2 的提升非常微小；同时，后三个模型的拟合优度 H－L 检验结果显示 P 值均大于 0.05，即表明当

表 11－8　外来员工抑郁的多因素 Logistic 回归模型

自变量	Model 1	Model 2	Model 3	Model 4
	OR_1(95%CI)	OR_2(95%CI)	OR_3(95%CI)	OR_4(95%CI)
性别(以男性作参照)				
女	0.99 (0.79,1.23)	0.91 (0.70,1.18)	0.76 (0.57,1.02)	0.96 (0.69,1.35)
年龄(以 18～24 岁作参照)				
25～34	1.12 (0.84,1.49)	1.01 (0.73,1.39)	0.88 (0.63,1.25)	0.81 (0.57,1.16)
35～44	1.42 (0.91,2.20)	1.34 (0.80,2.25)	1.01 (0.57,1.78)	0.95 (0.54,1.69)
45～60	0.96 (0.51,1.82)	1.13 (0.56,2.29)	0.85 (0.40,1.81)	0.88 (0.41,1.91)
受教育程度(以初中及以下作参照)				
高中及中专	1.09 (0.79,1.53)	1.03 (0.71,1.48)	1.00 (0.69,1.47)	0.98 (0.66,1.46)
大专	0.88 (0.62,1.25)	0.82 (0.55,1.23)	0.72 (0.47,1.11)	0.77 (0.50,1.20)
本科及以上	1.17 (0.83,1.65)	1.08 (0.71,1.64)	0.88 (0.56,1.37)	0.92 (0.58,1.45)
婚姻状况(以在婚作参照)				
未在婚	1.19 (0.88,1.59)	1.16 (0.82,1.62)	1.20 (0.84,1.73)	1.17 (0.80,1.69)
平均月收入(以 3000 元及以下作参照)				
3001～6000 元	0.77 (0.55,1.07)	0.75 (0.51,1.09)	0.66* (0.45,0.98)	0.65* (0.44,0.97)
6001～9999 元	0.75 (0.49,1.14)	0.61* (0.38,0.97)	0.50* (0.30,0.83)	0.48* (0.29,0.81)
10000 元及以上	0.64 (0.36,1.13)	0.50* (0.25,0.98)	0.44* (0.21,0.92)	0.41* (0.20,0.86)
家人陪伴(以是作参照)				
否	1.21 (0.91,1.59)	1.15 (0.83,1.59)	1.14 (0.81,1.60)	1.18 (0.83,1.67)
长工时(以≤44 小时作参照)				
45～48		1.16 (0.73,1.85)	1.22 (0.73,2.03)	1.21 (0.72,2.02)

（续表）

自变量	Model 1	Model 2	Model 3	Model 4
	OR_1(95%CI)	OR_2(95%CI)	OR_3(95%CI)	OR_4(95%CI)
49～60		1.23 (0.83,1.82)	1.25 (0.82,1.92)	1.23 (0.79,1.89)
≥61		1.60* (1.08,2.39)	1.55* (1.01,2.39)	1.47 (0.94,2.29)
职业类型(以服务业作参照)				
蓝领		0.62* (0.45,0.87)	0.67* (0.47,0.95)	0.66* (0.46,0.94)
白领		0.73 (0.52,1.02)	0.76 (0.53,1.09)	0.79 (0.55,1.13)
管理层		0.51 (0.25,1.02)	0.50 (0.23,1.08)	0.50 (0.23,1.09)
职业紧张(以无作参照)				
有		1.41* (1.01,1.97)	1.32 (0.92,1.90)	1.31 (0.91,1.89)
工作要求(以低作参照)				
高		1.41* (1.04,1.91)	1.51* (1.09,2.10)	1.60* (1.14,2.24)
工作自主性(以低作参照)				
高		1.04 (0.76,1.43)	0.93 (0.66,1.30)	0.87 (0.62,1.24)
社会支持(以低作参照)				
高		0.42** (0.31,0.56)	0.48** (0.35,0.66)	0.47** (0.34,0.65)
工作满意度(以低作参照)				
高		0.51** (0.39,0.67)	0.54** (0.40,0.73)	0.57** (0.42,0.77)
自评健康(以差作参照)				
中等			0.62* (0.45,0.86)	0.60* (0.43,0.84)
好			0.39** (0.28,0.56)	0.41** (0.29,0.59)
慢性病(以无作参照)				
有			2.12** (1.47,3.04)	2.06** (1.42,2.98)

（续表）

自变量	Model 1 OR_1(95%CI)	Model 2 OR_2(95%CI)	Model 3 OR_3(95%CI)	Model 4 OR_4(95%CI)
BMI(以偏瘦作参照)				
正常			0.95 (0.63,1.44)	0.98 (0.65,1.50)
超重			0.79 (0.45,1.40)	0.82 (0.46,1.45)
肥胖			1.38 (0.73,2.61)	1.31 (0.68,2.54)
吸烟状况(以否作参照)				
是				1.61* (1.08,2.39)
饮酒状况(以否作参照)				
是				1.27 (0.91,1.76)
业余爱好(以否作参照)				
有				0.93 (0.70,1.12)
经常锻炼(以否作参照)				
是				0.71 (0.40,1.27)
合理膳食(以否作参照)				
是				0.96 (0.72,1.27)
Nagelkerke R^2	0.01	0.14	0.20	0.22
H-L检验	15.56 (0.04)	4.37 (0.82)	12.22 (0.14)	3.14 (0.93)

注：* 表示 $P<0.05$；** 表示 $P<0.001$。

表 11-9　外来员工低心理幸福感的多因素 Logistic 回归模型

自变量	Model 1 OR_1(95%CI)	Model 2 OR_2(95%CI)	Model 3 OR_3(95%CI)	Model 4 OR_4(95%CI)
性别(以男性作参照)				
女	1.09 (0.89,1.33)	1.06 (0.83,1.34)	0.84 (0.65,1.09)	1.02 (0.75,1.38)

（续表）

自变量	Model 1	Model 2	Model 3	Model 4
	OR_1(95%CI)	OR_2(95%CI)	OR_3(95%CI)	OR_4(95%CI)
年龄/岁(以18～24岁作参照)				
25～34	1.01 (0.78,1.31)	0.99 (0.73,1.33)	0.86 (0.63,1.19)	0.88 (0.63,1.22)
35～44	1.28 (0.87,1.88)	1.48 (0.94,2.34)	1.15 (0.70,1.89)	1.15 (0.69,1.91)
45～60	0.71 (0.41,1.24)	0.81 (0.43,1.54)	0.58 (0.29,1.19)	0.66 (0.32,1.36)
受教育程度(以初中及以下作参照)				
高中及中专	0.82 (0.62,1.08)	0.85 (0.61,1.18)	0.79 (0.56,1.13)	0.88 (0.61,1.26)
大专	0.76 (0.57,1.03)	0.76 (0.53,1.09)	0.68 (0.46,1.00)	0.75 (0.50,1.12)
本科及以上	0.94 (0.70,1.27)	1.01 (0.70,1.47)	0.89 (0.59,1.33)	0.96 (0.64,1.47)
婚姻状况(以在婚作参照)				
未在婚	1.02 (0.79,1.32)	0.96 (0.71,1.30)	0.96 (0.69,1.33)	1.04 (0.74,1.46)
平均月收入/元(以3000元及以下作参照)				
3001～6000元	0.78 (0.58,1.05)	0.70* (0.49,0.99)	0.66* (0.46,0.96)	0.65* (0.45,0.94)
6001～9999元	0.79 (0.54,1.14)	0.62* (0.40,0.95)	0.53* (0.33,0.84)	0.50* (0.31,0.80)
10000元及以上	0.72 (0.44,1.18)	0.66 (0.37,1.17)	0.68 (0.37,1.26)	0.64 (0.34,1.19)
家人陪伴(以是作参照)				
否	1.06 (0.83,1.34)	0.92 (0.69,1.22)	0.87 (0.64,1.17)	0.84 (0.62,1.15)
长工时(以≤44小时作参照)				
45～48		1.22 (0.81,1.86)	1.17 (0.74,1.82)	1.12 (0.71,1.77)
49～60		1.44* (1.02,3.04)	1.25 (0.86,1.81)	1.14 (0.79,1.67)
≥61		1.94** (1.36,2.78)	1.65* (1.13,2.41)	1.53* (1.04,2.26)

（续表）

自变量	Model 1	Model 2	Model 3	Model 4
	OR_1(95%CI)	OR_2(95%CI)	OR_3(95%CI)	OR_4(95%CI)
职业类型(以服务业作参照)				
蓝领		0.70* (0.52,0.95)	0.81 (0.59,1.11)	0.80 (0.58,1.12)
白领		0.64* (0.47,0.87)	0.67* (0.48,0.93)	0.71* (0.51,0.99)
管理层		0.88 (0.50,1.54)	0.93 (0.50,1.76)	0.99 (0.52,1.90)
职业紧张(以无作参照)				
有		1.19 (0.88,1.62)	1.13 (0.81,1.57)	1.09 (0.78,1.53)
工作要求(以低作参照)				
高		1.37* (1.04,1.80)	1.33 (0.99,1.78)	1.39* (1.03,1.88)
工作自主性(以低作参照)				
高		0.90 (0.68,1.20)	0.87 (0.64,1.18)	0.83 (0.61,1.14)
社会支持(以低作参照)				
高		0.49** (0.38,0.64)	0.58** (0.44,0.77)	0.59** (0.44,0.78)
工作满意度(以低作参照)				
高		0.37** (0.29,0.47)	0.40** (0.31,0.52)	0.40** (0.31,0.53)
自评健康(以差作参照)				
中等			0.51** (0.38,0.68)	0.51** (0.37,0.68)
好			0.22** (0.16,0.31)	0.24** (0.17,0.33)
慢性病(以无作参照)				
有			1.77** (1.26,2.49)	1.67* (1.18,2.37)
BMI(以偏瘦作参照)				
正常			1.01 (0.68,1.48)	0.99 (0.67,1.45)

（续表）

自变量	Model 1	Model 2	Model 3	Model 4
	OR_1(95%CI)	OR_2(95%CI)	OR_3(95%CI)	OR_4(95%CI)
超重			0.83 (0.50,1.39)	0.78 (0.46,1.31)
肥胖			0.88 (0.48,1.62)	0.74 (0.39,1.40)
吸烟状况(以否作参照)				
是				1.47* (1.02,2.13)
饮酒状况(以否作参照)				
是				1.22 (0.90,1.66)
业余爱好(以否作参照)				
有				0.70* (0.54,0.89)
经常锻炼(以否作参照)				
是				0.94 (0.57,1.55)
合理膳食(以否作参照)				
是				0.81 (0.62,1.04)
Nagelkerke R^2	0.01	0.17	0.26	0.28
H-L 检验	11.61 (0.17)	3.84 (0.87)	2.85 (0.94)	6.02 (0.65)

注：* 表示 $P<0.05$；** 表示 $P<0.001$。

前的模型与饱和模型的预测效果之差不存在统计学显著性，说明模型的拟合优度良好。

1）仅纳入一般人口学特征后，没有相关因素对抑郁的影响存在显著性；但员工的平均月收入在最终的全模型即模型 4 中有显著性影响，以 3000 元及以下的员工作参照，平均月收入越高而抑郁的风险则越低。而该模型中一般人口学特征因素仅解释因变量变异的 1%（Nagelkerke $R^2=0.01$），且 H-L 检验提示模型 1 与饱和模型存在差异。

2）工作条件的相关因素均纳入回归模型，且工作条件共同解释因变量变异的13%(模型2和模型1 Nagelkerke R^2 差值为0.13)。可以看到,在长工时方面,以每周工时"≤44小时"作参照,"≥61小时"者抑郁发生的可能性是其1.60倍(95*CI*:1.08~2.39),但"45~48小时"和"49~60小时"对抑郁的作用不存在统计学显著性;以"无职业紧张"员工作参照,"有职业紧张"者抑郁发生的可能性是其1.41倍(95*CI*:1.01~1.97)。同时,可以看到相较于各自的对照组来说,"蓝领""高社会支持"和"高工作满意度"均能降低外来员工抑郁发生的风险。

3) 健康状况的相关因素也均纳入回归模型,且共同解释因变量变异的6%(模型3和模型2 Nagelkerke R^2 差值为0.06)。可以看到,对自评健康为"差"的员工来说,"中等"和"好"者抑郁发生的可能分别是其0.62倍(95%*CI*:0.45~0.86)和0.39倍(95%*CI*:0.28~0.56);以"无慢性病"员工作参照,"有慢性病"者抑郁发生的可能是其2.12倍(95%*CI*:1.47~3.04);但BMI对因变量的影响均不显著。而模型3中"≥61小时"的*OR*值发生细微变化,但仍保持显著性,同时除"有职业紧张"和"高工作自主性"外,其余的工作相关因素也类似。

4) 健康行为及生活方式相关因素对因变量的变异贡献度较低,为2%(模型4和模型3 Nagelkerke R^2 差值为0.02)。因此,可以认为模型3是可以选用的最佳模型。可以看到,仅吸烟状况的影响存在显著性,即以"不吸烟"员工作参照,"吸烟"者抑郁发生的可能性是其1.61倍(95%*CI*:1.08~2.39)。而模型3中原本有显著性意义的*OR*值大小均在模型4中发生细微变化,但长工时中"≥61小时"的影响从显著变为不显著(*P*值为0.067),优势比值为1.47(95%*CI*:0.94~2.29)。

(2) 长工时对外来员工心理幸福感的影响:心理幸福感模型显示,模型1的Nagelkerke R^2 最小,同样地模型2相较于模型1来说Nagelkerke R^2 有明显的提升,而模型4在模型3的基础上Nagelkerke R^2 的提升非常微小;同时,四个模型的拟合优度H-L检验结果显示*P*值均>0.05,即表明所构建的4个模型与饱和模型的预测效果之差不存在统计学显著性,说明模型的拟合优度良好。

1) 仅纳入一般人口学特征后,亦没有相关因素对抑郁的影响存在显著性;但员工的平均月收入在最终的全模型即模型4中有显著性影响,以3000元及以下的员工作参照,平均月收入为3001~6000元者低心理幸福感的风险降低为其 0.65 倍(95%CI：0.45～0.94)，6 001～9 999 元者低心理幸福感的风险降低为其 0.50 倍(95%CI：0.31～0.80)，而 10 000 元及以上者的效应不显著。该模型中一般人口学特征因素仅能解释因变量变异的 1%(Nagelkerke R^2=0.01)。

2) 工作条件的相关因素均纳入回归模型，且工作条件共同解释因变量变异的 16%(模型 2 和模型 1 Nagelkerke R^2 差值为 0.16)。可以看到，在长工时方面，以每周工时"≤44 小时"作参照，"≥61 小时"者低心理幸福感的可能性是其 1.94 倍(95%CI：1.36～2.78)，但"45～48 小时"和"49～60 小时"对心理幸福感的作用不存在统计学显著性。同时，可以看到相较于各自的对照组来说，"蓝领""白领""高社会支持"和"高工作满意度"均能显著降低外来员工低心理幸福感的风险，而"高工作要求"则相反。

3) 健康状况的相关因素也均纳入回归模型，该部分共同解释因变量变异的 9%(模型 3 和模型 2 Nagelkerke R^2 差值为 0.09)。可以看到，对自评健康为"差"的员工来说，"中等"和"好"者低心理幸福感的可能性分别是其 0.51 倍(95%CI：0.38～0.68)和 0.22 倍(95%CI：0.16～0.31)；以"无慢性病"员工作参照，"有慢性病"者低心理幸福感的可能性是其 1.77 倍(95%CI：1.26～2.49)。而模型 3 中"≥61 小时"的 OR 值有所降低，但仍保持显著性，其余的工作相关因素也类似。

4) 健康行为及生活方式的相关因素均纳入回归模型，该部分共同对因变量的变异贡献度较低，为 2%(模型 4 和模型 3 Nagelkerke R^2 差值为 0.02)。因此，可以认为模型 3 是可以选用的最佳模型。可以看到，吸烟状况和业余爱好对心理幸福感的影响存在显著性，即以"不吸烟"员工作参照，"吸烟"者低心理幸福感可能性是其 1.47 倍(95%CI：1.02～2.13)；以"无业余爱好"员工作参照，"有业余爱好"者低心理幸福感可能性是其 0.70 倍(95%CI：0.54～0.89)。同样地，模型 3 中有显著性意义的 OR 值大小均在模型 4 中发生细微变化，其中长工时"≥61 小时"的影响有所降低，优势比值变为 1.53(95%CI：1.04～2.26)。

(五) 外来员工长工时对心理健康影响的关联分析

根据以上对外来员工的长工时、职业紧张、工作满意度、心理一致感和心理健康结局等因素间关系的探讨和研究启示，为了验证研究假设中所提出的假设 3，采用近年来在社会科学领域应用较多的验证性分析方法——结构方程模型（SEM），以建立相应的理论假设模型，并逐步分析和检验各研究因素间的结构关系和效应。

1. *模型设定*　在本研究理论假设的基础上，结合前面关于抑郁、心理幸福感、职业紧张、工作满意度和心理一致感的量表信度分析结果及专业知识，由于心理健康潜变量不仅包含抑郁和心理幸福感，可能还有焦虑、狂躁等组分，所以仅有前两者是不满足多元指标的原则，可能模型局部无法识别等情况。因此，单独将抑郁和心理幸福感作为结局观察变量纳入模型；同时，将心理一致感作为内因潜变量进行处理，其所包含的 3 个维度作为观察变量，其余因素则根据变量聚合策略将一阶潜变量作为观察变量处理。在模型设定阶段，除了对心理一致感和一般抗性资源的探索，本研究还增添对职业紧张和工作满意度的探索，为丰富员工心理健康的干预角度和方案提供可能的参考，因此绘制了模型 Model C1 和 Model D1（图 11－5 和图 11－6）。模型 Model C1 中心理一致感这一综合变量模型不作为测量变量，而是通过结构方程模型进行潜在概念的估计以尽可能地控制误差。这种处理方式能够帮助研究者谨慎且同时评估模型中所有的参数，并检验所构架的理论模型与所得观察数据之间的适切性。而婚姻状况、经济收入、家人陪伴和业余爱好等分类变量已经过处理转变为逻辑二分类或有序多分类的形式纳入模型 C1，职业紧张则以连续型的

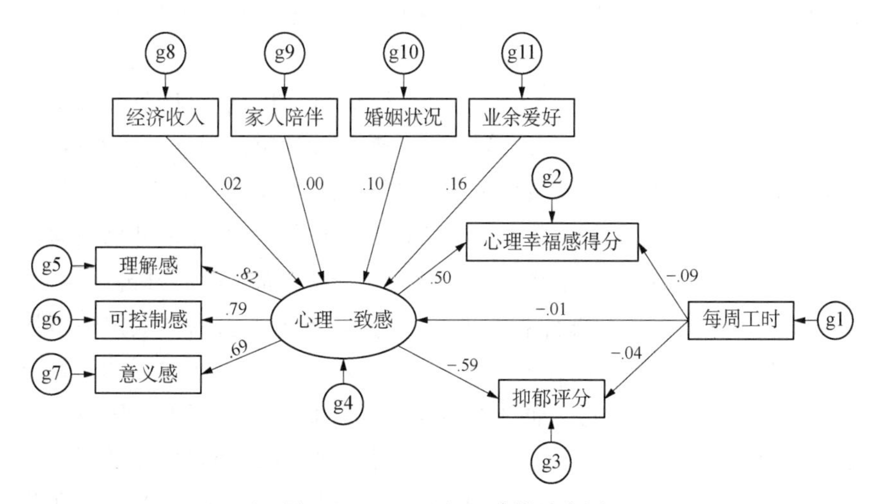

图 11－5　Model C1 建模示意图

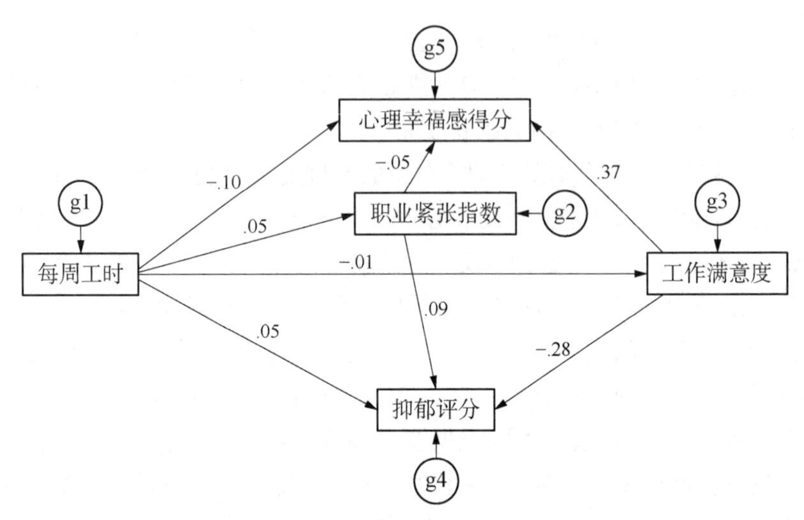

图 11－6　Model D1 建模示意图

职业紧张指数形式纳入模型 D1。

(1) 测量模型的假设。在模型 Model C1 中,对业余爱好到心理一致感的路径实施了限制条件,其中:①外生变量,每周工时,g1 为其所对应的测量误差项;此外还有经济收入、家人陪伴、婚姻状况和业余爱好,g8～g11 为各自对应的测量误差项;②内生变量,心理幸福感得分和抑郁评分,g2 和 g3 为各自对应的测量误差项。此外,还有理解感、可控制感和意义感,g5～g7 为各自对应的测量误差项;③假设中可能存在的中介潜变量,心理一致感,g4 为其测量误差项。同理,在模型 Model D1 中:①外生变量,每周工时,g1 为其所对应的测量误差项;②内生变量,心理幸福感得分和抑郁评分,g5 和 g4 为各自对应的测量误差项;③所添加的可能存在的中介变量,职业紧张指数和工作满意度,g2 和 g3 为各自对应的测量误差项。

(2) 结构模型的假设。在模型 Model C1 中:①每周工时能够直接影响心理幸福感和抑郁,并能够通过影响心理一致感而影响心理健康结局;②心理一致感能够影响抑郁和心理幸福感;③更为丰富的一般抗性资源能够影响心理一致感。而在模型 Model D1 中:①每周工时能够直接影响心理幸福感和抑郁,并能够通过影响职业紧张和工作满意度而影响心理健康结局;②职业紧张和工作满意度均能够直接影响心理幸福感和抑郁。

2. 模型评价与修正　在构建初步模型并得出参数估计和模型修正指

数(modification indices, MI)的条件下,逐步对模型 Model C1 和 D1 进行评价与修正,得出模型 Model C2 和 D2(图 11 - 7 和图 11 - 8)。最终的参数估计结果表明,模型中标准误均大于 0,标准化的回归权重均小于 1,同时各条路径系数和载荷系数的正负值符合专业常识与设定预期,且均具有统计学意义。模型最终的拟合指数结果详见表 11 - 10。

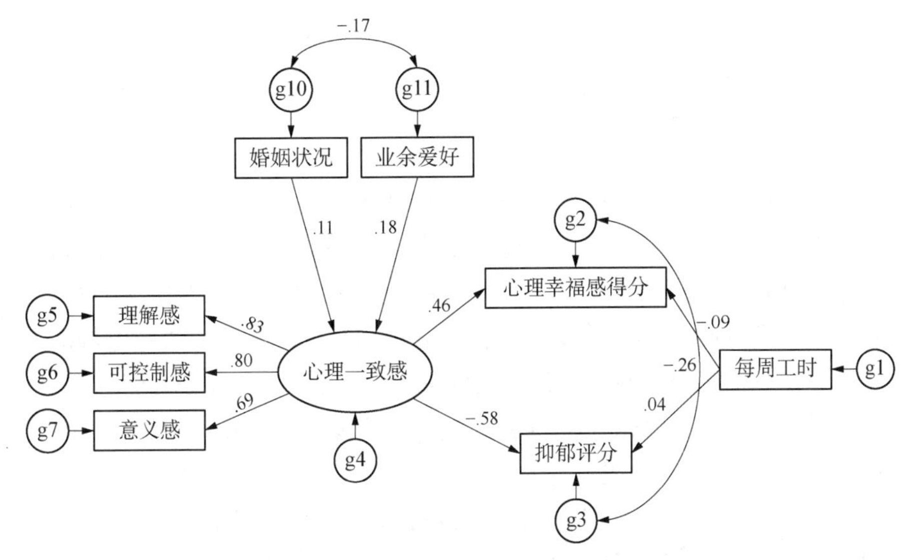

图 11 - 7　Model C2 建模示意图

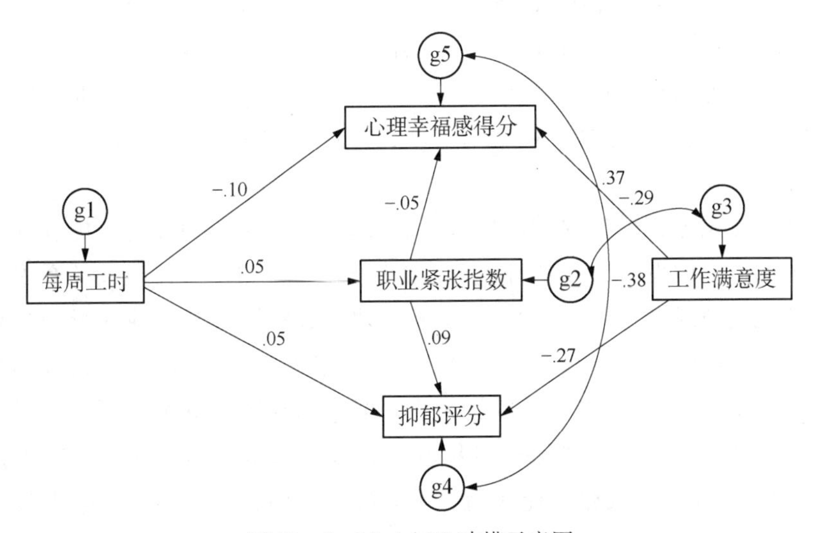

图 11 - 8　Model D2 建模示意图

表 11－10 模型构建的适配度指标及对应参数

模型	χ^2/df	GFI	NFI	CFI	RMSEA	ECVI
初始						
C1	27.83	0.916	0.791	0.797	0.112	0.451
D1	260.97	0.916	0.535	0.532	0.349	0.257
修正后						
C2	10.05	0.98	0.956	0.960	0.065	0.098
D2	0.31	1.000	1.000	1.000	0.000	0.013

注：依据模型经验值，各指标的推荐范围：χ^2/df 越小越好；GFI>0.90；NFI>0.90；CFI>0.90；RMSFA<0.10；ECVI 越小越好。

在 Model C1 中，根据各条路径影响的显著性大小，删掉了经济水平和家人陪伴对心理一致感的影响路径，以及每周工时对心理一致感的影响路径；而后为进一步修正拟合模型，将观察模型的 MI 以对协方差相对很大的项进行调整，发现“g2↔g3”和“g10↔g11”之间的修正指数值较高，提示心理幸福感得分与抑郁评分之间、婚姻状况与业余爱好之间存在一定的因素关联性。因此，这两条路径被建议需要纳入模型，从而对相应的路径误差进行修正，形成模型 Model C2。可以看到相较于初始设定的模型来说，Model C2 的模型适配度参数有了较为明显的提升，所以接受 Model C2 作为最终模型。而在 Model D1 中，根据路径影响的显著性删掉了每周工时对工作满意度的影响，模型的 MI 则提示“g2↔g3”和“g4↔g5”之间的修正指数值较高。因此，纳入所建议的两条路径，对路径进行相应的误差修正后形成模型 Model D2。同样地，可以看到 Model D2 比 D1 在模型适配度参数方面有了明显的提升，所以接受 Model D2 作为最终模型。

从结构方程模型的设定与修正结果中看出，Model C2 并未能验证本研究的研究假设 3，即是心理一致感在长工时与心理健康结局的关系中并未起到调节或者中介效应的作用，但心理一致感能够显著性地影响外来员工的正向性心理健康结局（心理幸福感）和负向性结局（抑郁）。同时，模型结果也表明，长工时可以作为心理健康结局的独立风险因素。但本研究中其对心理幸福感的影响要强于对抑郁的影响；而 Model D2 则提示，本研究中职业紧张可能作为长工时的部分中介变量而影响心理健康结局，但工作满意度对结局的影响相较而言要更大。

第三节　政策建议

本研究以上海外来员工为研究对象，描述了外来员工中长工时、抑郁和心理幸福感的现状，探讨了长工时与心理健康结局之间的关联，发现重度长工时（≥61 小时）可以作为外来员工不良心理健康状况的独立风险因素，同时也探究了心理一致感和一般抗性资源等积极因素可能具有的保护作用。

一、关注长工时的流行

世界范围内对长工时流行与相关危害的讨论已成为一个较为热门的话题，能让员工个人、组织和社会更好地认识到长工时的问题和潜在的威胁，以更好地推进职业人群，尤其是弱势职业群体如外来员工的健康促进和健康管理工作。本研究是国内首先关注外来员工中长工时的现状及其心理健康危害的研究之一，通过横断面调查发现上海外来员工中平均每周工时为（57.23±13.14）个小时，要显著高于本地员工，且有 29.1％的外来员工每周工时在 61 小时及以上，而另外 29.7％的人每周工时达到了 60 小时，符合国家法定标准者仅占比 19.4％。Nie 等在 2015 年的研究中用全国多个省调查的数据得出了一般中国人群的平均每周工时为 47 小时，因此，可以看出本研究中外来员工的每周工时已明显超过了国内一般人群的水平。而在同样针对外来员工的相关研究中，Li 等在 2007 年对杭州市的外来员工开展了心理健康状况调查，虽然并没有关注该人群中长工时的问题，但也在其数据分析阶段表明该群体较为年轻化，而且有约 28％的外来员工每天工时超过了 12 小时，该结果和本研究的发现较为相似。国内关于长工时的研究较为有限，李赞等学者曾对国家电网某公司的职工进行调查，同样以每周 44 小时作为划分标准，发现长工时的员工仅占总体的 35.3％，要远低于本研究中相应的发生率。在同以上相关研究的对比中，我们可以初步认为长工时问题已成为国内外来员工中一种较为流行的现象。无独有偶，在 2019 年国内互联网公司所盛行的“996”工作制也引发了社会各界的广泛讨论；“996”工作制迫使员工每天工作 10 小时以上，且每周工作6天，是一种严重违反我国劳动法规的延长法定工作时间的工作制度。不管是对于何种职业群体，或对何种行业来说，强制加班现象都不应成为单位或企业的文化。因此，未来国内对职业人群长工时问题的关注和研究仍有很大的提升空间。

整体来说，东亚地区是全球长工时或过度加班问题最为严重的地区，而且发展中国家要比发达国家更为严重。ILO在其报告中表明，虽然大部分国家将每周的最高工作时长限定为48小时，但其实在发展中国家，发生长工时的员工比例几乎是发达国家的2倍以上，而长工时背后的动机主要是该群体的薪资普遍较低，这也意味着员工经常需要更长时间的工作以维持生计。欧盟地区虽然长工时的问题较为罕见，但仍每5年开展一次工作状况普查(working condition survey, WCS)而树立了良好的榜样，以了解从事各类经济活动的职业群体及其工作环境，作为提高工作质量、促进生产力和增加就业相关决策及政策的参考。相较之下，韩国是东亚地区长工时最为严重的国家，但其近10年来对职业人群工作时间和工作条件等的监测与研究却优于我国。韩国职业安全与健康署(KOSHA)一直在开展韩国工作状况调查(KWCS)，除模仿欧盟的WCS以分析职业人群工作条件和工作环境之外，还旨在掌握各职业场所中相关风险因素的成因，并提供服务于本土化职业安全与卫生政策的基准数据，其中就包括了对代表性职业群体中长工时问题的监测与分析。而从组织和社会的角度来说，Liu等已在其实证研究中表明，长工时并不能有效地促进组织和社会的发展，因为员工个人长工时的暴露与健康状况存在负相关关系，同时过长的工作时间恰好是组织绩效表现的反向指标，而在社会层面长工时与整体经济发展之间存在负相关关系。因此，国内的外来员工作为特征鲜明的职业群体，作为我国市场开放进程中基础建设与经济提升的重要基石，关注该群体中长工时的问题并建立完整的工作条件监测数据库是未来值得着重考虑的。

二、重视更为“全面”的心理健康问题

外来员工的心理健康问题长久以来都是社会学领域和公共卫生学领域的学者们所研究的热点议题，因为自20世纪以来关于国际间移民或跨国劳动者的研究已创立了良好的示范。国内的外来员工作为“内部移

民”，相较于跨国移民劳工来说，所遭受的文化再适应、本地语言学习和异乡歧视等可能会更少，但仍会面临众多的健康和安全风险，所以该群体的心理健康状况亦是学界讨论的热点。本研究中，外来员工群体抑郁的发生率为 19.5%，有将近 1/5 的员工存在抑郁，而李辉等已经在其抑郁流行病学调查中发现，城市一般人群的抑郁发病率为 16.9%，可以看出本研究中外来员工的抑郁发生率是要高于国内一般人群的。而在同样针对外来员工的相关研究中，Yang 等在 2012 年对上海的外来员工开展横断面调查，所纳入的研究样本量更大，但研究对象中抑郁的发病率(13.7%)更低；Qiu 等学者对西南地区成都的内部移民劳工进行了横断面调查，发现该地外来员工的抑郁发病率为 23.7%，要高于本研究的结果；Zhong 等则是对华南地区深圳的外来员工进行了抑郁障碍的调查，发现从制造型工厂所招募的研究对象中，一个月和终身的抑郁障碍症发病率分别是 1.4% 和 5.1%，该数据要明显小于本研究的结果。此外，Lam 等、Yang 等也分别对深圳、广州和杭州等地的外来员工进行调查研究，但使用的是量表评分来衡量心理健康，或是关注感知压力、心理不良应激等其他相关的心理健康问题，无法与本研究中抑郁的发病率进行比较。而本研究与前述研究结果间的差异可能归因于几个因素。例如，在研究对象的职业分布和抽样程序，以及对应的结局测量工具(PHQ－9 量表、SCL－90－R 量表、CES－D 量表、迷你版精神病学访谈等)等方面存在差异。此外，考虑到劳动力输出地区的地理特征异质性和风俗差异性，成长及生活背景的不同也可能会导致结果产生一定的偏差。

从正向的心理健康结局——心理幸福感或福祉的角度来说，本研究中低心理幸福感的发生率为 27.1%，要略高于抑郁的发生率，两者间的差异可能也印证心理健康所具有的连续体模型，即是外来员工个体的心理状态可能处于不断的变化之中，但其总是处于连续体中的“某一点”上，而心理幸福感较低的个体并不一定会恶化成为抑郁等心理性疾病的状态，只是会有向连续体上该方向靠近的趋势。在相关研究方面，Li 等在针对广州外来员工的研究中也使用了 WHO－5 指数来评估心理幸福感，发现外来员工相较于本地员工有细微的优势，但也仅是使用量表评分来进行描述，并未统计低心理幸福感的发生率。而在欧盟体面工作和美国 NIOSH 员工全面健康的概念与实践逐渐流行的时代背景下，国内仍缺乏对职业人群甚至是一般人群中心理幸福感的探讨与研究。因此，很难找到有关心理幸福感或福祉的常模与本研究进行对比。值得注意的是，欧洲国家已根据 WHO 的《心理健康差距行动纲领》(mhGAP)目标，探索了提升人群心理幸福感并预防心理性疾病的相关策略。例如，英国已发布针对全年龄段人群的“拥抱心理健康，拥抱健康”(no health without mental health)的跨政府战略，开发并验证了沃里克-爱丁堡-心理幸福感量表(WEMWBS)在测量心理幸福感或福祉方面的有效性，旨在促进和提升公民的整体福祉水平。未来，国内也应将心理幸福感的健康传播和本土化测量工具的开发提上议程，从心理幸福感的“快乐维度”和“幸福维度”来为全人群(包括外来员工等弱势群体)提供更优的心理卫生服务。因此，本研究从外来员工正向和负向心理健康结局的角度提供了实证且全面的参考，能够帮助组织和社会更加整合、一体地思考外来员工中的心理健康问题。

三、减轻长工时对心理健康危害

本研究中多因素回归的结果显示，当每周工时超过 60 小时时，外来员工的长工时可成为降低其心理幸福感的独立危险因素；对抑郁来说，虽然模型纳入健康行为及生活方式后对总体变异的贡献很小，但此时长工时对抑郁的影响不具有统计学意义。因此，在本研究的实证基础上，从实际操作的角度来说，当单位或企业处于上升阶段，且无法避免员工发生长工时的情况下，也应尽量把每周的工时控制在 60 小时以内，否则就会给员工的心理健康带来一定的负担，进而影响单位或企业的整体生产效率。而以往的相关研究结论虽然总体上认为长工时能够造成一般职业人群抑郁的风险增加，但仍存在一定的差异。李赞等、Milner 等、Virtanen 等、Kim 等和 Afonso 等的研究结果均表明，一般职业人群暴露于长工时将会导致患抑郁的风险显著增加；仅有 Li 等是以外来员工作为研究对象并发现长工时(>45 小时)能够显著降低外来员工的心理幸福感。虽然该研究并未对长工时作定义及区间划分，但仍与本研究的结果较为一致。而 Varma 等、Watanabe 等的研究则认为，长工时并未显著性地提升一般职业人群患抑郁的风险。因此，并不能作为抑郁结局的预测因子。而本研究中多因素分析的结果与此相一致，提示长工时对外来员工抑郁的影响是不显著或细微的。前述研究结果间存在一定差异的原因可能在于几个方面，包括研究方法学设计的差异、不同的暴露和结局评估工具、研究对象的不同职业类型、样本量的差异以及对潜在混杂因素的控制等，甚至还有地区之间的工作文化差异。例如，各研究定义及划分长工时所选择的分界点存在差异，该截断值从每周 40 小时、44 小时到 52 小时甚至高达 70 小时不等，并且使用不同的测量工具如 GHQ - 30 量表、SF - 36 量表、CES - D 量表、HADS 量表和单条目量表等评估职业者的心理健康状况。因此，总体来说，采用更多稳健方法学、纳入样本大的研究均能够表明长工时可作为一般职业人群抑郁和低心理幸福感的危险因素，而 Kim 等的研究还发现长工时与抑郁发生的优势比之间存在剂量-反应关系。

从发生机制上来说，长工时可以从不同的角度影响外来员工的整体健康水平，而在心理健康状况方面，长工时的影响可能通过较为复杂的路径以最终导致心理健康的恶化。本研究中，通过结构方程模型的验证性分析，发现长工时可以直接作用于外来员工的抑郁和心理幸福感，但对心理幸福感的影响要更大，同时长工时可能会通过职业应激暴露如职业紧张、职业倦怠和付出-回报不平衡(ERI)等的中介效应而影响外来员工的抑郁和心理幸福感，而 Angrave 等、Maizura 等、Tsutsumi 等和 Wang 等学者的研究也提出了较为一致的观点。对于一些本研究中未纳入的潜在影响因素，如睡眠情况、家庭或亲友关系指数等，已有相关研究对这些因素与长工时和心理健康结局的关系进行了探究。首先，有较为稳健的研究证据表明，长工时可能会导致员工的睡眠不足，因此其从日常工作的疲倦中“恢复或修复”的时间也不足，最终使员工更容易受到心理健康恶化的影响；除了睡眠时间的减少，长时间的工作还可能会减少员工休闲活动或个人爱好的时间，而这些活动或爱好有助于员工缓解压力，享受精神上的放松状态。其次，长工时的员工也可能很难在工作和家庭生活之间维持平衡，通常会造成陪伴家人的时间匮乏和被排除在家庭活动之外。研究表明过度长工时与工作-家庭冲突有关，这会导致员工家庭互动少、婚姻冲突多、家务参与少。因此，造成工作与家庭生活之间的冲突，而这反过来将会导致更高的工作压力和抑郁。值得注意的是，本研究中的一般抗性资源如业余爱好，能够显著提升外来员工的心理幸福感，并且能够增强员工的心理一致感。虽然本研究未能验证心理一致感在长工时与心理健康结局的关系中具有中介或调节效应，但可以看到心理一致感可以显著降低外来员工的抑郁，并促进其心理幸福感的提升，所以未来针对外来员工的心理健康促进或干预措施可重点关注这类积极因素。但由于业余爱好与员工的私人生活相关，当组织或管理者在考虑开展工作场所健康或福利项目时，应该避免将责任从组织/管理者转移到个人/员工身上，并要避免对员工私人生活的干预。

第四节　结论

本研究通过对上海外来员工的横断面调查，使用正向（幸福感）和反向（抑郁）两种测量工具以评估外来员工的心理健康状况，发现外来员工中长工时的问题较为严重，外来员工的每周工时要显著高于本地员工，而该群体抑郁的现患率要高于一般人群，且超过1/4的员工心理幸福感较低。通过多因素分析和结构方程模型的验证分析，我们发现，长工时可作为外来员工不良心理健康状况的独立危险因素。其中，长工时能够显著降低外来员工的心理幸福感，但对抑郁的作用却相对较弱。此外，长工时可以通过职业紧张的中介作用影响外来员工的抑郁和心理幸福感，而心理一致感、工作满意度和工作场所社会支持等因素均与外来员工的心理健康状况存在显著的正向关联。

但本研究为横断面研究，因果数据同时采集，未能验证心理一致感可以作为长工时危害的中介或调节变量的研究假设。未来的研究可以采用更稳健的纵向研究设计，纳入更有代表性、外推性更强的样本，并采用客观、准确的方法测量暴露与结局因素，以更好地厘清长工时与外来员工心理健康间的关系。

因此，在工作场所数据为基础的政策导向下，为了促进外来员工群体心理健康，并提升该群体的整体福祉，应加强对工作场所长工时问题的管控，培训员工时间管理和高效工作的技能，而相关的心理健康促进计划或干预措施也应密切关注长工时的影响，以实现员工全面健康的目标。

（李赞　戴俊明）

参考文献

[1] 高银燕 甘婷，江丽丽，等. 工作时长与肥胖发生风险的剂量反应关系 [J]. 环境与职业医学，2019，36(11)：989 - 994.

[2] 国家统计局. 2018 年农民工监测调查报告 [EB/OL]. [2020 - 01 - 30]. http://www.stats.gov.cn/tjsj/zxfb/201904/t20190429_1662268.html.

[3] 李赞，戴俊明，张丹，等. 国家电网某公司员工长工时对职业应激和抑郁的影响 [J]. 中华劳动卫生职业病杂志，2018，36(4)：271 - 274. on/wcms_686645.pdf.

[4] AFONSO P, FONSECA M, PIRES J F. Impact of working hours on sleep and mental health [J]. Occup Med (Lond), 2017, 67(5): 377 - 382.

[5] ANGRAVE D, CHARLWOOD A. What is the relationship between long working hours, over-employment, under-employment and the subjective well-being of workers? Longitudinal evidence from the UK [J]. Human Relations, 2015, 68(9): 1491 - 1515.

[6] BANNAI A, YOSHIOKA E, SAIJO Y, et al. The risk of developing diabetes in association with long working hours differs by shift work schedules [J]. J Epidemiol, 2016, 26(9): 481 - 487.

[7] BUTERA J. Fit mind, fit job: from evidence to practice in mental health and work [J]. Oecd, 2015:213 - 225.

[8] CHEN H, WANG L, WEI Y, et al. The potential psychological mechanism of subjective well-being in migrant workers: a structural equation models analysis [J]. Int J Environ Res Public Health, 2019, 16(12):2229.

[9] H M Government / Department of Health. No health without mental health. A cross-government mental health outcomes strategy for people of all ages [EB/OL]. [2020 - 01 - 30]. https://www.gov.uk/government/uploads/system/uploads/attachment_data/file/213761/dh_124058.pdf.

[10] IDAN O, ERIKSSON M, AL-YAGON M. The salutogenic model: the role of generalized resistance resources [M]. //MITTELMARK M B, SAGY S, ERIKSSON M, et al. The handbook of salutogenesis, Switzerland: Springer. 2017: 57 - 69.

[11] KIRKLAND A. Critical perspectives on wellness [J]. J Health Polit Policy Law, 2014, 39(5): 971 - 988.

[12] KIVIMAKI M, NYBERG S T, BATTY G D, et al. Long working hours as a risk factor for atrial fibrillation: a multi-cohort study [J]. Eur Heart J, 2017, 38(34): 2621 - 2628.

[13] LAM K K , JOHNSTON J M. Depression and health-seeking behaviour among

migrant workers in Shenzhen [J]. Int J Soc Psychiatry, 2015, 61(4): 350 - 357.

[14] LI J, ROSE N. Urban social exclusion and mental health of China's rural-urban migrants—A review and call for research [J]. Health Place, 2017, 48: 20 - 30.

[15] LIU B, CHEN H, GAN X. How much is too much? The influence of work hours on social development: an empirical analysis for OECD countries [J]. Int J Environ Res Public Health, 2019, 16(24):4914.

[16] MESSENGER J. Working time and the future of work [M]. Geneva: International Labour Organization, 2018.

[17] MILNER A, SMITH P, LAMONTAGNE A D. Working hours and mental health in Australia: evidence from an Australian population-based cohort, 2001 - 2012 [J]. Occup Environ Med, 2015, 72(8): 573 - 579.

[18] MOU J, GRIFFITHS S M, FONG H F, et al. Defining migration and its health impact in China [J]. Public Health, 2015, 129(10): 1326 - 1334.

[19] NAGATA S, MCCORMICK B, PIATT J. Leisure behavior and sense of coherence in the context of depression [J]. J Community Psychol, 2020, 48(2): 283 - 301.

[20] NIE P, OTTERBACH S, SOUSA-POZA A. Long work hours and health in China [J]. China Economic Review, 2015, 33: 212 - 229.

[21] OECD. Hours worked [EB/OL]. [2020 - 01 - 30]. https://data. oecd. org/emp/hours-worked. htm.

[22] OGAWA R, SEO E, MAENO T, et al. The relationship between long working hours and depression among first-year residents in Japan [J]. BMC Med Educ, 2018,18(1):50.

[23] SCHUZ B, CZERNIAWSKI A, DAVIE N, et al. Leisure time activities and mental health in informal dementia caregivers [J]. Appl Psychol Health Well Being, 2015, 7(2): 230 - 248.

[24] The International Labour Organization. Safety and health at the heart of the future of the work [EB/OL]. [2020 - 01 - 30]. https://www. ilo. org/wcmsp5/groups/public/-dgreports/-dcomm/documents/publicati

[25] The International Labour Organization. Working time around the world [EB/OL]. [2020 - 01 - 30]. https://www. ilo. org/wcmsp5/groups/public/-dgreports/-dcomm/-publ/documents/publication/wcms_104895. pdf.

[26] The Japan institute for labour policy and training. Workig-time arrangemerts. [EB/OL]. [2020 - 01 - 30]. http://www. jil. go. jp/kokunai/statistics/databook/2012/06/p195-202_t6-6. pdf.

[27] The National Institute for Occupational Safety and Health. What is total worker

health? [EB/OL]. [2020 - 01 - 30]. https://www.cdc.gov/niosh/twh/totalhealth.html.

[28] TRUDEL X, BRISSON C, GILBERT-OUIMET M, et al. Long working hours and the prevalence of masked and sustained hypertension [J]. Hypertension, 2020, 75(2): 532 - 538.

[29] VIRUPAKSHA H G, KUMAR A, NIRMALA B P. Migration and mental health: an interface [J]. J Nat Sci Biol Med, 2014, 5(2): 233 - 239.

[30] WANG J, PATTEN S B, CURRIE S, et al. A population-based longitudinal study on work environmental factors and the risk of major depressive disorder [J]. Am J Epidemiol, 2012, 176(1): 52 - 59.

[31] WATANABE K, IMAMURA K, KAWAKAMI N. Working hours and the onset of depressive disorder: a systematic review and meta-analysis [J]. Occup Environ Med, 2016, 73(12): 877 - 884.

[32] WESTON G, ZILANAWALA A, WEBB E, et al. Long work hours, weekend working and depressive symptoms in men and women: findings from a UK population-based study [J]. J Epidemiol Community Health, 2019, 73(5): 465 - 474.

[33] Working to death in China: A look at the nation with the highest instance of death from overwork in the world [EB/OL]. [2020 - 01 - 30]. http://thediplomat.com/2014/03/working-to-death-in-china/.

[34] World Health Organization. Depression and other common mental disorders: global health estimates [EB/OL]. [2020 - 01 - 30]. https://apps.who.int/iris/bitstream/handle/10665/254610/WHO-MSD-MER-2017.2 - eng.pdf? sequence=1.

[35] World Health Organization. The world health report 2001 - mental health: new understanding, new hope [EB/OL]. [2020 - 01 - 20]. https://www.who.int/whr/2001/en/whr01_en.pdf? ua=1.

[36] World Health Organization. What is mental health [EB/OL]. [2020 - 01 - 30]. http://www.who.int/features/factfiles/mental_health/en/.

[37] YANG H, GAO J, WANG T, et al. Association between adverse mental health and an unhealthy lifestyle in rural-to-urban migrant workers in Shanghai [J]. J Formos Med Assoc, 2017, 116: 90 - 98.

[38] ZHONG B L, LIU T B, CHAN S S, et al. Prevalence and correlates of major depressive disorder among rural-to-urban migrant workers in Shenzhen, China [J]. J Affect Disord, 2015, 183: 1 - 9.

第十二章

流动人口社会资本

在流动人口心理健康的研究中，社会资本是一个非常重要的要素。本章就社会资本这个主题展开讨论，同时也展示我们开展流动人口社会资本的研究成果。

第一节　社会资本定义、分类、评价

一、社会资本的定义

社会资本(social capital)早期用于教育学领域，随后被社会学家而定义，最后在多个领域被应用。社会资本的研究经历了从社会学领域到经济学领域，再到健康领域的过程，现在被认为是健康的重要决定因素之一。但是，究竟谁先发现了社会资本呢？实际上，从古代到20世纪许多学者在他们的著作中均指出了人类社会关系的重要性，这种关系与社会资本具有很多相似之处。古希腊哲学家亚里士多德在他的政治社会理论中，就提出许多与社会资本相似的观点。在《尼各马可伦理学》(*Nicomachean Ethics*)中，亚里士多德认为“人是政治活动的产物”，即“人类是社会性动物”，个体是不能与社会进行比较的，因为个体只有在社会背景下才可以实现其功能，个体是整个社会不可或缺的部分。尽管，社会资本是当前的一个研究热点，但目前尚无统一的概念。其中，在健康领域，美国社会学家 Robert D. Putnam 对社会资本的定义应用最为广泛。Putnam 认为，社会资本是个体间、社会主体间以及国家间的密切关系，其表现特征有：社会网络、信任、规范以及社会道德等方面，这些表现形式能够通过行动上的协调来提高社会的效率。

二、社会资本的分类

按存在的区域进行分类，可将社会资本分为社区社会资本、学校社会资本和工作场所社会资本等。社会资本在健康领域早期的研究大多集中在社区层面。从 20 世纪 90 年代开始，学者们关于居住环境对健康影响研究激增，描述社区环境的全面框架中不仅包括物质环境和服务环境，而且还包括社会环境，其中社会资本是社会环境的一个重要部分。以往的大多数研究揭示社区社会资本对社区居民的积极作用。但是 Subramanian 等的研究显示，生活在一个高度团结的社区中有利于那些对邻居表达高度信任的人的心理健康，而对邻居不信任的居民，他们的心理健康会因为生活在一个凝聚力较高的社区而变得更糟。

学校社会资本指的是父母、学生和学校在以学校为中心的网络中的良好意愿、友谊和社会交往等，学校社会资本对学生形成良好的行为(减少烟草使用、饮酒和自杀行为等)和生活习惯具有重要的作用。当然，就像社区社会资本有利有弊，如果学校的学生整体行为习惯较差，如班级里有很多同学有吸烟行为，其他学生看到这种现象也模仿这种行为，这就导致不良的后果。因此，在学校层面，应在健康行为上加强宣传，老师积极引导，遏制学生的这些不良行为的发生，并在学生团体中形成良好的氛围，学校社会资本能够促使学生向好的方向发展。

在中国城市化快速发展的过程中，员工花在通勤上的时间变长，再加上工作紧张、工作时间长，这些因素减少了人们和邻居、朋友的交往，员工在工作场所的生活取代了原本用于社区和社会参与的时间，工作场所已成为职业人群人际交往的主要场所。工作场所社会资本是指一个工作单位的员工在工作过程中同事之间的互惠、信任、尊重以及员工和领导层之间的相互信任等。国内外的研究发现，工作场所社会资本对员工的躯体健康(减少全人群死亡率、降低高血压发病率)、心理健康(缓解职业人群压力、显著减少心理问题)以及行为(降低职业人群吸烟率和饮酒率)等都有积极影响。以往对工作场所社会资本的研究大多具有样本量大的特点，这使得社会资本在工作场所的研究较其他场所的研究有更大的优势。一项针对上海市 34 个工作场所的 2 380 名员工的调查研究发现，个体层面和群体层面的工作场所社会资本均对员工的健康和行为具有重要的作用，但是对于群体层面的社会资本较高的工作场所，也存在有些员工因为性格和（或）个别社会资本较高的员工关系不好等原因无法融入单位团体之中进而影响了其在整个单位的人际关系网，导致员工在单位工作过程中被孤立，有困难找不到解决，有心理问题无人倾诉，影响其心理健康，最终导致离职等情况的发生。

也有一些学者将社会资本分为结合型社会资本、桥接型社会资本和连接型社会资本。其中，结合型社会资本是指同类群体（如社团、工作场所）之间内向型的社会关系；桥接型社会资本是指不同类型的个体的外向型社会网络；连接型社会资本主要是指上级和下级之间的关系。高水平的结合型社会资本能够使个人对团体有较大的认同和归属感，从而有利于团体的发展。但是凡事都有两面性，Ashutosh 等对印度宗教团体的研究显示，如果一个宗教团体的结合型社会资本过高，和另外的宗教团体的关系就会更加紧张，从而导致宗教暴力事件的发生。而桥接型社会资本通过维持宗教团体之间的沟通渠道，以及有效地消除煽动暴力的谣言，从而减少宗教暴力事件的发生。Caughy 等对巴尔的摩低收入社区的研究显示，母亲对社区的联系程度越低，孩子的行为和心理健康问题就越少，对于弱势群体而言，他们更看重家庭生存等方面的现实因素，加强他们的社区社会资本反而会让他们感受到周围人的歧视，在心理上觉得自己在各方面不如别人，从而影响心理健康和主观幸福感。社会资本对人群健康到底起积极作用还是消极作用关键是在能否获取所需要的资源，这种资源包括物质资源、心理慰藉等。Sundquist 等对瑞典国家队列研究的分析发现，连接型社会资本能够减少社区居民的药物滥用。这主要在于连接型社会资本高的人群更能融入社会认可的药物使用规范和价值观，从而减少药物滥用。

社会资本也可以分为认知型社会资本和结构型社会资本两个维度。其中，认知型社会资本是指团体成员主观上共享的价值观念和情感，如信任和价值观，结构型社会资本是客观生成的社会网络，包括在人与群体之间建立联系的相关角色和组织。认知型和结构型社会资本可能造成不同的健康结果，Silva 等对越南和秘鲁人群的研究发现，高水平的认知型社会资本能够促进心理健康，而结构型社会资本则相反。这主要在于认知型社会资本能够提供给居民情感支持，促使他们相互信任，从而促进心理健康，而结构型社会资本更强调社会网络中的组织结构方面，如果这种组织结构不完善，存在许多不合理的地方，会对组织里的成员产生消极影响，危害其心理健康。在国家层面，结构型社会资本强调的社会网络能够培育公民精神，提高制度绩效，从而促进和谐社会的建成。

对社会资本按存在的维度进行分类，可以分为水平维度和垂直维度的社会资本，其中结合型和桥接型社会资本属于水平维度，连接型社会资本属于垂直维度。水平维度的社会资本指的是同一级别人员之间信任、联系等，而垂直维度的社会资本则是指上级和下级成员之间的网络关系。

对于流动人口而言，社会资本又可分为原始社会资本和新型社会资本，其中原始社会资本主要是以血缘和地缘关系为核心，而新型社会资本则是以流入地的熟人和同事为核心。韩叙等的研究发现，原始社会资本对城乡流动人口初次非正规就业效果明显；新型社会资本对城乡流动人口家庭迁移具有显著正向影响，这主要在于新型社会资本通过影响城乡流动人口获得更高层次的非正规就业进而影响其家庭迁移。

除此之外，社会资本可以分为"强关系"和"弱关系"。其中弱关系指的是和联系不频繁的人的关系，在与亲友、同学、邻居的交往过程中都可能会产生，弱关系促成了不同群体之间的信息流动，传播了人们原本不太可能看到的信息，从而大大促进就业。强关系指的是和亲密的家庭成员、挚友以及主要工作伙伴等的关系。相比于弱关系，强关系所在的朋友圈重叠程度较大，包含的人群范围较小，信息传播的速度较慢，数量较少，对流动人口就业的帮助没有弱关系大。

三、社会资本的作用机制

Berkman 等认为，社会资本主要通过以下 5 种途径影响人群的健康：①传播健康促进知识；②通过非正式的社会控制保持健康的行为规范；③促进人们获得流入地的卫生保健服务和便利设施；④获得心理和物质支持；⑤在社会网络中获得相互尊重。社会资本也有其不利的一面，Portes 认为主要在以下 4 个方面：①对有凝聚力的群体成员提出过分的要求，要求他们向他人提供帮助；②对团体一致性的期望可能导致对个人自由的限制以及对多样性的不容忍；③团体内部团结一致，排斥团体外的成员，在某些情况下甚至压迫他们；④在一个紧密团结的群体中，规范水平的下降会阻碍社会向更好的方向发展。一个形象的例子：社区、学校、工作场所产生的社会资本大部分对团体内的人群产生积极影响，而相反传销机构内部也有较强的社会资本，但显而易见这种社会资本不仅对内部的个人，还是外部社会都会产生不利影响。

四、社会资本的测量方法

1. 工作场所社会资本　目前，测量工作场所社会资本是采用经过验证的中文版工作场所社会资本量表进行测量。该量表由 8 个条目组成，每个条目都是从 1～5 进行评分，8 个条目的平均分即为个体水平的工作场所社会资本的得分。工作场所社会资本可分为结合型、桥接型和连接型社会资本，其中第 3、4、5 为结合型社会资本的三个条目，三个条目的平均分为结合型社会资本的得分；第 6、7 为桥接型社会资本的得分，两个条目的平均分为桥接型社会资本的得分；第 1、2、8 为连接型社会资本的得分，三个条目的平均分为连接型社会资本的得分。对于工作场所较多的研究，不仅员工个体存在差异，各个工作场所也可能存在不同。因此，可以将工作场所社会资本从个体和群体两个角度进行评价，群体层面的工作场所社会资本为对象所在单位所有参与研究的职业人群的平均水平，见表 12 - 1。

表 12 - 1　工作场所社会资本量表中文版

项目	回答项				
	1：完全不同意	2：不同意	3：中立	4：同意	5：完全同意
1. 我们的领导对我们很友好、很贴心					
2. 我们的领导很关心我们职工的权益					
3. 我们有一种“集体主义”的理念					
4. 在我们单位，大家会相互转告工作相关的事情					
5. 我们觉得能够互相理解和接纳					
6. 为了取得最好的结果，我们单位的每个人都会提出自己的想法或意见					
7. 为了产生新的想法，我们单位的每个成员都能互相合作					
8. 我们可以信任我们的领导					

2. 社区社会资本　社区社会资本可以用认知型社会资本和结构型社会资本分别测量，在实际的评价过程中，认知型社会资本可以用社会凝聚力进行测量，而结构型社会资本可以用社会组织的成员以及社会参与两个方面进行测量。

(1) 社会凝聚力采用邻里关系量表中文版进行测量，4个条目的总和为认知型社会资本的得分，见表12-2。

表12-2　邻里关系量表中文版

项目	回答项				
	1：完全不同意	2：不同意	3：中立	4：同意	5：完全同意
1. 小区的人们愿意互相帮助					
2. 小区的人们彼此间能和睦相处					
3. 小区的人们值得信任					
4. 小区的人们对客观事物(人、事、物)的看法比较一致					

(2) 社会组织的成员可以通过询问受访者是否属于其所在地区的下列6个社会组织的成员进行评估。选择“参加”该项目得1分，选择“不参加”得0分，6个项目之和为该量表的总分，见表12-3。

表12-3　社区活动

请问你是否参与以下组织	回答项	
	参加	未参加
1. 兴趣活动小组(老年大学，老年活动中心)		
2. 志愿者组织		
3. 政府部门成员(居委会，街道办事处)		
4. 党派组织(党支部，民主党派等)		
5. 工作相关组织(工会，退管会，行业协会)		
6. 宗教组织		

(3) 社会参与的频率是通过询问被调查者参加8项不同活动的频率进行测量。各条目均按1～5分进行评分(1=每周2～3次，2=每周1次，3=每月几次，4=每年几次，5=不参与)，8个条目的平均分即为社会参与的频率，见表12-4。

表 12-4 邻里参与

请问你参与以下活动的频率如何？	回答项				
	1	2	3	4	5
1. 拜访亲戚或朋友					
2. 参加户外兴趣小组					
3. 参加社区组织的文化或体育活动					
4. 听讲座或报告					
5. 参加自我管理或互助小组					
6. 做志愿者工作					
7. 参加党派组织活动					
8. 外出就餐或购物					

注：1＝每周 2～3 次，2＝每周 1 次，3＝每月几次，4＝每年几次，5＝几乎不参与。

第二节 社会资本对流动人口的影响

国家卫生健康委员会发布的《中国流动人口发展报告 2018》显示，2017 年流动人口规模为 2.44 亿人。中国的流动人口促进了人口红利的实现，对中国城市化的发展起到了关键作用。其健康不仅对其本身而言至关重要，也能够通过影响工作质量、效率等影响社会经济的发展。大量的研究显示，流动人口在流入地的生活质量不高，目前国内流动人口主要存在以下四大障碍：就业、住房、社会保障以及子女教育。流动人口的健康状况并没有获得足够的重视，国内有关社会资本对流动人口的自评健康、心理健康、主观幸福感和行为等方面的影响的研究还比较少见，国外的研究多以国家间的移民为主。中国流动人口的特性决定了中国的研究主要以本国人群的国内流动为主，跨国的移民和国家内部的流动人口都存在地域上的迁移，不同之处在于，国家间的移民包括宗教、种族和制度等的差异性，而国内主要是地区文化（如：方言）等的差异性，但是在社会资本对流动人口（移民）的影响上存在一定的共通性。

一、社会资本对流动人口身体健康的影响

韩国的一项对从外国以婚姻移民到本国的人口的研究显示，居住在桥接型社会资本较高的社区的移民自评健康较好，但是也发现结合型社

会资本对移民的自评健康存在不利影响。对于许多移民来说，在文化适应和适应的过程中，考虑到典型的语言和其他文化和制度障碍，移民很难从其他外国血统的人那里寻求和找到支持（社会资本）。因此，移民团体一般都会寻求与他们拥有共同种族背景和血统的其他人。如，世界各地都存在的唐人街就是一个典型的例子。Kanas 等认为，桥接型社会资本为移民提供了正式部门就业、较高收入、工作稳定性等方面的价值，而结合型社会资本则将移民排除在与主流社会成员建立交叉关系的好处之外，可能会对劳动力市场造成负面影响，影响移民的自评健康。另一项对澳大利亚移民的研究显示，提高外国移民的社会资本水平，即加强外国移民与本地人的沟通，使他们结交不同背景的朋友，多参加宗教场所等社会活动，能够增强这些移民适应新环境的能力从而促进移民的身体健康。Kawachi 等对美国 39 个州的研究表明，高社会资本与良好的健康结局相关，如较低的总死亡率、冠心病发病率和恶性肿瘤死亡率。这主要在于社会资本传播健康知识，促使人群形成良好的行为习惯。

Tutu 等对加纳国内流动人口的研究显示，社会资本通过促进健康信息的传播以及情感支持影响流动人口的健康。即与本地居民有较强联系的流动人口，能够获得本地居民提供的各类健康信息，从而对健康产生积极影响。但是该研究也发现，虽然接受情感支持是健康状况的预测因子，但缺乏来自其原本种族群体的情感支持并不会对自评健康产生负面影响，这主要在于移民从其他不同的社交网络中获得的情感支持起到的调节作用。在国内，王培刚等对武汉市的流动人口的调查发现，社会资本能够通过促进社会融合提升流动人口的健康获得水平，促进其躯体健康。

二、社会资本对流动人口心理健康的影响

大量研究显示，社会资本对流动人口的心理健康有重要作用。社会资本主要通过以下几种方式来影响流动人口的心理健康。首先，社会资本里的弱关系能够给流动人口提供大量的就业、医疗和子女教育等方面的信息和服务，从而缓解家庭子女无法上学等带来的压力，如 Agampodi 等的研究显示，个体层面的认知型和结构型社会资本能够通过提供针对性的护理改善孕妇的抑郁状况，促进其心理健康。另一方面，流动人口如果有较高的社区社会资本，其在一个亲友较少的流入城市中社会排斥较

少,有较高的社会支持。对于工作场所的流动人群而言,社会资本高的工作场所能使流动人口在工作场所中感受到归属感和安全感,单位能够给予流动人口更多的社会支持,从而促进流动人口的心理健康。

另外,也有研究显示社会资本对流动人口的心理健康具有负面效应。如:肖敏慧等认为,参加社会活动也可能使流动人口暴露于更大、更多的压力源,从而影响其心理健康。

近些年,老年流动人口数量持续增长,2015 年,老年流动人口有 1 304 万。在许多其他国家,老年人群往往为了更好的医疗保健、更亲近家人和朋友或更好的环境而移民,中国老年流动人口移居的主要目的为照顾孙辈。Li 等对杭州老年流动人口的研究显示老年流动人口的社会资本水平较低,心理健康状况较本地老年居民差。主要是因为离开了原居住地,失去了原本的资源和关系网,老年人群适应城市生活的能力较差,如无法适应新的社会规范、习俗和方言等障碍,从而降低流动人口的社会资本水平。不仅老年人群如此,Rivera 等对西班牙移民(包括所有年龄段)的研究显示,社会资本能够改善移民的心理健康。

三、社会资本对流动人口主观幸福感的影响

Liu 等对广州市流动人口的调查显示,流动人口的主观幸福感水平要低于当地居民,社会支持和邻里社会环境能增强流动人口幸福感的认知成分。一方面是因为流动人口无法得到和当地人群同等的资源、居住环境较差所引起。Morrison 等对新西兰 6 个城市的调查发现居民对商店、教育和公共交通的可及性与主观幸福感呈正相关。这说明资源和环境无论是对流动人口,还是当地居民都非常重要,而处于劣势地位的流动人口,这些资源的缺乏更会影响其主观幸福感。

研究流动人口主观幸福感的影响因素,并针对影响因素采取相应的干预措施,对提高流动人口的健康水平具有重要意义。Florida 等对美国人群的研究显示,人口密集的大都市地区居民的主观幸福感低于美国农村或郊区居民。此外,个人价值取向、个人对环境的适应、对受害者的恐惧和一般的自我效能等都会影响主观幸福感。

社会资本可能影响流动人口的主观幸福感,其影响机制如下。首先,社会支持不仅能保护流动人口免受压力事件的不利影响,还能提供积极

的体验和稳定感。其次，与邻居和朋友的互动、参加非就业活动有助于增加流动人口的生活满意度和积极情感。如：本课题组之前的研究显示，社会凝聚力和社会互动与主观幸福感呈正相关，原因在于，社会凝聚力和社会互动通过：①增加人际关系以及邻里关系联系的强度；②提高社区老年人的健康资源和情感支持；③促进老年人的身体活动，从而提高个体的幸福感。

四、社会资本对流动人口行为的影响

青少年饮酒是一个公共卫生问题，它会导致青少年危险行为的发生，使饮酒倾向持续到成年，并且会影响青少年大脑发育和整体健康状况。Sophie 等对以色列的移民和非移民青少年的研究显示，社会资本（家长监督、老师支持）能够缓和感知歧视（人际关系压力，歧视行为可能会被内化，并向年轻人传递这样一个信息：社会不接受他们，他们成功和成就的机会是有限的）与药物使用之间的关系，从而减少酒精的使用，但是朋友之间的社会资本反而能够增加青少年酒精的使用率。

本课题组在 2017 年 12 月到 2018 年 3 月对上海市浦东新区的 2 380 名职业人群（有相当一部分为外地到上海工作的流动人口）的研究显示，个体层面和群体层面的工作场所社会资本能够减少职业人群的隐性缺勤状况。主要原因有三个方面。第一，个体水平的工作场所社会资本水平越高，员工越加趋向于健康的行为习惯，其健康状况越好、工作效率越高，隐性缺勤越低。第二，高水平的个体水平的工作场所社会资本可以促进相互尊重和信任，增加领导力，促进合作，增加来自主管和同事的社会支持，能够通过提高集体效能和提高工作效率来减少隐性缺勤。第三，群体工作场所社会资本水平高的工作场所有较高的组织承诺，员工能够感受到更高的归属感和安全感，提高每个员工的个体层面的工作场所社会资本，从而减少隐性缺勤状况。

五、社会资本对流动人口的其他影响

流动人口在流入地的定居不仅有利于其安居乐业，同时也利于社会保障、公共服务的实施和管理。刘琳等的研究显示，社区社会资本能够减轻流动人口在居住地的居住隔离状态，增加其社会交往，促进流动人口在当地的定居，有利于维持社会稳定。

第三节 社会资本对流动人口健康影响的实例研究

一、背景

随着城市化进程的推进，大量的农村人口进入城市寻找工作。截至2017年，约有2.44亿农村人口工作生活在城市。流动人口远离家乡的亲戚、朋友等原有的社会网络，而且在工作场所花费大量的时间结识新的朋友和同事。尽管，已有研究显示社会资本对流动人口自评健康、行为等有重要影响，但目前尚未见有关社会资本与流动人口SWB和心理健康之间的关系。因此，本案例介绍关于社会资本与流动人口主观幸福感和心理健康的案例。

二、对象和方法

1. *对象和方法* 本研究以上海、郑州、新郑、荥阳及宝鸡5个城市的流动人口为研究对象。采用横断面研究在上海、郑州、新郑、荥阳及宝鸡5个城市进行问卷调查。从2017年6月到2018年4月，采用两阶段随机抽样的方法从这些城市的15～75岁的人群中抽取5%的人口进行调查。本次调查共纳入41个地区(上海16个区，郑州7个区，新郑6个街道\镇\乡，荥阳7个街道\镇\乡及宝鸡5个区)的社区居民，其中包括3038名流动人口，研究社会凝聚力、社会组织的成员、社会参与和主观幸福感以及心理健康之间的关系。

2. *研究内容*

(1) 社会资本：本研究采用社会凝聚力来评价认知型社会资本，采用社会组织的成员和社会参与的频率来评价结构型社会资本，见表12-2、表12-3及表12-4。社会凝聚力4个条目的总和为认知型社会资本的得分，Cronbach's α系数为0.93；社会组织的成员量表6个条目总和为社会组织的成员的得分，Cronbach's α系数为0.84；社会参与的频率量表8个条目的平均分即为社会参与的频率的得分，Cronbach's α系数为0.94。社会资本三个维度的得分均以中位数为界分为高、低两个水平。

(2) 主观幸福感：采用个人幸福感量表中文版进行评价。所有条目均从 0 到 10(从强烈不满意到强烈满意)5 级评分。Cronbach's α 系数为 0.92,见表 12-5。

表 12-5　个人幸福感量表中文版

你对自己以下内容的满意度如何?	回答项										
	0	1	2	3	4	5	6	7	8	9	10
1. 生活水平											
2. 健康状况											
3. 个人取得的成就											
4. 其他人的人际关系											
5. 个人安全感											
6. 本小区的融洽程度											
7. 将来的生活保障											

注:所有条目均从 0 到 10 级评分(从非常不满意到非常满意)。

将李克特量表数据转归为 0～100 分布(% SM),方程中 X 是要转换的主观幸福感,$K_{min}=0$(规模最小的分数),$K_{max}=10$(规模最大的可能的得分)。

$$\frac{X-K_{min}}{K_{max}-K_{min}}\times 100$$

(3) 心理健康:心理健康采用世界卫生组织(WHO-5)幸福感量表进行评估。所有条目得分范围从 0 到 5(5=所有时间,4=大多数时间,3=一半以上的时间,2=不到一半的时间,1=有时,0=从不),5 项相加得到总分。低于 13 分表示心理健康欠佳,量表的 Cronbach's α 系数为 0.94(表 12-6)。

表 12-6　世界卫生组织幸福感量表(WHO-5)

过去的 2 个星期里	回答项					
	5	4	3	2	1	0
1. 我感觉快乐、心情舒畅						
2. 我感觉宁静和放松						
3. 我感觉充满活力、精力充沛						
4. 我睡醒时感到清新、得到了足够的休息						
5. 我每天生活充满了有趣的事						

注:5=所有时间,4=大部分时间,3=超过一半时间,2=少于一半的时间,1=有时候,0=从未有过。

(4) 自评健康：自评健康(SRH)是通过询问受访者对自己健康的看法进行评估。所有条目从 1～5 进行评分(从非常好到差)。

(5) 健康行为：主要包括,吸烟、饮酒和身体活动。

(6) 社会人口学特征：包括性别、年龄(29～70 岁)、教育程度(小学至大学)、婚姻状况和就业状况等社会经济因素。

三、结果

1. *基本情况*　本研究共纳入 3038 名流动人口,其中男性占 51.6%。年龄在 30 岁及以下的人口占 50.1%。超过 50%的人口文化程度在高中及以上。16.5%的流动人口未婚。78.7%的人口为在职人群。主观幸福感的中位水平为：75.7(四分位数范围,*IQR*：62.9～85.7)。心理健康欠佳的人口占 10.0%。

2. *单因素分析结果*　单因素分析结果显示,年龄在 30～39 岁的流动人口的主观幸福感水平最高。教育程度为初中或高中的流动人口的主观幸福感水平较高。在婚的流动人口主观幸福感水平较高。此外,自评健康水平高、不抽烟、不规律或规律的身体活动、具有高水平的社会凝聚力和社会参与、为较多社会组织的成员的流动人口的主观幸福感水平较高。教育程度为小学、自评健康水平低、缺乏身体活动、社会凝聚力和社会参与水平低的流动人口的心理健康欠佳的比例较高(表 12-7)。

表 12-7　主观幸福感和心理健康欠佳影响因素的单因素分析

比较项	人数/%	主观幸福感		心理健康欠佳	
		中位数(IQR)	*P* 值	人数/%	*P* 值
性别					
男性	1568(51.6)	75.7(62.9,85.7)	0.834	158(10.1)	0.894
女性	1470(48.4)	75.7(62.9,85.7)	146(9.9)		
年龄/岁					
≤29	698(23.4)	75.7(62.9,84.3)	0.032	63(9.0)	0.367
30～39	801(26.8)	78.6(65.7,85.7)		69(8.6)	
40～49	563(18.8)	75.7(62.9,84.3)		57(10.1)	
50～59	319(10.7)	74.3(60.0,84.3)		34(10.7)	
60～69	257(8.6)	74.3(60.0,87.1)		29(11.3)	

（续表）

比较项	人数/%	主观幸福感		心理健康欠佳	
		中位数(IQR)	P 值	人数/%	P 值
≥70	354(11.7)	74.3(61.4,82.9)		44(12.4)	
教育水平					
小学	446(14.7)	71.4(59.7,84.3)	0.001	59(13.2)	0.048
初中	1025(33.7)	77.1(64.3,84.3)		95(9.3)	
高中	668(22.0)	77.1(64.3,85.7)		56(8.4)	
大学	899(29.6)	75.7(61.4,85.7)		94(10.5)	
婚姻状况					
在婚	2538(83.5)	77.1(64.3,85.7)	<0.001	250(9.9)	0.518
不在婚	500(16.5)	72.7(58.6,84.3)		54(10.8)	
职业状况					
不在职	636(21.3)	75.7(60.1,85.7)	0.809	66(10.4)	0.726
在职	2402(78.7)	75.7(62.9,84.3)		238(9.9)	
自评健康					
差/一般	539(18.1)	62.9(50.0,75.7)	<0.001	123(22.8)	<0.001
好	874(29.4)	72.9(60.0,81.4)		95(10.9)	
非常好	1105(37.2)	78.6(70.0,87.1)		57(5.2)	
完美	456(15.3)	84.3(75.7,93.9)		17(3.7)	
吸烟状况					
不吸烟	2334(76.8)	77.1(62.9,85.7)	0.020	224(9.6)	0.171
吸烟	704(23.2)	74.3(61.8,82.9)		80(11.4)	
问题饮酒					
无	2740(90.2)	75.7(62.9,85.7)	0.316	271(9.9)	0.518
有	298(9.8)	75.7(61.4,83.9)		33(11.1)	
身体活动					
无	978(32.2)	72.8(57.1,81.4)	<0.001	135(13.8)	<0.001
不规律	1334(44.1)	77.1(64.3,85.7)		115(8.6)	
规律	719(23.7)	78.6(67.1,88.6)		54(7.5)	
社会凝聚力					
低	1424(46.9)	71.4(57.1,80.0)	<0.001	223(15.7)	<0.001
高	1614(53.1)	80.0(68.6,88.6)		81(5.0)	
社会组织的成员					
低	1796(59.1)	75.7(62.8,84.3)	<0.001	183(10.2)	0.687

（续表）

比较项	人数/%	主观幸福感		心理健康欠佳	
		中位数(IQR)	*P* 值	人数/%	*P* 值
高	1242(40.9)	77.1(62.9,87.1)		121(9.7)	
社会参与					
低	1518(50.0)	74.3(60.0,82.9)	<0.001	185(12.2)	<0.001
高	1520(50.0)	78.6(64.3,88.6)		119(7.8)	

注：IQR(Inter Quartile Range)：四分位数范围。

3. 多因素分析结果　广义线性回归分析结果显示：与文化程度为小学的流动人口的主观幸福感相比，文化程度为初中、高中和大学的流动人口的主观幸福感水平较高的 *B* 值（非标准化系数）分别为：2.69(95% *CI*：0.66,4.71)、2.94(95% *CI*：0.69,5.20)和 2.58(95% *CI*：0.31,4.85)。和在婚流动人口的主观幸福感相比，未在婚流动人口（*B* 值：−4.55,95%*CI*：−6.34,−2.76）的主观幸福感水平较低。和没有工作的流动人口的主观幸福感相比，有工作的流动人口的主观幸福感（*B* 值：−1.82,95%*CI*：−3.41,−0.24）水平较低。与自评健康水平差/一般的流动人口的主观幸福感相比，自评健康良好（*B* 值：8.43,95%*CI*：6.63,10.24）、很好（*B* 值：13.17,95%*CI*：11.44,14.91）和非常好（*B* 值：19.05,95%*CI*：16.96,21.14）的流动人口的主观幸福感水平较高。与身体不活动者的主观幸福感水平相比，身体活动不规律者（*B* 值：2.79,95% *CI*：1.48,4.09）和身体活动规律者（*B* 值：3.90,95%*CI*：2.34,5.46）的流动人口的主观幸福感水平较高。社会凝聚力高（*B* 值：7.01,95%*CI*：5.82,8.21）的流动人口的主观幸福感水平较高（表 12-8）。

表 12-8　社会资本和主观幸福感、心理健康欠佳的关系

比较项	主观幸福感#		心理健康欠佳*	
	B 值(95%*CI*)	*P* 值	*OR*(95%*CI*)	*P* 值
性别				
男性	0	—	1	—
女性	0.17(−1.13,1.48)	0.795	0.95(0.69,1.32)	0.767

（续表）

比较项	主观幸福感#		心理健康欠佳*	
	B 值(95%CI)	P 值	OR(95%CI)	P 值
年龄/岁				
≤29	0	—	1	—
30～39	1.44(−0.33,3.21)	0.110	0.88(0.55,1.40)	0.582
40～49	0.47(−1.46,2.40)	0.631	0.94(0.57,1.54)	0.802
50～59	0.56(−1.97,3.08)	0.662	0.93(0.55,1.60)	0.804
60～69	2.51(−0.02,5.02)	0.052	0.78(0.42,1.43)	0.415
≥70	0.20(−1.98,2.39)	0.885	1.13(0.68,1.88)	0.642
教育水平				
小学	0	—	1	—
初中	2.69(0.66,4.71)	0.010	0.84(0.56,1.27)	0.403
高中	2.94(0.69,5.20)	0.011	0.77(0.49,1.21)	0.257
大学	2.58(0.31,4.85)	0.026	0.99(0.62,1.56)	0.956
婚姻状况				
在婚	0	—	1	—
不在婚	−4.55(−6.34,−2.76)	<0.001	1.11(0.73,1.70)	0.625
职业状况				
不在职	0	—	1	
在职	−1.82(−3.41,−0.24)	0.024	1.23(0.84,1.81)	0.295
自评健康				
差/一般	0	—	1	—
好	8.43(6.63,10.24)	<0.001	0.39(0.28,0.54)	<0.001
非常好	13.17(11.44,14.91)	<0.001	0.20(0.14,0.28)	<0.001
完美	19.05(16.96,21.14)	<0.001	0.13(0.07,0.24)	<0.001
吸烟状况				
不吸烟	0	—	1	—
吸烟	−0.77(2.31,0.76)	0.324	1.13(0.78,1.62)	0.525
问题饮酒				
无	0	—	1	—
有	−1.56(−3.68,0.56)	0.149	1.06(0.56,1.97)	0.858
身体活动				
无	0	—	1	—
不规律	2.79(1.48,4.09)	<0.001	0.62(0.34,0.91)	0.001

（续表）

比较项	主观幸福感#		心理健康欠佳*	
	B 值(95%*CI*)	*P* 值	*OR*(95%*CI*)	*P* 值
规律	3.90(2.34,5.46)	<0.001	0.53(0.24,0.82)	<0.001
社会凝聚力				
低	0	—	1	—
高	7.01(5.82,8.21)	<0.001	0.32(0.24,0.44)	<0.001
社会组织的成员				
低	0	—	1	—
高	0.46(−0.99,1.92)	0.526	1.18(0.87,1.60)	0.298
社会参与				
低	0	—	1	—
高	1.31(−0.55,2.67)	0.601	0.77(0.57,0.97)	0.011

注：# 一般线性回归；* 二元逻辑回归。

四、讨论

由于高水平的主观幸福感和良好的心理健康能够全面改善社区居民的健康状况、促进社会的和谐发展。因此，研究其决定因素有重要意义。目前，有关社会资本对流动人口主观幸福感和心理健康的影响因素的研究较少。本研究显示，自评健康和主观幸福感呈正相关，这和国内外的研究结果基本一致。自评健康对主观幸福感的影响在自评健康较差的人群中尤为突出，躯体疾病引起的疼痛和心理压力往往成为人类追求主观幸福感的重要障碍。

Chan 等的研究发现，身体活动能够增强个体的主观幸福感。本研究结果显示，身体活动（特别是规律性身体活动）能够明显改善流动人口的主观幸福感。就具体的身体活动来说，体育锻炼（每周 3 次，每次 30～45 分钟）可以明显增加人群的主观幸福感。其原因主要在于身体活动能减轻心理压力，改善身体功能和心肺功能，从而改善主观幸福感。

Ottosson 等的研究表明，社会凝聚力是主观幸福感的重要预测因子之一，这与我们目前的研究结果一致。在流入地的流动人口往往不像当地居民那样拥有广泛的人际关系，如果他们遇到麻烦，通常不能从亲戚或朋友那里得到足够的信息或及时的帮助。然而，社区成员的凝聚力使他们更容易交换想法和获得所需的知识。

本研究也发现，与同龄人相比，高社会凝聚力和高社会参与能够显著改善流动人口的心理健康。这一发现与之前的研究一致。很多流动人口无法在他们工作的城市买房或取得户口，他们也很难融入当地社区。如果一个社区有很强的凝聚力，给流动人口更多的机会参与社区活动，人们就会在这种社区氛围中获得更大的安全感，从而促进流动人口的心理健康。

本研究采用横断面研究探讨流动人口主观幸福感和心理健康的影响因素，难以确定因果关联。此外，本研究没有发现社会组织的成员与心理健康之间的联系。Penley 等的研究发现，成为社会组织的一员可以预防未来可能出现的抑郁情况，并且缓解已经出现的抑郁症状，防止抑郁复发。未来的研究可以使用纵向研究来探索这些关联。此外，由于本研究采用自测问卷进行调查，我们无法确定受访者对问题的理解程度或对调查的关注程度。但是，由于本研究的研究对象来自中国东部、中部和西部地区的城市居民，调查人口比较全面，可以代表中国流动人口的现状。

五、结论

自评健康、身体活动、认知型社会资本与主观幸福感呈正相关；认知型社会资本和结构型社会资本均可降低流动人口的心理健康状况。采取措施提高社会参与和社会凝聚力，可以增加我国流动人口的主观幸福感、促进心理健康。

（高俊岭　朱永凯）

参考文献

[1] 刘琳. 影响流动人口定居意愿的居住因素分析：居住隔离抑或社区社会资本[J]. 河海大学学报(哲学社会科学版)，2019，21(01)：87－96.
[2] 孙学涛，李旭，戚迪明. 就业地、社会融合对农民工城市定居意愿的影响——基于总体、分职业和分收入的回归分析[J]. 农业技术经济，2016(11)：44－55.
[3] 王培刚，陈心广. 社会资本、社会融合与健康获得——以城市流动人口为例

[J]. 华中科技大学学报(社会科学版),2015(3): 81-88.
[4] 肖敏慧,王邃遂,彭浩然. 迁移压力、社会资本与流动人口心理健康——基于压力过程理论的研究[J]. 当代财经,2019(03): 14-24.
[5] 中华人民共和国国家卫生健康委员会. 中国流动人口发展报告 2018 内容概要[EB/OL]. [2021-08-06]. http://www.nhc.gov.cn/wjw/xwdt/201812/a32a43b225a740c4bff8f2168b0e9688.shtml.
[6] AGAMPODI T C, RHEINLÄNDER T, AGAMPODI S B, et al. Social capital and health during pregnancy; an in-depth exploration from rural Sri Lanka [J]. Reproductive Health, 2017,14(1): 89.
[7] CAI X, CAI H. Characteristic and reconstruction of social capital among rural-to-urban migrant workers [J]. Rural Econ, 2008,6: 107-109.
[8] CHAN B, LUCIANO M, LEE B. Interaction of physical activity and personality in the subjective wellbeing of older adults in Hong Kong and the United Kingdom [J]. Behavioral Sciences, 2018,8(8): 71.
[9] CHEN W, LING L, RENZAHO A M. Building a new life in Australia: an analysis of the first wave of the longitudinal study of humanitarian migrants in Australia to assess the association between social integration and self-rated health [J]. BMJ Open, 2017,7(3): e14313.
[10] CRAMM J M, DIJK H M V, NIEBOER A P. The importance of neighborhood social cohesion and social capital for the well being of older adults in the community [J]. Gerontologist, 2012,53(1): 142-152.
[11] FIROUZBAKHT M, TIRGAR A, OKSANEN T, et al. Workplace social capital and mental health: a cross-sectional study among Iranian workers [J]. BMC Public Health, 2018,18(1): 794.
[12] GAO J, FU H, LI J, et al. Association between social and built environments and leisure-time physical activity among Chinese older adults-a multilevel analysis [J]. BMC Public Health, 2015,15(1): 1317.
[13] GAO J, WEAVER S R, FU H, et al. Relationships between neighborhood attributes and subjective well-being among the Chinese elderly: data from Shanghai [J]. Bioscience Trends, 2017,11(5):516-523.
[14] HAMAMA-RAZ Y, PALGI Y, LESHEM E, et al. Typhoon survivors' subjective wellbeing — A different view of responses to natural disaster [J]. PloS one, 2017,12(9): e184327.
[15] KAWACHI I, BERKMAN L F. Social ties and mental health [J]. J Urban Health, 2001,78(3): 458-467.
[16] KAWACHI I, SUBRAMANIAN S V, KIM D. Social Capital and Health [M]. New York: Springer, 2008: 61-73.
[17] KAWACHI I, SUBRAMANIAN V S, DANIEL K. Social capital and health

[M]. New York: Springer, 2008.
[18] KAWACHI I, TAKAO S, SUBRAMANIAN S V. Global perspectives on social capital and health [M]. New York: Springer, 2013.
[19] KESSLER R C, USTÜN T B. The World Mental Health (WMH) Survey Initiative version of the World Health Organization (WHO) Composite International Diagnostic Interview (CIDI) [J]. Int J Methods Psychiatr Res, 2004, 13(2): 93 - 121.
[20] KIM H. Investigating the associations between ethnic networks, community social capital, and physical health among marriage migrants in Korea [J]. Int J Environ Res Public Health, 2018, 15(1): 147.
[21] LEE Y, CHATTERTON M L, MAGNUS A, et al. Cost of high prevalence mental disorders: findings from the 2007 Australian National Survey of Mental Health and Wellbeing [J]. Aust N Z J Psychiatry, 2017, 51(12): 1198 - 1211.
[22] LI J, ROSE N. Urban social exclusion and mental health of China's rural-urban migrants — A review and call for research [J]. Health Place, 2017, 48: 20 - 30.
[23] LI Q, ZHOU X, MA S, et al. The effect of migration on social capital and depression among older adults in China [J]. Soc Psychiatry Psychiatr Epidemiol, 2017, 52(12): 1513 - 1522.
[24] LIU Y, XU W. Destination choices of permanent and temporary migrants in China, 1985 - 2005 [J]. Population, Space and Place, 2017, 23(1): e1963.
[25] LIU Y, ZHANG F, WU F, et al. The subjective wellbeing of migrants in Guangzhou, China: the impacts of the social and physical environment [J]. Cities, 2017, 60: 333 - 342.
[26] MOTTI-STEFANIDI F, BERRY J, CHRYSSOCHOOU X, et al. Positive immigrant youth adaptation in context: developmental, acculturation, and social-psychological perspectives [J]. Radiochimica Acta, 2013, 32(8): 1561 - 1567.
[27] MURAYAMA H, NISHI M, MATSUO E, et al. Do bonding and bridging social capital affect self-rated health, depressive mood and cognitive decline in older Japanese? A prospective cohort study [J]. Social Science Medicine, 2013, 98(12): 247 - 252.
[28] OTTOSSON J, GRAHN P. The role of natural settings in crisis rehabilitation: how does the level of crisis influence the response to experiences of nature with regard to measures of rehabilitation? [J]. Landscape research, 2008, 33(1): 51 - 70.
[29] RIVERA B, CASAL B, CURRAIS L. The healthy immigrant effect on mental health: determinants and implications for mental health policy in Spain [J].

Adm Policy Ment Health, 2016,43(4): 616 - 627.

[30] STRAITON M, GRANT J F, WINEFIELD H R, et al. Mental health in immigrant men and women in Australia: the North West Adelaide Health Study [J]. BMC Public Health, 2014,14(1): 1111.

[31] SUN S, CHEN J, JOHANNESSON M, et al. Subjective well-being and its association with subjective health status, age, sex, region, and socio-economic characteristics in a Chinese population study [J]. J Happiness Studies, 2016,17(2): 833 - 873.

[32] TAYLOR A W, KELLY G, DAL GRANDE E, et al. Population levels of wellbeing and the association with social capital [J]. BMC Psychology, 2017,5(1): 23.

[33] TUTU R A, BOATENG J K, BUSINGYE J D, et al. Asymmetry in an uneven place: migrants' lifestyles, social capital, and self-rated health status in James Town, Accra [J]. Geojournal, 2017,82(5): 907 - 921.

[34] WALSH S D, KOLOBOV T, HAREL-FISCH Y. Social capital as a moderator of the relationship between perceived discrimination and alcohol and cannabis use among immigrant and non-immigrant adolescents in Israel [J]. Front Psychol, 2018,9.

[35] WANG R, XUE D, LIU Y, et al. The relationship between urbanization and depression in China: the mediating role of neighborhood social capital [J]. Int J Equity Health, 2018,17(1): 105.

[36] WANG T, HUANG X T, CUI-HUA B I, et al. Relationship between physical health and happiness in China: the moderating effect of religiosity [J]. Chinese Journal of Clinical Psychology, 2014.

[37] WELTON-MITCHELL C, JAMES L E, KHANAL S N, et al. An integrated approach to mental health and disaster preparedness: a cluster comparison with earthquake affected communities in Nepal [J]. BMC Psychiatry, 2018, 18(1): 296.

[38] WU F, ZHANG F, WEBSTER C. Migrant integration in China's urban villages: a case study of Beijing, Shanghai and Guangzhou [M]//WU F, ZHANG F, WEBESTER C. Rural migrants inurban China. London: Routledge, 2013: 145 - 168.

[39] ZHU W, LI H, WANG X, et al. Social capital and depression among migrant hypertensive patients in primary care [J]. J Am Soc Hypertens, 2018,12(8): 621 - 626.

[40] ZHU Y, GAO J, WANG J, et al. Association between workplace social capital and absolute presenteeism: a multilevel study in a chinese context [J]. J Occup Environ Med, 2018,60(10): e543 - e547.

第十三章

上海流动人口的互联网和智能手机成瘾研究

小戴来自广东五华县，家境贫寒，初中毕业后到城里打工，但由于文化水平不高，他只能到建筑工地做体力活。开始时，小戴工作努力，几年时间攒下了近5万元。但时间久了之后，小戴开始觉得工作太过辛苦和枯燥，也没什么朋友在身边。此时，街头巷尾遍布的网吧"拯救"了他，他时常进出网吧，沉迷网络游戏和色情网站，工作也丢下了。没了经济来源，小戴很快花完了辛苦攒下的5万元。深陷网瘾的他为了上网，偷偷变卖家里的物品和粮食。父亲发现之后极力阻止，但小戴不仅不听父亲的劝告，反而责骂殴打父亲，最终父亲与他断绝了父子关系。一天，小戴无所事事地闲逛，想起刚进城那几年，虽然生活辛苦，但心里踏实。可如今因为网瘾，自己不仅身无分文，还落得众叛亲离的下场。这时，他走到了华城火车站，轻生的念头油然而生，决定卧轨自杀……

上面这段话，来自中国新闻网在2015年的一篇真实报道，对城市生活感到失望的小戴在沉迷网络之后，给自己个人的身心健康、家庭和谐以及社会稳定造成了巨大的负面影响。小戴是中国庞大的城市流动人口中的一个缩影，在城市的各个地方，和他一样深陷网瘾的人不知有几何。

出于改善生活境况或向往城市生活等意愿，农村、乡镇及相对不发达城市的青壮年源源不断地向发达城市迁徙和流动，形成了独特的中国社会图景。然而，真实社会中的"经济接纳，社会拒入"现状显示出当下流动人口难以完全融入城市的困境。低融入度的现状和主观意愿的诉求之间的落差，容易使流动人口产生孤独感，当心理需求无法在现实世界中得到满足时，他们倾向于通过其他途径来填补生活和内心的空缺。

当前，互联网和智能手机以其平民化、碎片化、多样化、虚拟化的特性，接纳了流动人口的孤独和焦虑，成为其日常生活不可分割的一部分。然而，对网络的过度投入可能引发网络成瘾，网络成瘾问题更是给流动人口的心理健康带来了较大的负面影响，而这显然无法由流动人口这一群体自己解决。另一方面，根据第七次全国人口普查数据显示，当前我国人户分离人口为3.758亿人，相较十年前增长了69.73%，可以说，流动人口已经成为我国城市建设的主力军，而他们的生活状况和身心健康不容忽视。

在本章，作者将明确网络和手机对于流动人口的重要意义，探究手机成瘾的原因；以上海外来务工人员作为个案，通过大规模问卷调查，讨论手机成瘾的模式、影响因素和中介效应；并为网络成瘾和手机成瘾的防治、流动人口心理健康的改善提出可行性建议。

第一节 “流动手机族”：流动人口的手机使用与手机成瘾

一、孤独的解脱：互联网及智能手机使用

20世纪90年代，中国的互联网逐渐兴起并迅速发展，从精英走向平民，以前所未有的速度渗入到社会的各个层面。网络不仅里程碑式地改变了人们的交往方式，更是解构和重塑了人们的思维方式和行为模式。而随着互联网技术的快速发展，移动电话，尤其是智能手机，已经成为世界各地民众必不可少的设备，渗透到人们日常工作和生活的方方面面中。目前，全球有59%的成年人使用智能手机。由于互联网的便捷性，人们可以很容易地获取新闻、娱乐、与家人和朋友交流。

根据中国互联网络信息中心(CNNIC)的数据，截至2018年8月，中国有8.02亿互联网用户，其中约98.3%是智能手机用户，占据全球智能手机用户数量的最大比例。得益于中国强大的制造能力，中国已经向市场提供了4.59亿部智能手机。由于市场竞争激烈，用户只需100美元就可以买到一款有吸引力的智能手机。因此，中国的流动人口能够负担得起使用智能手机的设备价格和流量费用，互联网和手机也就成为流动人

口较易获得的社交工具和媒介。

研究显示，34.1%的外来务工人员每天使用智能手机超过3小时，流动人口的手机使用(smartphone use)时间相较于中国人均手机使用时间更长。“玩手机”成为流动人口新的最重要的休闲方式，通信和信息获取是他们使用手机最主要的两个功能。互联网和智能手机深深地融入了外来务工人员的城市体验和日常生活之中，在其都市生活中扮演着不可分割的角色。

1. 信息获取：城市融入的前提和基础　从信息相对闭塞的农村走向城市，外来务工人员首先接触到的就是各种信息：劳动力市场供求信息是外来务工人员的求职资源；天气、交通等生活服务信息为其城市生活提供了便利；政策制度信息可以保证他们及时了解各种各样的政策调整，如农民工居住制度、农民工子女入学政策等。他们也能够通过媒体随时了解城市居民的生活。

媒介为流动人口提供必要的信息，在其城市化和现代化的过程中不可或缺。及时、充分和全面的信息获取可谓是外来务工人员融入城市的前提和基础。互联网和智能手机则以其便利、低廉、迅速和易得的特性，成为这一群体获取信息的重要媒介。

2. 社会交往：社交网络的重建与延伸　置身于由互联网搭建的新媒介环境中，外来务工人员同其他所有人一样，被互联网重构和塑造。与此同时，外来务工人员还经历着另一重社会交往关系的解构。“乡土中国”是“熟人社会”，基于面对面交流的社会关系较为紧密，居住距离在某种意义上影响了人与人之间的密切程度。外来务工人员进入城市后，面对松散的人际关系和严整的组织关系，难免会无所适从。

互联网和智能手机则将现实交往打散，重新联结织就了虚拟的交往网络。在这里，外来务工人员一方面可以与远在家乡的家人和朋友保持联系，使原有亲密关系得到延伸；另一方面可以发展新的交往，例如同乡群等。

3. 娱乐休闲：闲暇时光的有限消遣　工作时间较长、收入较低与社会地位较低是外来务工人员常见的窘境。在如此困境之中，他们闲暇生活的时间和质量都被极度压缩，休闲方式单一。经济状况和心理状态的双重困窘，更令他们对城市里的娱乐场所和设施望而却步，外来务工人员既不具备充足的休闲时间，也无法获得多样的休闲方式。

在这样的环境中，互联网和智能手机自然成为了他们最佳的休闲选择。一方面，网络的易得性和手机的便携性使之十分适合填补碎片化的时间；另一方面，愈加多样化的网络和手机功能为外来务工人员打开了一个足够精彩的世界，几乎所有的娱乐项目都可以在网络上找到替代。研究显示，由于缺乏其他娱乐和交流渠道，玩智能手机是年轻外来务工人员休闲的首选。

4. 自我书写：情绪宣泄与观点表达　手机的便携性使其成为外来务工人员最好的陪伴者和日常生活的见证者。他们可以在朋友圈中记录生活，在论坛上发表见解……这些可能由于各种原因在现实生活中无法表达的情绪，在模糊身份的虚拟世界中得以抒发和宣泄。

在社交媒体时代，“书写自我”与“自我书写”将手机的拥有者置于虚拟时空的中心，个体的创造性又多样化了这个世界。在网络平台上，城乡二元结构的经济和社会鸿沟被填平，社会地位和群体身份被模糊，工作压力和生活焦虑被抛去。当然，这一切都是相对而言的，网络中的农民工“污名化”依旧存在，但不可否认的是，对外来务工人员而言，互联网已经是难得的自在交流之地。

二、从治愈到依赖：互联网及手机成瘾的危害

已有的上海农民工的研究表明，手机凝聚了农民工的信息和情感的双重寄托，在家庭关系、浪漫关系和社会交往中意义重大。在网络技术革新和智能手机普及的同时，网络成瘾和手机成瘾几乎就同时进入了研究者的视野。

智能手机带来了新的技术，创造了新的媒介环境，但也带来了负面影响。智能手机对健康的主要影响是智能手机成瘾（smartphone addiction）。智能手机成瘾指过度和不受控制地使用智能手机，通常与依赖症状有关。智能手机成瘾可以追溯到网络成瘾（internet addiction），因为互联网使用能够像赌博、毒品和酒精等其他活动一样上瘾。事实上，智能手机成瘾可能比传统的网络成瘾更加严重，作为可携带的随身物品，手机的“移动可供性”（mobile affordances）使得它能够填满使用者的碎片时间，可以随时随地使用。

智能手机在为流动人口搭建信息获取、娱乐休闲、构建社会关系和自我表达的平台的同时，使用者对智能手机的过度投入也挤压了其他社会活动的空间，其碎片时间也几乎被完全填充。具体表现为，不分场合地玩手机（甚至在工作时间）；逃避社会活动；回避现实中的人际关系等。长时间低头玩手机也会带来身体上的健康问题。

庞大的智能手机用户数量和生理、心理健康风险，使得智能手机成瘾正逐渐成为公共卫生领域关注的焦点。手机成瘾对流动人口的负面影响主要体现在生理、心理、关系需求和发展需求四个方面。具体而言，智能手机成瘾对生理健康的严重损害包括颈部疼痛、眼睛疲劳、头疼、食欲不振与免疫功能下降等。手机成瘾对心理健康的危害与抑郁和焦虑相关，远离网络后还可能会出现情绪低落和思维迟钝等戒断症状。而流动人口为了缓解孤独感而寄情网络，虚拟关系对现实关系的压榨并不能真正满足他们的社交需求，反而更加无法融入现实。过度的手机成瘾还可能会影响工作。一方面，如果手机使用占据了工作时间，会破坏工作秩序，降低工作效率；另一方面，手机成瘾带来的生理心理危害也会影响流动人口的工作投入度。

网络成瘾和手机成瘾问题引起了包括社会学、心理学、教育学、传播学、医学和公共卫生等多个学科领域的关注。

从学科视角和研究内容来看，社会学主要关注手机成瘾对社会关系和人际关系的影响；教育学多以青少年和学生群体为研究对象；心理学、医学、公共卫生聚焦于手机成瘾的形成机制、作用机制、干预及治疗；传播学则更加关注互联网或手机这一媒介本身对人的塑造。当然，各个学科视角绝非泾渭分明，而是相互交叉，共同丰富了网络成瘾和手机成瘾的研究。

从研究对象来看，目前关于智能手机成瘾的研究主要集中在青少年身上，他们出生在数字时代，与成年人相比，更是处于一个缺乏自我控制的年龄。大学生是另一个重要的研究对象，相比于其他年龄段的人，他们对新技术更感兴趣，也买得起好的设备，并且比其他年龄段的人有更多的空闲时间。然而，有限的现有研究还不足以解决这一严重问题。青少年和学生群体应该继续成为研究的对象，但其他群体也不能被忽略。例如，职业人群，特别是在发达城市中的外来务工人员。一方面，作为城市中不可分割但又游离在边缘的一部分，外来务工人员的互联网和智能手机成瘾问题相较于其他群体而言更具典型性和紧迫性;另一方面,外来务工人员这一特殊群体也为网络成瘾、手机成瘾、媒介依赖等研究提供了独特而丰富的经验材料。而在中国的特大城市中,上海是人口最密集的城市,有2400万人口,其中970万是外来务工人员,研究对象具有代表性。因此,本研究将以上海外来务工人员为例,探究手机成瘾的模式、影响因素和中介效应,以期为手机成瘾的干预、流动人口心理健康的改善提出可行性建议。

第二节　上海外来务工人员手机使用、成瘾与心理健康研究

为了探究上海外来务工人员手机使用和智能手机成瘾的模式、手机成瘾的影响因素及手机成瘾与一些心理状态之间的关系,研究团队于2018年6月至9月在上海6个地区进行了横断面研究。以往的研究大多只从一个地方或一个行业获得样本,为使样本更加多样化,此次研究团队尝试关照不同的领域和行业。其中,包括浦东新区、徐汇区、杨浦区和闵行区这样靠近市中心或市区的地区,也包括松江区和嘉定区这样的郊区。在上述区域,研究团队在工厂、建筑工地、餐馆、商业街、办公楼和社区等不同场所邀请外来务工人员开展问卷调查,共发放问卷2330份,回收问卷2129份,回收率91.4%。最终获得2115份有效问卷,有效率为99.3%。调查对象者平均年龄为28.0岁;其中超过半数为男性(66.1%)。其他人口统计观察结果见表13-1。

表13-1　问卷调查对象的人口统计观察结果

人口统计学变量	样本量/n	比例/%
性别		
男	1364	66.1
女	787	33.9
年龄/岁		
≤18	40	1.9
18～30	1495	71.2
30～50	511	24.3
>50	54	2.6
教育水平	568	27.5

（续表）

人口统计学变量	样本量/n	比例/%
初中及以下		
高中	809	38.3
大专及以上	689	32.6
婚姻状况		
单身/丧偶/离异	1143	57.9
已婚	830	42.1
职业		
生产性工作	1270	64.0
非生产性工作	715	36.0
月收入		
低收入（6000元以下）	1666	79.7
高收入（6000元以上）	424	20.3
其他家庭成员是否一起在上海生活		
是	405	21.4
否	1487	78.6
总人数	2115	100

在测量工具的选取上，为了科学有效地了解上海外来务工人员的手机使用、手机成瘾及心理状态，我们选用了3个使用较多的量表开展调研，并设置了一些专门的问题：

1. *手机成瘾指数量表*（mobile phone addiction index，MPAI）　MPAI是一份评估智能手机成瘾严重程度的自我报告量表。该量表由17个项目组成，采用李克特五点评分，评分范围为1（从不）到5（始终），得分越高表明智能手机成瘾水平越高。MPAI已在我国大学生人群中广泛应用，具有良好的信度和效度。MPAI有四个维度：无法控制渴望（inability to control craving）、感到焦虑和失落（feeling anxious and lost）、退缩或逃避（withdrawal or escape）以及生产力损失（productivity loss）。在这项研究中，总量表和四个维度的Cronbach's α 系数分别为0.92、0.85、0.84、0.87和0.84。

2. *患者健康问卷*（patient health questionnaire，PHQ-9）　PHQ-9是一个测量抑郁严重程度的工具。PHQ-9包含9个项目，采用李克特四点评分，评分范围为0(根本不是)到3(几乎每天)。研究者将PHQ－9总分作为一个无阈值的连续变量计算，总分越高，抑郁症状越严重。在本研究中，PHQ－9的Cronbach's α系数为0.89。

3. 世界卫生组织五项幸福指数(World Health Organization Five-item Well-Being Index, WHO－5)　研究者从WHO官方网站下载了评估精神卫生状况的WHO－5中文版。该测量工具采用李克特六点量表对5个项目进行评分，范围从0(从不)到5(一直)。更高的总分意味着更好的心理健康。在本研究中，WHO－5的Cronbach's α系数为0.94。

除了以上的量表之外，人口统计学特征如性别、年龄、受教育程度、婚姻状况和职业等，以及手机使用时间、工作压力和睡眠质量等也被记录为关键变量。

一、手机成瘾模式

1. 手机使用的群体特征　为了探究上海外来务工人员手机使用时间与性别、年龄、收入水平、教育水平及婚姻状况等人口特征之间的关系，研究者运用描述性统计来描述调查对象的人口统计学特征，并采用单因素方差分析(one-way ANOVA)，检验了不同人口统计学特征的流动人口间智能手机使用情况的差异，表13－2显示了相关结果。

每日手机使用时间在人口学特征上很多项的分布明显不同，包括年龄($F=12.06$, $P<0.0001$)，教育水平($F=32.62$, $P<0.0001$)，婚姻状况($F=8.77$, $P=0.003$)，职业(F=118.69, $P<0.0001$)，月收入($F=51.23$, $P<0.0001$)，而手机使用年限还在“家庭其他成员是否一起在上海生活”($F=66.97$, $P<0.0001$)上有显著差异。

2. 手机成瘾的群体特征　为了探究上海外来务工人员MPAI分数与性别、年龄、收入水平、教育水平及婚姻状况等人口特征之间的关系，研究者运用描述性统计来描述调查对象的人口统计学特征，并采用单因素方差分析(one-way ANOVA)，根据人口统计数据，检验MPAI得分的分布差异，结果如表13－3所示。

MPAI总分在几乎所有的人口统计学特征上都存在显著差异，包括年龄($F=13.13$, $P<0.0001$)、教育程度($F=15.41$, $P<0.0001$)、婚姻状况($F=4.60$, $P=0.03$)、职业($F=51.54$, $P<0.0001$)和月收入($F=$

表 13-2　人口统计学变量上智能手机使用的分布情况

人口统计学变量	样本量[n/%]	智能手机使用($M \pm SD$)	
		手机使用年限	每日手机使用时间
性别			
男	1 364(66.1)	(9.09±4.31)	(4.93±3.34)
女	787(33.9)	(8.99±4.17)	(4.86±3.24)
F		0.24	0.18
P		0.62	0.67
年龄			
≤18	40(1.9)	(4.65±1.97)	(6.28±3.71)
18～30	1 495(71.2)	(7.93±3.53)	(5.04±3.25)
30～50	511(24.3)	(12.62±4.10)	(4.59±3.45)
>50	54(2.6)	(12.19±5.63)	(2.78±2.41)
F		228.35	12.06
P		<0.000 1	<0.000 1
教育水平			
初中及以下	568(27.5)	(8.38±4.06)	(4.15±2.66)
高中	809(38.3)	(9.03±4.44)	(4.84±3.28)
大专及以上	689(32.6)	(9.76±3.88)	(5.68±3.69)
F		71.12	32.62
P		<0.000 1	<0.000 1
婚姻状况			
单身/丧偶/离异	1 143(57.9)	(7.58±3.69)	(5.10±3.32)
已婚	830(42.1)	(11.38±4.05)	(4.64±3.31)
F		463.46	8.77
P		<0.000 1	0.003

（续表）

人口统计学变量	样本量[n/%]	智能手机使用($M \pm SD$)	
		手机使用年限	每日手机使用时间
职业			
生产性工作	1 270(64.0)	(8.61±4.13)	(4.32±2.70)
非生产性工作	715(36.0)	(10.05±4.49)	(6.01±4.03)
F		51.70	118.69
P		<0.0001	<0.0001
月收入			
低收入(6 000 元以下)	1 666(79.7)	(8.48±4.04)	(4.64±3.05)
高收入(6 000 元以上)	424(20.3)	(11.66±4.34)	(5.95±4.07)
F		199.99	51.23
P		<0.0001	<0.0001
其他家庭成员是否一起在上海生活			
是	405(21.4)	(10.74±4.59)	(4.79±3.31)
否	1 487(78.6)	(8.79±4.12)	(4.96±3.36)
F		66.97	0.72
P		<0.0001	0.40
总体	2 115	(9.10±4.30)	(4.90±3.32)

表 13-3　人口统计学变量上智能手机成瘾的分布情况

人口统计学变量	样本量[n/%]	MPAI 分数(M±SD)				
		总分	无法控制渴望	感到焦虑和失落	退缩或逃避	生产力损失
性别						
男	1 364(66.1)	(35.35±12.66)	(13.37±5.30)	(11.20±4.86)	(7.11±3.20)	(3.70±1.90)
女	787(33.9)	(34.73±12.12)	(12.99±4.88)	(11.08±4.88)	(7.06±2.97)	(3.63±1.83)
F		1.14	2.49	0.27	0.11	0.60
P		0.29	0.11	0.60	0.74	0.44
年龄						
≤18	40(1.9)	(41.13±15.14)	(15.98±6.23)	(12.68±5.46)	(8.08±3.48)	(4.40±2.31)
18～30	1 495(71.2)	(35.63±12.47)	(13.38±5.11)	(11.30±4.85)	(7.22±3.17)	(3.75±1.91)
30～50	511(24.3)	(34.37±12.63)	(13.09±5.36)	(10.98±4.96)	(6.86±3.00)	(3.56±1.83)
＞50	54(2.6)	(26.46±9.69)	(10.00±4.96)	(8.72±3.62)	(5.37±2.89)	(2.37±0.92)
F		13.13	11.19	6.46	8.54	12.19
P		＜0.000 1	＜0.000 1	＜0.000 1	＜0.000 1	＜0.000 1
教育水平						
初中及以下	568(27.5)	(32.85±11.90)	(12.60±5.11)	(10.21±4.57)	(6.74±3.13)	(3.37±1.72)
高中	809(38.3)	(35.76±13.74)	(13.60±5.63)	(11.30±5.10)	(7.16±3.28)	(3.70±1.98)
大专及以上	689(32.6)	(36.66±11.51)	(13.54±4.67)	(11.90±4.81)	(7.37±2.96)	(3.93±1.86)
F		15.41	7.17	19.02	6.41	13.97
P		＜0.000 1	0.001	＜0.000 1	0.002	＜0.000 1
婚姻状况						
单身/丧偶/离异	1 143(57.9)	(35.89±12.27)	(13.42±5.00)	(11.37±4.80)	(7.29±3.16)	(3.84±1.94)
已婚	830(42.1)	(34.67±12.84)	(13.16±5.48)	(11.14±4.96)	(6.95±3.13)	(3.50±1.81)
F		4.60	1.13	1.05	5.68	15.57
P		0.03	0.29	0.31	0.02	＜0.000 1

（续表）

人口统计学变量	样本量[n/%]	MPAI 分数($M \pm SD$)				
		总分	无法控制渴望	感到焦虑和失落	退缩或逃避	生产力损失
职业						
生产性	1 270(64.0)	(33.69±11.77)	(12.78±4.80)	(10.47±4.54)	(6.97±3.11)	(3.51±1.80)
非生产性	715(36.0)	(37.87±13.58)	(14.12±5.84)	(12.44±5.14)	(7.37±3.18)	(4.01±2.04)
工作						
F		51.54	30.51	78.10	7.47	31.87
P		<0.000 1	<0.000 1	<0.000 1	0.006	<0.000 1
月收入						
低收入	1 666(79.7)	(34.83±12.74)	(13.20±5.30)	(10.97±4.84)	(7.08±3.18)	(3.63±1.88)
<6 000						
高收入	424(20.3)	(36.85±12.08)	(13.66±4.99)	(12.09±5.01)	(7.23±3.01)	(3.87±1.92)
>6 000						
F		8.66	2.50	17.77	0.78	5.52
P		0.003	0.11	<0.000 1	0.38	0.02
家人在上海						
是	405(21.4)	(34.58±11.73)	(12.90±4.71)	(11.22±4.95)	(6.94±2.98)	(3.55±1.71)
否	1 487(78.6)	(35.54±12.28)	(13.34±5.08)	(11.33±4.81)	(7.19±3.14)	(3.72±1.89)
F		1.97	2.41	0.17	2.14	2.69
P		0.16	0.12	0.68	0.14	0.10
总	2 115	(35.20±12.61)	(13.28±5.23)	(11.18±4.89)	(7.10±3.14)	(3.68±1.89)

8.66，$P=0.003$)。

MPAI的四个维度得分在不同年龄段($F\geqslant 6.46$，$P<0.0001$)、教育程度($F\geqslant 6.41$，$P\leqslant 0.002$)和职业($F\geqslant 7.47$，$P\leqslant 0.006$)上的分布都显著不同。此外,退缩或逃避和生产力损失维度在不同婚姻状况($F\geqslant 5.68$，$P\leqslant 0.02$)上的分布也显著不同,而感到焦虑和失落与生产力损失的基于不同月收入($F\geqslant 5.52$，$P\leqslant 0.02$)显著不同。没有测量指标在不同性别($F\leqslant 2.49$，$P\geqslant 0.11$)上存在显著差异。

总体而言,外来务工人员的MPAI得分为35.20,平均手机使用时间为9.10年,平均每天手机使用时间为4.90小时。考虑到中国人平均手机使用时间为3.03小时,本次研究显示上海的外来务工人员花在智能手机上的时间更多。这项研究的结果证实了之前的研究,即使用智能手机是外来务工人员闲暇时间的主要选择。智能手机上的信息使用可能给他们一种融入城市的错觉,但也可能让他们更加被孤立于城市社区。外来务工人员花更多时间在智能手机上的另一个原因,可能与他们娱乐方式有限有关。上海是一个消费水平很高的国际化大城市,与其他娱乐活动相比,只要有Wi-Fi的话,外来务工人员玩智能手机几乎没有什么成本。

3. *手机使用与手机成瘾*　为了更进一步地研究手机使用与手机成瘾之间的关系,研究者通过多元线性回归分析,获得外来务工人员的手机使用与MPAI得分以及一些心理状态的回归模型。表13-4显示了相关结果。

表13-4　人口统计学、心理变量、睡眠质量、手机成瘾和手机应用对手机使用的回归

预测量		手机使用年限	使用手机最频繁的时间段	每日使用时间
		β	β	β
MPAI分数	感到焦虑和失落	0.05*	NA	0.16***
人口统计学变量				
年龄		0.42***	−0.13***	−0.11***
月收入		0.13***	NA	0.10***
婚姻状况(已婚=1)		0.20***	NA	NA
教育水平		0.09***	NA	0.10***
职业(生产性工作=1)		0.06**	NA	0.17***
每周工作时间		−0.05*	NA	NA

（续表）

预测量	手机使用年限	使用手机最频繁的时间段	每日使用时间
	β	β	β
心理变量			
精神健康	−0.05*	NA	NA
抑郁	NA	NA	0.11***
睡眠质量			
每日睡眠时间	NA	−0.07**	NA
智能手机的主要应用(使用＝1)			
通话功能	NA	−0.10***	0.09***
短信服务	NA	−0.08**	0.07**
社交网络	0.05*	NA	0.05*
手机游戏	NA	0.10***	NA
短视频	NA	0.11***	NA
R^2	0.39	0.08	0.17
调整后的 R^2	0.39	0.07	0.16

注：β 为标准化系数。*MPAI* 是手机成瘾指数。* $P<0.05$，** $P<0.01$，*** $P<0.001$。NA 表示“无”。最初纳入多元回归模型的变量包括：4 个 MPAI 维度的得分、人口统计学变量（性别、年龄、月收入、婚姻状况、教育水平、职业及每周工作时间）；心理变量（精神健康、抑郁、工作压力）、睡眠质量（每日睡眠时间、早起频率和不再入睡）和智能手机的主要应用（通话功能、短信息服务、拍照、上网、社交网络、手机游戏、阅读及短视频）。某些变量对所有因变量的标准化系数不显著，因此未在表中列出。

研究显示，样本中感到焦虑和失落（$P<0.05$）、年龄（$P<0.001$）、月收入（$P<0.001$）、文化程度（$P<0.001$）与手机使用年限呈显著正相关，而每周工作时间（$P<0.05$）、精神健康（$P<0.05$）与手机使用年限呈显著负相关。

此外，已婚（$P<0.001$）、从事生产性工作（$P<0.01$）、使用社交网络（$P<0.05$）的外来务工人员手机使用年限更长。年龄（$P<0.001$）、每日睡眠时间（$P<0.01$）与使用手机最频繁的时间段存在显著负相关。同样，使用通话功能（$P<0.001$）和短消息服务（$P<0.01$）与使用手机最频繁的时间段较早这一因素显著相关。然而，在智能手机上玩手机游戏（$P<0.001$）和看短视频（$P<0.001$）与最频繁的使用时间段更晚这一因素显著相关。

最后，感到焦虑和失落（$P<0.001$）、月收入高（$P<0.001$）和教育程度（$P<0.001$）、抑郁（$P<0.001$）、使用通话（$P<0.001$）和短信（$P<$

0.01)功能、浏览社交网络($P<0.05$)、年龄大($P<0.001$)的外来务工人员有着更长的每日手机使用时间。三种多元线性回归模型中自变量的方差膨胀因子范围为1.00～1.63、1.00～1.53、1.00～1.57,意味着多重共线性很小。

二、手机成瘾的影响因素

那么,是什么因素影响了上海流动人口的手机成瘾?为了回答这个问题,研究者采用多元线性回归分析,将人口特征、心理变量、智能手机功能等变量纳入,分析它们与手机成瘾之间的关系,表13-5为多元线性回归分析评价手机成瘾的独立影响因素。

本研究中,抑郁($P<0.001$)、工作压力($P<0.001$)、过早清醒而无法再次入睡的频率($P<0.001$)、手机使用年限($P<0.05$)、最频繁使用的时间段($P<0.01$)、每日手机使用时间($P<0.001$)与MPAI总分有显著的正相关,而年龄($P<0.01$)与MPAI总分有显著负相关。此外,从事生产性职业($P<0.01$)以及使用一些智能手机应用程序,如使用社交网络($P<0.01$)、玩手机游戏($P<0.001$)和观看短视频($P<0.01$),与MPAI总分较高显著相关。

此外,表13-5给出了4个MPAI维度得分的影响因素。首先,抑郁($P<0.001$)、工作压力($P<0.01$)、过早清醒而无法再次入睡的频率($P<0.001$)、最频繁使用的时间段($P<0.05$)、每日手机使用时间($P<0.001$)与无法控制渴望维度显著正相关,而年龄($P<0.05$)与无法控制渴望维度显著负相关。上网($P<0.05$)、玩手机游戏($P<0.001$)、看短视频($P<0.05$)与无法控制渴望的不良情况显著相关。

表13-5　人口统计学、心理变量、睡眠质量、手机使用和手机应用对手机成瘾的回归

预测量	MPAI总分	无法控制渴望	感到焦虑和失落	退缩或逃避	生产力损失
	β	β	β	β	β
人口统计学变量					
年龄	-0.09^{**}	-0.05^{*}	NA	-0.11^{***}	-0.08^{**}
职业(生产性工作=1)	0.07^{**}	NA	0.10^{***}	NA	0.07^{**}
每周工作时间	NA	NA	NA	NA	-0.06^{*}

(续表)

预测量	MPAI总分	无法控制渴望	感到焦虑和失落	退缩或逃避	生产力损失
	β	β	β	β	β
心理变量					
精神健康	NA	NA	−0.12***	NA	NA
抑郁	0.32***	0.30***	0.23***	0.23***	0.32***
工作压力	0.10***	0.08**	0.09***	NA	0.09***
睡眠质量					
过早清醒并无法入睡的频率	0.09***	0.09***	NA	0.08**	NA
智能手机使用					
使用年限	0.06*	NA	NA	0.06*	NA
使用最频繁的时间段	0.06**	0.05*	0.07**	NA	NA
每日使用时间	0.11***	0.10***	0.14***	0.06*	0.05*
智能手机的主要应用(使用=1)					
通话功能	NA	NA	NA	NA	−0.09**
拍照	NA	NA	NA	NA	0.05*
上网	0.05*	0.06*	0.05*	NA	0.07**
社交网络	0.07**	NA	0.10***	0.09***	NA
手机游戏	0.10***	0.12***	NA	0.06*	0.10***
短视频	0.07**	0.05*	0.07**	0.08**	NA
R^2	0.29	0.22	0.24	0.13	0.22
调整后的 R^2	0.29	0.22	0.23	0.13	0.21

注：β 为标准化系数。*MPAI* 是手机成瘾指数。* $P<0.05$，** $P<0.01$，*** $P<0.001$。NA 表示“无”。最初纳入多元回归模型的变量包括：4 个 *MPAI* 维度的得分、人口统计学变量(性别、年龄、月收入、婚姻状况、教育水平、职业及每周工作时间)；心理变量(精神健康、抑郁、工作压力)、睡眠质量(每日睡眠时间、过早清醒并无法入睡的频率)和智能手机的主要应用(通话功能、短信息服务、拍照、上网、社交网络、手机游戏、阅读、短视频)。某些变量对所有因变量的标准化系数不显著，因此未在表中列出。

其次，抑郁($P<0.001$)、工作压力($P<0.001$)、使用最频繁的时间段($P<0.01$)、每日手机使用时间($P<0.001$)与感到焦虑和失落显著正相关，精神健康($P<0.001$)与感到焦虑和失落显著负相关。此外，从事非生产性职业($P<0.001$)、上网($P<0.05$)、使用社交网络($P<0.001$)和观看短视频($P<0.01$)与焦虑和迷失感得分较高显著相关。

然后，抑郁($P<0.001$)，过早清醒而不能再次入睡的频率($P<$

0.01)、手机使用年限($P<0.05$)、每日手机使用时间($P<0.05$)与退缩或逃避显著正相关,但年龄($P<0.001$)与退缩或逃避显著负相关。使用社交网络($P<0.001$)、玩手机游戏($P<0.05$)、看短视频($P<0.01$)与更严重的退缩或逃避显著相关。

最后,抑郁($P<0.001$)、工作压力($P<0.001$)、每日手机使用时间($P<0.05$)与生产力损失显著正相关;相反,每周工作时间($P<0.05$)和年龄($P<0.01$)与之呈显著负相关。同样,用手机拍照($P<0.05$)、上网($P<0.01$)、看短视频($P<0.001$)与更严重的生产力损失显著相关。然而,使用通话功能($P<0.01$)与更少的生产力损失显著相关。5个多元线性回归模型中自变量的方差膨胀因子范围为1.00～1.64、1.00～1.38、1.00～1.49、1.00～1.58及1.00～1.25,意味着多重共线性很小。

三、手机成瘾的中介作用

手机使用和手机成瘾如何影响外来务工人员的心理健康?这是我们研究最关切的问题。表13-6和图13-1～13-3显示了手机成瘾在每日手机使用时间与抑郁、心理健康、工作压力之间的中介作用结果。

表13-6　手机成瘾在每日手机使用时间与抑郁、心理健康、工作压力之间的中介作用

路径	系数(标准差)	效应量	95%置信区间	
			下限	上限
模型1(n=1851)				
间接效应	0.15(0.02)#	64.4%	0.12	0.18
日常手机使用→手机成瘾	0.95(0.09)***		0.78	1.12
手机成瘾→抑郁	0.15(0.01)***		0.14	0.17
直接效应		35.6%		
日常手机使用→抑郁	0.08(0.03)*		0.02	0.15
模型2(n=1853)				
间接效应	−0.13(0.02)#	100.0%	−0.17	−0.10
日常手机使用→手机成瘾	0.93(0.09)***		22.92	27.75
手机成瘾→心理健康	−0.14(0.01)***		−0.16	−0.12
直接效应		0.0%		
日常手机使用→心理健康	−0.04(0.04)		−0.13	0.04

（续表）

路径	系数（标准差）	效应量	95%置信区间	
			下限	上限
模型 3（n=1 732）				
间接效应	0.04(0.01)#	46.2%	0.03	0.06
日常手机使用→手机成瘾	0.89(0.09)***		0.71	1.07
手机成瘾→工作压力	0.05(0.01)***		0.04	0.06
直接效应		53.8%		
日常手机使用→工作压力	0.050(0.020)*		0.01	0.09

注：* $P<0.05$. ** $P<0.01$. *** $P<0.001$. # 95%的置信区间不包含零，表明路径效应值有统计学意义。

模型1、模型2和模型3分别考察了智能手机成瘾在日常智能手机使用与抑郁、心理健康和工作压力之间的中介作用。

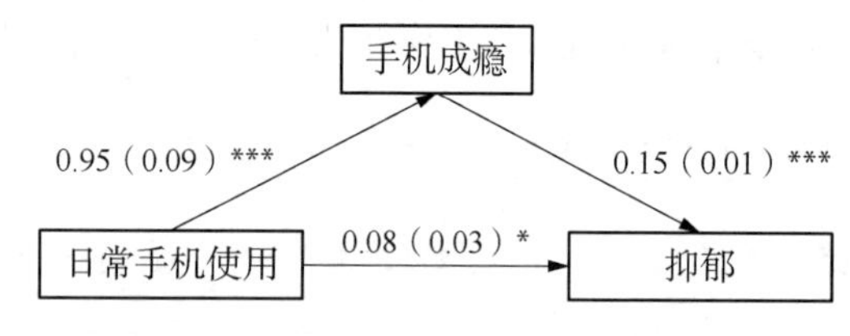

*P < 0.05, ***P < 0.001。

图 13－1　中介模型 1：日常手机使用→抑郁(手机成瘾)

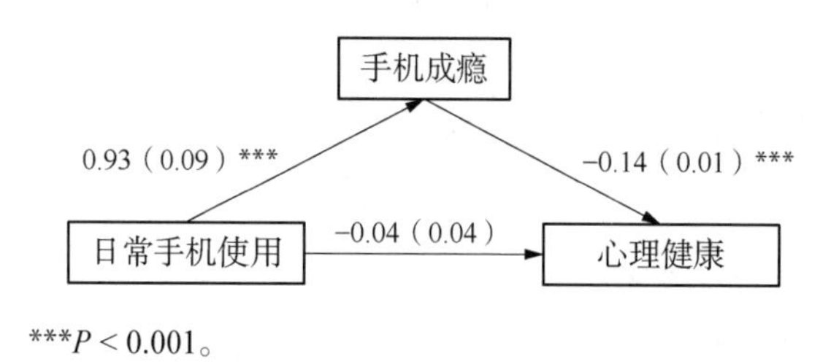

***P < 0.001。

图 13－2　中介模型 2：日常手机使用→心理健康(手机成瘾)

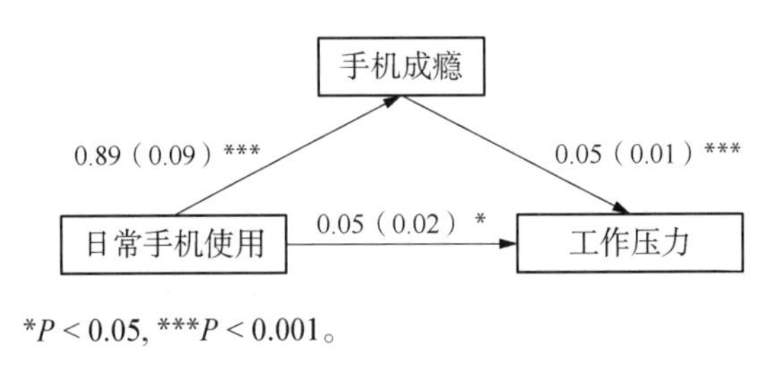

* $P<0.05$，*** $P<0.001$。

图 13－3　中介模型 3：日常手机使用→工作压力(手机成瘾)

在三个模型中，每日手机使用时间与手机成瘾呈显著正相关（$P<0.001$）。手机成瘾与抑郁（$P<0.001$）、工作压力（$P<0.05$）显著正相关，与心理健康（$P<0.001$）显著负相关。每日手机使用时间对抑郁（$P<0.05$）和工作压力（$P<0.05$）的直接效应也显著，而对心理健康的直接效应不显著。

因此，手机成瘾在每日手机使用时间对抑郁（间接效应＝0.15，95％ *CI*＝0.12～0.18，间接效应的效应量＝64.4％）和工作压力（间接效应＝0.04，95％ *CI*＝0.03～0.06，间接效应的效应量＝46.2％）的影响的路径中起到了部分中介作用，而它在每日手机使用时间与心理健康之间的联系（间接效应＝－0.13，95％ *CI*＝－0.17～－0.10，间接效应的效应量＝100.0％）中起到了完全中介作用。

四、小结：上海外来务工人员手机成瘾与心理健康

通过对手机成瘾、心理因素、睡眠质量以及主要的智能手机应用的评估，研究者初步分析了上海外来务工人员每日手机使用时间和手机成瘾的模式和影响因素。此外，还探讨了手机成瘾在每日手机使用时间与心理因素之间的中介作用。

手机使用和手机成瘾的影响因素在不同的人口学特征之间存在差异，这为改善上海外来务工人员健康的潜在干预措施提供了新的视角。手机成瘾的中介作用为手机成瘾和每日手机使用时间如何影响上海外来务工人员的心理状态提供了证据。

与中国大学生相比，30 岁及以下的上海外来务工人员没有那么沉迷于智能手机，但有更长时间的手机使用。根据之前的一项研究，上海外来

务工人员被认为有严格的工作时间，这可能会削弱手机成瘾的状况。MPAI分数和手机使用的分布及影响因素表明，年轻、教育程度高、单身/丧偶/离异、从事非生产性工作及每月收入低的上海外来务工人员有更严重的手机成瘾和手机使用。这一现象可以归结为三个方面：首先，年轻的上海外来务工人员通常被认为比年长的务工人员对智能手机更感兴趣；其次，单身、丧偶或离异的上海外来务工人员在陌生的城市可能会感到孤独，他们会寻求情感上的替代，从而卷入智能手机虚拟世界的关系中；然后，从事非生产性工作的上海外来务工人员可以有更多时间和自由使用智能手机。此外，不同的人可能面临不同类型的手机成瘾症状。研究表明，手机成瘾在不同性别中无显著差异，我们可以在之前大学生的研究中看到同样的情况。对于上海外来务工人员和大学生，手机成瘾的不同影响因素是年龄。年龄在学生中不是手机成瘾的敏感因素，但在上海外来务工人员中存在显著差异。这可能是因为外来务工人员包含所有年龄段，而大学生总是集中在20岁左右。

研究显示，样本中智能手机的4种娱乐功能，包括上网、使用社交网络、玩手机游戏和看短视频，与不同的手机成瘾症状有关，这可能与中国移动互联网的快速发展有关。在中国，新浪和腾讯等移动互联网公司的移动社交和在线娱乐应用已得到了广泛的传播和使用，截至2014年6月，中国的移动互联网、社交网络和手机游戏用户分别为5.27亿、4.59亿和2.52亿。到2018年6月，这一数字迅速增至7.88亿、7.5亿和4.58亿。同时，短视频用户的数量也在迅速增加，尽管短视频2013年才在中国出现，但到2018年6月已经有5.94亿用户。

许多研究已经证实手机成瘾会导致睡眠质量不佳。研究者进一步发现玩手机游戏和看短视频与使用智能手机最频繁的时间段更晚有关，后者会导致睡眠质量下降。这一发现揭示了上海外来务工人员不健康的手机使用是导致睡眠质量差的主要原因。与以往的研究不同，研究者还发现睡眠质量差可能是手机成瘾及其一些症状的影响因素。因此，手机成瘾与睡眠质量差之间的关系似乎是双向的，可能会导致恶性循环，这与Lee等的研究结果一致。

之前的研究也发现心理状态与手机使用和手机成瘾之间存在双向联系。本研究发现，低心理健康水平和高抑郁水平与不健康的手机使用和手机成瘾相关，而高工作压力与手机成瘾相关。这一结果验证了已有研究提出的假设，即手机使用与心理变量之间的联系似乎是由手机成瘾介导的。中介作用表明，手机成瘾可部分中介长时间手机使用对抑郁和工作压力的影响，可完全中介长时间的手机使用对低心理健康的影响。

本研究还发现，人口统计学、心理因素、睡眠质量以及主要使用的智能手机应用都与手机使用和手机成瘾相关。特别是手机成瘾可以调节高手机使用对抑郁、心理健康和工作压力的负面影响。这些心理状态被认为与上海外来务工人员的工作能力和健康状况有关。

第三节　对策分析与政策建议

从现状来看，流动人口对城市的低融入度引发孤独感，当社交需要和情感诉求在现实世界得不到满足时，流动人口便转向其他媒介如互联网和智能手机，在虚拟世界寻求寄托。过度的互联网和智能手机使用更加导致网络成瘾和手机成瘾，进而对流动人口的心理健康造成严重的负面影响。

研究团队发现，手机成瘾分别在手机使用与抑郁、手机使用与工作压力之间起到部分中介作用，在手机使用与低心理健康水平之间起到完全中介作用。因此，在改善心理健康的干预时，有三种思路可以采取：第一，减少手机使用时间；第二，手机使用时间难以控制时，改善手机使用习惯；第三，如果手机使用习惯短期内也难以改变时，尝试采取其他干预措施。

值得说明的是，流动人口的手机成瘾是一个系统性和结构性问题，并不能简单归咎于个人，因此需要更多来自政府、社会、家庭的帮助。有研究针对青少年手机沉迷问题提出“同心干预”(concentric intervention)，包含政策规范保障、社会舆论引导、其他群体监督及青少年主体自制4层干预系统。相较之下，流动人口手机成瘾问题涉及的主体更加多元，需要政府、新闻媒体、手机服务提供商、雇主企业、家庭社区及外来务工人员个体等各方都正视且重视这一问题，共同帮助流动人口预防和克服手机成瘾问题，改善他们的心理健康水平。同时，“健康生态学模型”(health ecological model)关于远端因素、中端因素和近端因素的区分也为本研究提供了参考。基于此，本研究建议形成“以政府指导为基础、社会引导为核心、家庭支持为辅助、个人自律为关键”的4层“金字塔”干预系统，见图13-4。

个人自律
家庭支持
（社区、家庭）
社会引导
（新闻媒体、互联网企业、雇主企业）
政府导向

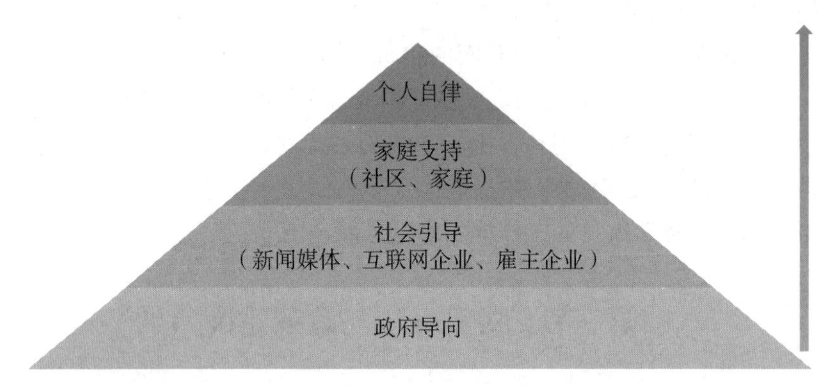

图13-4 金字塔干预系统

一、以政府指导为基础

有研究指出，为了解决数字成瘾(digital addiction)问题，世界各国政府机构已经实施了相应的预防措施，但许多采取管制和强制的方式。例如，韩国2010年开始实施的《灰姑娘法》(*the Cinderella law*)。该法律禁止网络游戏提供商在午夜至早上6点之间向16岁以下的青少年提供服务，但这类禁止性指令在实际的实施过程中备受争议，效力有限。而在中国，政府关于互联网管理领域的立法探索一直在进行，国务院出台了一系列计算机信息网络管理条例和暂行规定；信息产业部、国务院新闻办公室、文化部等相关部门也发布了相关的互联网管理办法；各省市政府部门也出台了相应的管理意见。然而，互联网技术的快速发展，使得立法速度有时难以跟上网络发展创新的脚步，法律法规的针对性受到限制，特别是流动人口的网络成瘾和手机成瘾问题尚未引起足够的重视。因此，政府首先需要意识到流动人口的网络和手机成瘾已经不再是一个新鲜事，并应将其视为一个有关健康平等的问题。

Kwon等的研究为解决社交网络成瘾问题提出了两种改善机制，即信息增强的政策(information-enhancing policies)和能力增强的政策(capacity-enhancing policies)。前者针对人们对社交网络成瘾危害认识不足的情况，主张通过增大数字成瘾的负面信息量，以此提高公众对数字成瘾危害的意识；后者则作为替代性措施，对那些已经有所认识但仍旧沉迷网络的公众，鼓励平台提供商设置一些特定程序来帮助用户合理安排时间，提高用户的自我控制能力。相应地，政府应当指导好总体方向，适当为新闻媒体、手机服务提供商及雇主企业提供支持，采用直接规范和间接引导相结合的措施，形成相对弹性的网络使用和手机使用管理模式。

例如，针对流动人口网络和手机成瘾问题，政府可以引导互联网市场的规范发展，鼓励互联网行业建立和完善行业自律机制；推动防范网络成瘾技术的发展，监督使用量高与流量大的网站或手机应用安装防沉迷系统；资助科研机构开展流动人口网络成瘾和手机成瘾矫治的学术研究和实践。

具体到上海，上海市精神卫生中心 2018 年开发的针对青少年游戏成瘾的手机系统，对潜在的网络游戏成瘾的青少年和高危人群进行科普教育，对成瘾人群进行线上干预。如该网瘾评估干预系统试验有效，政府可以将其面向流动人口推广，并进行针对性的改进。另外，可以考虑将网络成瘾和手机成瘾纳入公共卫生领域的重要议事日程；同时，并充分借助优质的高校资源，鼓励资助相关学术研究和实践的开展。

二、以社会引导为核心

1. 新闻媒体　在网络和手机成瘾问题上，媒体作为舆论引导者和信息提供者应当发挥其特有的作用。

一方面，媒体作为舆论引导者，在上海外来务工人员之于城市的形象建构中扮演着重要的角色，媒体在进行上海外来务工人员的报道时，应该客观公正，将他们视为城市建设不可或缺的一部分，坚持正确的舆论引导。媒体应当努力化解城市对上海外来务工人员的偏见和歧视，帮助他们克服心理障碍，提高城市融入度，以减少其对互联网和手机的依赖。

另一方面本研究表明，用户对智能手机的依赖程度越强，对不良健康影响的低估程度越大。也就是说，许多人成为手机成瘾的受害者，是因为他们低估了手机的负面影响。研究表明，适度增加某一问题的负面信息量有助于提高公众关于这一问题危害的认识程度，这一点已经在控烟问题上得到了证实。因此，新闻媒体作为信息提供者，应当起到议程设置的作用。议程设置理论表明，媒体对某一议题强调得越多，公众对该议题的重视程度越高。如今，未成年人和大学生的网络成瘾与手机成瘾能够得到社会广泛关注，离不开媒体的助力。媒体在公平公正地报道外来务工人员相关新闻的同时，也应将其手机成瘾问题和心理健康作为重要议题。

2. *互联网企业* 首先，互联网企业应当严格遵守国家相应的网络管理法律法规，强化自我监督，建立完善的行业自律机制，提供一个有序的网络环境；其次，互联网企业应当认识到，提醒用户合理健康地使用手机虽然可能会在一定程度上损害短期的经济利益，但从长远来看，有助于塑造良好的企业社会形象，提高企业声誉和公众吸引力，同时，帮助用户形成可持续的消费模式，也有利于产生长期盈利。

具体而言，本研究发现，网络社交、玩网络游戏和观看短视频均与手机成瘾相关。针对这一情况，社交媒体平台企业、游戏公司和短视频平台企业应当承担起社会责任，安装或升级防沉迷系统。例如，某杀毒软件企业设置了眼睛休息提醒的功能，每隔一个小时提醒用户休息，某网络游戏推出“最严苛的防沉迷系统”，规定未满 12 岁的玩家每天游戏时长不得超过 1 小时，每天 21:00 之后不得进行游戏等措施，然而，目前类似的防沉迷系统主要针对的是未成年人，对于成年人效果有限，而成年人对于网络世界的沉迷却并不少见。因此，互联网产品的防沉迷设计，也应当把成年人纳入范畴，要提高企业的社会责任意识，高度重视成年人的网络成瘾问题。对于像外来务工人员这样的成年人而言，时间管理类的软件也是一种选择。除了市面上流行的“番茄 to do”“forest”“时间锁”等 APP 之外，各大手机厂商也推出了自带的屏幕时间管理系统，帮助用户更高效地利用时间。现有研究多将关注点放在学生、白领及自由职业者身上，流动人口的特殊性能够在一定程度上为这类研究增加社会意义和复杂程度，值得进一步思考。

总之，作为流动人口最常接触的媒介，手机服务提供商应当设置一些提醒程序，引导流动人口放下手机，走出家门，鼓励线上交往向线下交往延伸和发展。

3. *雇主企业* 在职人员如果在上班期间沉迷网络，必定会降低工作效率，甚至引发安全生产事故。即使手机使用不占用工作时间，手机成瘾导致的生理、心理问题也可能会使员工不能完全投入工作。因此，对企业而言，员工的网络和手机成瘾问题必须得到重视。尤其值得注意的是，大多外来务工人员在企业中所处的工作地位不高，企业更容易忽视这一群体的需求和问题。

雇主企业有必要根据员工特点和手机使用模式制定干预策略并制定目标。具体来说，可以根据上海外来务工人员手机使用习惯和手机成瘾特点进行干预。目前比较主流的有认知行为干预、动机性访谈、正念行为和认知干预等行为干预方式，以及治疗性娱乐、音乐干预与运动康复等辅助干预方式。然而，这些干预措施还需要更多的研究来检验其对于流动人口的效果。

外来务工人员将网络和手机作为情感寄托，也是由于自身无法妥当纾解的孤独感。因此，雇主企业应当营造良好、平等的工作环境和工作氛围，对外来务工人员多一些工作上及生活中的关怀，加大情感支持。雇主企业也应该注重外来务工人员和本地员工的关系和交往，加强员工之间的沟通和互动，及时解决员工之间的矛盾。此外，雇主企业可以设立专门的员工心理咨询室，针对已经出现心理健康问题的员工，适当进行心理辅导。总之，雇主企业应做到“特殊关怀，平等对待；适当监督，合理疏导”。

外来务工人员城市生活的一大特点是工作环境和居住环境的融合。研究表明，上海外来务工人员的居住地相对集中，多为集体租赁房或者工地的简易住房。这样的居住环境本身便与城市居民沟通不多，容易形成自我疏离的状况。解决这一问题需要政府、企业和社区的共同作用，企业可以与社区结合，举办外来务工人员的交流、联谊与娱乐活动，如同乡会、联谊会、看电影和棋牌游戏等，也可以开展一些健康卫生的科普教育讲座，关爱外来务工人员的身心健康。

三、以家庭支持为辅助

社区是流动人口最直接接触的非家庭生活环境。因此，社区在预防和矫治网络成瘾中发挥着不可替代的角色。社区可以通过组织团体活动、促进群体交流来提高流动人口的融入度、减少他们的孤独感，以此降低他们对网络的情感投入，进而预防手机成瘾。社区也应营造温馨舒适的居住环境，让流动人口在工作之余感受到城市的温暖。有条件的社区可设立专门的网瘾治疗机构，为上海外来务工人员戒除网络成瘾提供专业服务。

上海的许多社区已经逐渐认识流动人口心理健康的重要性，开展了一些关爱流动人口心理健康的主题活动。例如，在2017年10月10日第27个“世界精神卫生日”，开展的免费心理咨询和精神卫生小讲堂，帮助流动人口缓解心理压力，重塑信心。基于此，之后的社区互动可将网络成瘾和手机成瘾设为主题，让流动人口认识到成瘾的危害，帮助他们防治成瘾。

本研究发现，单身/丧偶/离异的上海外来务工人员有更严重的手机成瘾和手机使用。有研究表明，家庭凝聚力是影响网络游戏成瘾的重要因素之一，在后续的干预措施中，可以考虑把家庭关爱的要素纳入进来。本研究还发现，上海外来务工人员不健康的手机使用是导致其睡眠质量差的主要原因。反过来，睡眠质量差也是手机成瘾及其一些症状的影响因素。因此，手机成瘾与睡眠质量差之间的关系是双向的，可能会导致恶性循环。而家庭正是改善流动人口手机使用习惯的最好场所，如何将家庭治疗引入对上海外来务工人员的网络成瘾矫治的效果，还有待进一步研究。

四、以个人自律为关键

流动人口的网络成瘾和手机成瘾的确是一种社会行为，需要政府、雇主企业、社会组织、社区和家庭等各方面提供引导、帮助和监督。但网络和手机成瘾首先是个人行为，也需要流动人口个体本身的积极配合、自我约束和自我提高。

首先，流动人口自身应提高自我调节和适应能力，遇到实在无法自我排解的情绪和不能解决的问题时，应及时向所在社区、企业和政府部门寻求帮助。进入到一个全然陌生且更加现代化的城市里，迷茫和不适应是极为常见的情况，面对城市居民，流动人口应转变原有观念，应该正视自身价值，主动沟通。

其次，新闻媒体、雇主企业以及家庭社区应当帮助流动人口提高媒介素养，学会鉴别互联网上良莠不齐的内容。流动人口也应积极接受政府、社会组织倡导的媒介素质教育。要认识到，媒介只是媒介，互联网建造的是一个虚拟的世界，不可投入过多感情，而现实世界才是自己真真切切能够触摸得到、感受得到的。更具体地，当流动人口想要通过在互联网上搜索、发现和理解健康相关信息来自我帮助时，电子健康素养（e-health literacy）的问题就随之浮现，如何帮助流动人口提高筛选、甄别网络健康信息的能力。这一问题还有待深入研究。

再次，流动人口应在政府和社会各界的帮助下积极参与到社区、企业组织的各种活动中，建立现实中的社会网络，积累社会资本。当流动人口的情感诉求在现实中得到满足，且闲暇时间被现实的社会互动填满时，他们转向手机和网络的可能性与时间自然会减少。

最后，已经出现网络成瘾或手机成瘾症状的人，应充分认识到成瘾的危害，主动寻求专业帮助，积极配合治疗。

总的来说，政府、媒体、雇主企业、社区以及家庭应当承担起社会责任，合力为流动人口提供社会支持。第一，通过组织团体活动，营造良好平等的社区、企业与社会氛围，帮助流动人口调整心态，在城市中重建社会网络，以此提高他们的城市融入度，降低孤独感，进而减少手机使用时间；第二，手机使用时间难以控制时，可通过净化网络空间，推进媒介素养教育，控制流动人口不良的手机使用习惯；第三，手机使用习惯短期难以改变，并逐步成瘾时，可寻求专业的医疗支持。

流动人口个人也应充分认识网络成瘾和手机成瘾的危害，提高自我约束、自我调适的能力；提高媒介素养，对媒介内容进行鉴别；在社会各界的帮助下积极参与社会交往，建立现实中的社会网络。

第四节　结语

在本章中，我们回答了几个问题：上海流动人口的网络成瘾和手机成瘾为何会产生？上海外来务工人员的手机成瘾模式如何？影响因素有哪些？如何发挥中介作用？政府、社会各界、家庭和个人应如何防治流动人口的网络成瘾和手机成瘾，改善流动人口心理健康。

受到诸多客观环境和主观原因的限制，身处城市和乡村边缘的流动人口在融入城市的过程中可能会遇到各种各样的问题和困难。流动人口低融入度的困境与其生活和情感需求之间的落差使得他们倍感孤独。为了填补生活和心理的空白，他们通过互联网和智能手机的使用，在虚拟世界中得到满足。因此，互联网和手机成为流动人口获取必要信息、重建社会网络、娱乐休闲和自我表达的平台，对这一群体有着重要意义，与此同时，过度的手机使用也会导致他们对互联网和手机的依赖日益严重。

网络成瘾和手机成瘾对个体的生理、心理、情感和个人发展均有负面影响，甚至可能危害社会稳定，庞大的网络群体也使得成瘾问题一直广受学界和社会各界的关注。然而，与已得到重视的未成年和学生群体不同，流动人口仍旧未被广泛关注。然而，流动人口在城市中占比巨大，在城市建设中也发挥着重要作用。这一群体的生理心理健康不仅关乎个人，也影响着社会的稳定和发展。因此，流动人口的成瘾问题和心理健康应该被重视和研究。

本章通过对上海 6 个地区的外来务工人员展开调查发现，人口统计学信息、心理因素、睡眠质量和主要的智能手机功能使用情况是手机使用和智能手机成瘾的影响因素。智能手机成瘾在日常手机使用时间与抑郁、工作压力的关系中起到部分中介作用，在日常手机使用与心理健康的关系中起完全中介作用。

基于此，为了防治流动人口的网络成瘾和手机成瘾，改善心理健康，流动人口个人应认识到网络成瘾和手机成瘾的危害，提高自我约束和自我调适的能力，提高媒介素养，积极参与社会交往，建立现实中的社会网络，积极配合治疗。政府、雇主企业、媒介组织、手机服务提供商、社区及家庭应当承担起社会责任，合力为流动人口提供社会支持。

（马新瑶　王帆　兰玉坤）

参考文献

[1] 董俊良. 新生代农民工手机使用及心理问题研究[D]. 重庆：西南大学，2017.
[2] 方甜. 孤独感与城市融入：新生代农民工手机使用研究[D]. 上海：复旦大学，2014.
[3] 费孝通. 乡土中国[M]. 北京：北京出版社，2009.
[4] 甘满堂，王亮. 农民工休闲方式新动向：手机使用与网络休闲[J]. 福州大学学报(哲学社会科学版)，2018，32(01)：101 - 106.
[5] 国家统计局. 第七次全国人口普查公报(第七号)[EB/OL]. [2021 - 08 - 01].

http://www.stats.gov.cn/tjsj/zxfb/202105/t20210510_1817183.html
[6] 侯娟,陈双艺,侯莹莹,等.网络游戏成瘾的诊断、研究及治疗进展[J].中国特殊教育,2018(10):90-96.
[7] 金丽馥,王雪.新生代农民工精神文化生活"孤岛化"问题研究[J].安徽农业大学学报(社会科学版),2015,24(02):87-91.
[8] 金盛华,董梦晨,吴嵩,等.青少年社会支持对网络社交偏好的影响:自我概念的中介作用[J].心理学探新,2015,35(04):367-370.
[9] 孙文铮.自追踪、数据化和社交性:移动互联时代的时间管理[J].现代传播(中国传媒大学学报),2021,43(07):158-163.
[10] 王芳莉.青少年手机沉迷的形成与反转对策研究[D].长沙:湖南大学,2013.
[11] 王睿,张瑞星,康佳迅.积极心理干预对大学生手机成瘾的影响效果研究[J].现代预防医学,2018,45(09):1653-1656.
[12] 袁潇."准现代性":手机使用与新生代农民工的自我认同[J].南通大学学报(社会科学版),2018,34(02):123-129.
[13] 张亚利,陆桂芝,金童林,等.大学生手机成瘾倾向对人际适应性的影响:述情障碍的中介作用[J].中国特殊教育,2018(02):83-88.
[14] 张玥,张冬静,熊琳,等.手机成瘾与大学生抑郁、焦虑的关系:中介与调节效应分析[J].中国临床心理学杂志,2018,26(06):1086-1090.
[15] 郑欣.媒介的延伸:新生代农民工城市适应研究的传播学探索[J].西南民族大学学报(人文社科版),2016,37(06):142-148.
[16] BIAN M, LEUNG L. Linking loneliness, shyness, smartphone addiction symptoms, and patterns of smartphone use to social capital [M]. Social Science Computer Review,2015,33(1):61-79.
[17] BILLIEUX J, MAURAGE P, LOPEZ-FERNANDEZ O, et al. Can disordered mobile phone use be considered a behavioral addiction? An update on current evidence and a comprehensive model for future research [J]. Current Addiction Reports, 2015,2: 156-162.
[18] Canalys. China's smartphone market suffers first ever annual decline as shipments fall 4% in 2017 [EB/OL]. [2021-08-01]. https://www.canalys.com/newsroom/china's-smartphone-market-suffers-first-ever-annual-decline-shipments-fall-4-2017.
[19] China Internet Network Information Center. Statistical Report on Internet Development in China [EB/OL]. [2021-08-01]. http://www.cnnic.net.cn/hlwfzyj/hlwxzbg/hlwtjbg/201808/t20180820_70488.htm.
[20] DEMIRHAN E, RANDLER C, MEHMET B H. Is problematic mobile phone use explained by chronotype and personality [J]. Chronobiol Int 2016,33: 821-831.
[21] DE-SOLA J, TALLEDO H, DE FONSECA F R, et al. Prevalence of

problematic cell phone use in an adult population in Spain as assessed by the Mobile Phone Problem Use Scale (MPPUS) [J]. PLoS ONE, 2017, 12: e0181184.

[22] Ding D, Li J. Smartphone Overuse-A Growing Public Health Issue [J]. J Psychol Psychother, 2017,7: 1.

[23] ELHAI J D, DVORAK R D, LEVINE J C, et al. Problematic smartphone use: A conceptual overview and systematic review of relations with anxiety and depression psychopathology [J]. J Affect Disord, 2017,207: 251 - 259.

[24] GAO T, LI J, ZHANG H, et al. The influence of alexithymia on mobile phone addiction: the role of depression, anxiety and stress [J]. J Affect Disord, 2017, 225: 761.

[25] HAN L, GENG J, JOU M, et al. Relationship between shyness and mobile phone addiction in Chinese young adults: mediating roles of self-control and attachment anxiety [J]. Comput Human Behav, 2017: S074756321730 4582.

[26] JUN S. The reciprocal longitudinal relationships between mobile phone addiction and depressive symptoms among Korean adolescents [J]. Comput Human Behav, 2016,58: 179 - 86.

[27] KIM S E, KIM J W, JEE Y S. Relationship between smartphone addiction and physical activity in Chinese international students in Korea [J]. J Behav Addict, 2015,4: 200 - 205.

[28] KROENKE K, SPITZER R. The PHQ - 9: a new depression diagnostic and severity, measure [J]. Psychiatr Ann, 2002,32: 509 - 521.

[29] KWON H E, SO H, HAN S P, et al. Excessive dependence on mobile social apps: A Rational addiction perspective [J]. Soc Sci Electro Publish, 2016, 27 (4): 1 - 18.

[30] KWON H E, SO H, HAN S P, et al. Proceedings of the 35th International Conference on Information Systems (ICIS) Nature or nurture? An analysis of rational addiction to mobile social applications [C]. Aukland: New Zealand, 2014.

[31] LAN Y K, DING J E, GAO J L, et al. Influence of mobile phone dependence on subjective health status and sleep quality of occupational population [J]. Occupation Health 2018,34: 1792 - 1796.

[32] LEE J E, JANG S I, JU Y J, et al. Relationship between mobile phone addiction and the incidence of poor and short sleep among Korean adolescents: a longitudinal study of the Korean children & youth panel survey [J]. J Korean Med Sci, 2017,32(7): 1166 - 1172.

[33] LIAN L. Alienation as mediator and moderator of the relationship between

virtues and smartphone addiction among Chinese university students [J]. Int J Ment Health Addict, 2017,1: 1 - 11.

[34] LIN Y H, LIN Y C, LEE Y H, et al., Time distortion associated with smartphone addiction: identifying smartphone addiction via a mobile application [J]. J Psychiatr Res, 2015,65(1): 139 - 145.

[35] Pew Research Center. Social media use continues to rise in developing countries but plateaus across developed ones: smartphone ownership on the rise in emerging economies [EB/OL]. (2018 - 07 - 01) [2021 - 08 - 01]. http://www.pewglobal.org/2018/06/19/2-smartphone-ownership-on-the-rise-in-emerging-economies.

[36] TOPP C W, ØSTERGAARD S D., SØNDERGAARD S, et al. The WHO - 5 Well-Being Index: a systematic review of the literature [J]. Psychotherapy Psychosomatics, 2015,84: 167 - 176.

[37] VAHEDI Z, SAIPHOO A. The association between smartphone use, stress, and anxiety: a meta-analytic review [J]. Stress Health, 2018,1: 1 - 12.

第十四章

流动儿童心理健康分析

第一节 概述

一、儿童青少年心理健康

儿童青少年时期是个体心理发展最为关键的阶段。心理健康对于儿童青少年的生存发展有至关重要的影响。心理健康是指个体处于良好的心理状态下,情绪和行为调节达到了令人满意的水平。从积极心理学的观点来看,心理健康包括个体享受生活的能力,以及在生命活动和实现心理弹性的努力之间创造平衡的能力。世界卫生组织提出,心理健康包括"主观幸福感、自我效能感、自主性、能力、智力和情感潜能的自我实现等"。

儿童青少年在生长发育过程中经常经历各种类型的不良情绪困扰。例如,在学校产生的焦虑,或短暂的抑郁。对于儿童青少年,更应当提倡积极心理健康,即高水平的生活满意度、积极情绪和心理社会功能(心理状态和社会适应良好)。与躯体健康的概念一致,心理健康不仅仅是没有精神疾患,它包括情感的、心理的,社会交往的良好状态,并且需要具备以下的能力:包括能够成功地驾驭处理生活中的问题,建立良好的人际关系,适应变化,利用适当的应对机制实现幸福。能够认识自身的潜能,满足自身的需求,发展帮助自己适应周围不同环境的技能。

中国学生发展核心素养,是学生应具备的,能够适应终身发展和社会发展需要的必备品格和关键能力。它以"全面发展的人"为核心,分为文化基础、自主发展、社会参与三个方面,综合表现为人文底蕴、科学精神、学会学习、健康生活、责任担当、实践创新六大素养。健康生活主要是学生在认识自我、发展身心、规划人生等方面的综合表现。具体包括珍爱生命、健全人格、自我管理等基本要点。健全人格的重点是具有积极的心理品质，自信自爱，坚韧乐观；有自制力，能调节和管理自己的情绪，具有抗挫折能力等。自我管理的重点是能正确认识与评估自我；依据自身个性和潜质选择适合的发展方向；合理分配和使用时间与精力；具有达成目标的持续行动力等。促进儿童青少年心理健康，培养他们良好的社会适应能力，促进他们“健康生活”，是实现儿童青少年健康和全面发展的必要条件。

二、国内流动儿童心理健康

在过去40年的改革开放进程中，中国的经济改革和快速的城市化进程促进了国内大规模的人口流动，尤其是农村劳动力的迁移。近年来，越来越多的流动人口将家庭人员，包括学龄儿童带到城市。根据原国家卫生和计划生育委员会的监测数据，在已婚流动人口中，0～17岁子女随同父母流动的比重在65.0%左右，呈现着明显人口流动的家庭化趋势。在《2019年全国教育事业发展统计公报》中，全国义务教育阶段在校生中进城务工人员随迁子女1 426.96万人。其中，在小学就读1 042.03万人，在初中就读384.93万人。在这一公报中，对进城务工人员随迁子女的定义，是指户籍登记在外省（区、市）、本省外县（区）的乡村，随务工父母到输入地的城区、镇区（同住）并接受义务教育的适龄儿童少年。

对于进城务工人员随迁子女的称谓尚不统一。在中国知网（CNKI）检索2010年1月到2019年1月发表的关键词为“流动儿童”“进城务工人员随迁子女”“农民工子女”“流动人口子女”的文献，按主题分布依次为2 461篇（36.58%）为“流动儿童”，1 701篇（25.29%）为“农民工子女”，387篇（5.75%）为“流动人口子女”，297篇（4.42%）为“进城务工人员随迁子女”。多数相关文献仍将这一群体称为“流动儿童”，而国内流动儿童的界定依据是户籍，户籍性质为农业户口的流动儿童为主体。2010年，第六次全国人口普查数据显示，在0～17周岁的流动儿童中，户口性质为农业户口的流动儿童占80.35%，非农业户口只占19.65%。上海0～17周岁流动儿童为132万，占当地儿童总量的46.24%。根据2010—2015年全国流动人口动态监测调查数据，在流动人口子女中，流动儿童约占 70%，明显多于留守儿童(30%)。

国内流动儿童的教育公平问题、心理发展状况及社会融合是近年有关研究的热点，三者又存在着相互的交织关联。中国现阶段的户籍制度根据血缘继承关系和地理位置来划分，政府行政管理中，主要按公民户籍所在地给予社会福利，其中也包括儿童青少年的受教育权。国内流动儿童教育公平问题经历了早年的入学难，到异地中考、高考的演变。《中华人民共和国义务教育法》第十二条规定："适龄儿童、少年免试入学。地方各级人民政府应当保障适龄儿童、少年在户籍所在地学校就近入学。父母或者其他法定监护人在非户籍所在地工作或者居住的适龄儿童、少年，在其父母或者其他法定监护人工作或者居住地接受义务教育的，当地人民政府应当为其提供平等接受义务教育的条件。具体办法由省、自治区、直辖市规定。"在 2003 年《国务院办公厅转发教育部等部门关于进一步做好进城务工就业农民子女义务教育工作意见的通知》中，提出："进城务工就业农民流入地政府(以下简称流入地政府)负责进城务工就业农民子女接受义务教育工作，以全日制公办中小学为主。"之后，各流入地政府纷纷制定地方性方案。《国家中长期教育改革和发展规划纲要(2010—2020年)》提出："坚持以输入地政府管理为主、以全日制公办中小学为主，确保进城务工人员随迁子女平等接受义务教育，研究制定进城务工人员随迁子女接受义务教育后在当地参加升学考试的办法。"2014 年，中共中央、国务院颁布《国家新型城镇化规划(2014—2020 年)》，提出农民工随迁子女义务教育纳入各级政府教育发展规划和财政保障范畴……保障农民工随迁子女以公办学校为主接受义务教育。对未能在公办学校就学的，采取政府购买服务等方式，保障农民工随迁子女在普惠性民办学校接受义务教育的权利。在 2016 年《国务院关于统筹推进县域内城乡义务教育一体化改革发展的若干意见》中，提出："利用全国中小学生学籍信息管理系统数据，推动'两免一补'资金和生均公用经费基准定额资金随学生流动可携带。要坚持以公办学校为主安排随迁子女就学，对于公办学校学位不足的可以通过政府购买服务方式安排在普惠性民办学校就读。实现混合编班和统一管理，促进随迁子女融入学校和社区。公办和民办学校都不得向随迁子女收取有别于本地户籍学生的任何费用。

超大城市和随迁子女特别集中的地方，可根据实际制定随迁子女入学的具体办法。”

2008年《上海市教育委员会关于进一步做好本市农民工同住子女义务教育工作的若干意见》，提出“合理规划与配置义务教育资源，确保在上海工作和居住的农民工同住子女接受义务教育的权利……初中阶段适龄农民工同住子女纳入公办学校就读……加大扶持力度，逐步将符合基本条件的现有农民工子女小学纳入民办教育管理……”的工作任务和目标。目前，在上海的进城务工人员随迁子女，主要是在公办中小学和政府购买服务的民办小学接受义务教育。

国内以往关于流动儿童心理健康研究，较多的词频为社会支持、自尊、社会融合、社会适应及歧视知觉等。这些关键词反映了国内2004—2017年的研究热点，主要包括流动儿童青少年的身份（农民工子女、外来务工子女、农民工随迁子女、暂居者和移居者），流动儿童青少年的心理健康状况（心理问题、歧视知觉、孤独感及抑郁），流动儿童青少年的心理健康影响因素（城市适应、心理适应及社会适应），流动儿童青少年的教育与干预（家庭教育、心理健康教育、社会支持及对策），流动儿童青少年的积极心理因素（心理弹性、心理韧性及自尊）。2012年开始，自尊、心理韧性及生活满意度成为国内有关研究前沿和热点，表明学者们开始从积极心理学视角研究流动儿童青少年的心理健康状况，从关注流动儿童青少年的消极心理转变为关注流动儿童的积极心理品质。

国内外对流动儿童青少年心理健康状况的研究大多采用定量调查。对流动儿童青少年心理健康状况的调查，在兼顾科学性、可行性的前提下，利用多维度指标特别是从积极心理学角度来探究这一群体儿童心理健康，并且综合运用定量调查与定性访谈等方法，有助于深入研究现实情境中流动儿童的心理健康状况，确保研究结论的相对客观准确。

第二节　上海市流动儿童心理健康研究

生活在超大城市的流动儿童面临着流动和城市生活造成的社会适应和心理健康问题。在本研究中，我们通过定量问卷调查，比较在上海生活的流动儿童和上海户籍儿童的主观幸福感、自尊和亲社会行为等心理指标，探讨外地农村户籍儿童主观幸福感和亲社会行为异常的影响因素。并结合开展定性访谈，以求较为深入地了解、分析流动儿童心理健康状况。

一、定量问卷调查

1. *上海市流动儿童的主观幸福感*　主观幸福感(subjective well-being, SWB)反映的是个体对其生活境况所做的总体评价，由对生活的满意、积极情感的体验和消极情感的缺乏所构成，对整体生活的满意程度越高，体验到的积极情感越多、消极情感越少，则个体的幸福感体验越强，它是衡量个体生活质量的重要综合性心理指标，可作为心理健康和社会适应的一个指标。主观幸福感包括自身对生活、健康状况满意度的综合评价，反映个体对周围生活事件和环境做出的情绪反应。人生早期奠定的基础对于终身幸福是至关重要的。致力于了解青少年的主观幸福感具有长远的意义。

国内以往研究较少对义务教育阶段的学生开展主观幸福感调查。王瑞敏等研究发现，从整体上看，流动儿童的主观幸福感在中等程度以上，体验到的正性情感较多，对家庭、朋友、学校及自我等方面比较满意。整体上，流动儿童的主观幸福感低于城市儿童，特别是打工子弟学校流动儿童与公立学校城市儿童主观幸福感指标差异均有统计学意义。打工子弟学校流动儿童的积极情感、总体生活满意度等指标低于混合学校的流动儿童。

本研究以上海市流动儿童为调查对象，流动儿童界定为父母一方或双方是外出农民工，随父母来上海，义务教育阶段就读的儿童少年。在研究设计中，我们将参与研究的学生按户籍类型分为 3 个亚组：农村户籍的流动儿童(外地农村户籍)、城镇户籍的流动儿童(外地城镇户籍)和上海户籍的城市儿童。

本次调查对象为上海市 4 所小学(2 所进城务工人员随迁子女学校和 2 所公立学校)4 年级至 5 年级，4 所初中(1 所进城务工人员随迁子女学校和 3 所公立学校)的初中预备班至初二年级，2 229 名学生及其家长。调查对象的基本情况见表 14-1。事后多重比较显示，三组家长的教育水平

表 14 - 1　调查对象基本情况

人口学特征	外地农村户籍	外地城镇户籍	上海户籍	合计	χ^2/F	P
男生/%	520(54.2%)	199(53.2%)	440(49.1%)	1 159(52.0%)	5.122	0.077
年龄(均数±标准差)	(11.45±1.56)	(11.64±1.51)	(11.39±1.62)	(11.46±1.58)	3.111	0.045
父亲文化程度/%					545.112	<0.001
初中及以下	586(62.5%)	135(37.5%)	126(14.7%)	847(39.3%)		
高中或中专	253(27.0%)	103(28.6%)	253(29.5%)	609(28.3%)		
大专及以上	98(10.5%)	122(33.9%)	478(55.8%)	698(32.4%)		
母亲文化程度/%					655.519	<0.001
初中及以下	702(75.5%)	159(44.4%)	166(19.4%)	1 027(47.9%)		
高中或中专	171(18.4%)	94(26.3%)	228(26.7%)	493(23.0%)		
大专及以上	57(6.1%)	105(29.3%)	461(53.9%)	623(29.1%)		
家长自评经济状况/%					31.977	<0.001
比较好	41(4.5%)	31(8.7%)	50(5.7%)	122(5.7%)		
中等	726(80.4%)	300(84.3%)	761(86.6%)	1 787(83.6%)		
比较差	136(15.1%)	25(7.0%)	68(7.7%)	229(10.7%)		

差异显著($P<0.001$);外地农村户籍儿童的家长对家庭经济状况的自我评价比其他两组差($P<0.001$)。在我们的样本中,47.8%的流动儿童(外地农村户籍和外地城镇户籍)就读于公立学校,不同户籍性质流动儿童就读于进城务工人员随迁子女学校的比例,外地农村户籍儿童为57.0%,外地城镇户籍儿童为39.8%,差异有统计学意义($P<0.001$),见表14-1。

本研究采用问卷调查法,分学生问卷和家长问卷,学生及其家长使用同一个编码。学生问卷调查由培训合格的调查员以班级为单位,使用规范的指导语组织进行,采用匿名方式自行填写;家长问卷由学生带回请家长匿名自填,并于次日上交。

学生问卷的主要内容包括基本情况、生活满意度量表(satisfaction with life scale, SWLS)、个人幸福指数-中小学生版(personal wellbeing index-school, PWI-SC)、正负性情感量表儿童版(positive and negative affect scale for children, PANAS-C)、自尊量表(rosenberg self-esteem scale, RSES)、家庭关怀度指数(family APGAR index, APGAR)、长处与困难问卷(strength and difficulty questionnaire, SDQ)学生版亲社会行为部分等。

家长问卷的主要内容包括学生户籍、父母职业、父母文化程度、自感经济水平、个人幸福指数(personal wellbeing index, PWI)及社会支持评定量表(social support rating scale, SSRS)。

表14-2显示,不同户籍类型儿童主观幸福感等指标的差异均有统计学意义。事后多重比较显示,外地农村户籍儿童的个人幸福指数,生活满意度,正性情感低于上海户籍儿童($P<0.01$)。负性情感得分高于本地儿童和外地城镇户籍儿童($P<0.01$)。自尊分数和家庭关怀度指数低于本地儿童和外地城镇户籍儿童($P<0.001$)。

表14-2 不同户籍类型儿童的心理学指标(均数±标准差)

指标	外地农村户籍	外地城镇户籍	上海户籍	F	P
生活满意度	(22.57±7.09)	(23.45±6.88)	(24.52±6.88)	16.777	<0.001
个人幸福指数	(60.91±15.86)	(63.12±13.70)	(63.64±14.42)	7.749	<0.001
正性情感	(40.20±11.69)	(41.01±11.16)	(41.87±12.23)	4.365	0.013
负性情感	(30.70±12.28)	(28.68±11.91)	(28.02±12.35)	10.770	<0.001

（续表）

指标	外地农村户籍	外地城镇户籍	上海户籍	F	P
自尊	(28.53±5.02)	(29.98±5.14)	(30.50±5.55)	32.116	<0.001
亲社会行为	(7.34±2.22)	(7.60±2.13)	(7.93±2.10)	16.914	<0.001
家庭关怀度指数	(6.52±2.72)	(6.99±2.34)	(7.17±2.55)	14.869	<0.001

PWI-SC包含生活水平、健康状况、已有成就、人际关系、安全状况、社会参与、未来保障及所在学校等8个生活领域，较为全面地反映了被试对象对生活质量的认知。表14-3为不同户籍类型儿童的个人幸福指数不同生活领域的评分比较，仅有对学校满意度差异无统计学意义。事后多重比较显示，外地农村户籍儿童在生活水平、安全状况及社会参与等方面的评分低于上海户籍儿童。

表14-3　不同户籍类型儿童的个人幸福指数各生活领域评分比较（均数±标准差）

指标	外地农村户籍	外地城镇户籍	上海户籍	F	P
生活水平	(6.69±3.05)	(6.81±2.98)	(7.24±2.79)	8.280	<0.001
健康状况	(7.91±2.80)	(8.20±2.48)	(8.22±2.50)	3.516	0.030
已有成就	(8.20±2.55)	(8.36±2.41)	(8.49±2.19)	3.393	0.034
人际关系	(8.26±2.49)	(8.54±2.28)	(8.58±2.30)	4.508	0.011
安全状况	(7.72±2.68)	(8.17±2.43)	(8.18±2.45)	8.259	<0.001
社会参与	(6.85±2.96)	(7.16±2.70)	(7.45±2.63)	10.172	<0.001
未来保障	(7.04±2.91)	(7.51±2.64)	(7.34±2.84)	4.469	0.012
所在学校	(7.88±2.76)	(8.14±2.42)	(7.95±2.62)	1.259	0.284

本研究对不同户籍类型儿童家长的个人幸福指数和社会支持评定量表得分进行比较，发现他们在社会支持的三个维度，即客观支持（所接受到的实际支持）、主观支持（所能体验到的或情感上的支持）和对支持的利用度（反映个体对各种社会支持的主动利用，包括倾诉方式、求助方式和参加活动的情况）评分的差异都具有统计学意义。事后多重比较显示，外地农村户籍儿童家长报告的客观支持和社会支持利用得分低于上海户籍儿童家长和外地城镇户籍儿童家长（$P<0.01$）。

对外地农村户籍儿童，以儿童性别、学校类型、学段、儿童自尊评分、家庭关怀度指数、父母文化程度、家长自评经济状况、家长个人幸福指数和社会支持评定量表得分等为自变量，主观幸福感指标为因变量，进行多元线性回归分析，发现自尊和家庭关怀度指数是主要因素（表 14－4）。家长主观社会支持也与这些儿童的个人幸福指数和正性情感有关。

表 14－4 外地农村户籍儿童主观幸福感影响因素的多元线性回归分析

指标	主观幸福感指标；$\beta(SE)$			
	个人幸福指数	生活满意度	正性情感	负性情感
自尊	0.791 (0.114)***	0.395 (0.050)***	0.875 (0.084)***	−0.737 (0.093)***
家庭关怀度指数	1.337 (0.209)***	0.693 (0.092)***	0.406 (0.154)**	−0.458 (0.171)**
家长主观社会支持	0.446 (0.125)***	—	0.321 (0.091)***	—
家长个人幸福指数	—	0.059 (0.020)**	—	—
儿童性别（男＝1，女＝2）	—	—	—	−2.003 (0.887)*

注：* $P<0.05$，** $P<0.01$，*** $P<0.001$。

2. *上海市流动儿童的亲社会行为*　亲社会行为是使他人或整个社会受益的社会行为。亲社会行为不仅是个人发展的关键因素，也是良好的个人社会适应的核心标志之一。越来越多的研究表明，亲社会行为与攻击性、自尊和人际关系有关。虽然亲社会行为近年来受到了广泛关注，但国内流动儿童的亲社会行为研究较少。

本研究运用长处与困难问卷（strength and difficulty questionnaire，SDQ）亲社会行为部分对被试学生进行调查，该部分包含 5 个项目，0、1、2 三级评分。根据总分分为正常（10～6）、交界（5）和异常（4～0）。结果显示，不同户籍类型儿童亲社会行为评分的差异亦有统计学意义。事后多重比较显示，外地农村户籍儿童的亲社会行为评分低于上海户籍儿童（$P<0.01$）。外地农村户籍儿童亲社会行为异常的报告率为 10%，高于上海户籍儿童的 5.9%（$P<0.001$）。

分析外地农村户籍儿童的亲社会行为异常的影响因素，在控制性别、学习阶段、学校类型和家长自评经济状况等因素后，自尊、家庭关怀度指数和家长主观社会支持是影响其亲社会行为异常的主要保护因素（表 14－5）。

表 14－5　外地农村户籍儿童亲社会行为异常影响因素的多元 Logistic 回归分析

指标	*OR*（95% *CI*）	*P* 值
自尊	0.888（0.842～0.936）	<0.001
家庭关怀度指数	0.872（0.796～0.954）	0.003
家长主观社会支持	0.942（0.894～0.992）	0.024

综上，流动儿童的主观幸福感总体水平尚可，外地城镇户籍与上海户籍没有差异，但外地农村户籍儿童仍然较低。外地农村户籍儿童在生活水平、安全状况及社会参与等方面的评分低于上海户籍儿童。

与之前的研究结果一致，对于外地农村户籍儿童，自尊对主观幸福感具有显著的预测作用。本研究还发现自尊是这一人群亲社会行为异常的保护因素。鉴于自尊在城乡流动儿童心理发展中的重要性，我们应努力帮助他们在城市生活环境中建立自信心和处理困难的能力。

家庭功能是指一个家庭处理日常生活和有效应对问题和变化的能力。以往对儿童和青少年的研究表明，家庭功能对心理健康具有保护作用。本研究证实了家庭功能对城乡流动儿童主观幸福感和亲社会行为异常的保护作用。对于流动儿童，他们的生活圈要比城市儿童狭窄，对于他们的心理发展，家庭功能所起的作用尤其重要。流动儿童既面临着儿童成长过程中的心理问题，也面临着与流动有关的适应问题，需要家庭的全力支持，帮助他们应对困难。需要提升流动儿童家庭的功能，促进他们的主观幸福感。

社会支持有利于提升流动儿童的生活满意度。本研究发现家长主观社会支持对外地农村户籍儿童的个人幸福指数、正性情感和亲社会行为的影响作用，提示对于流动儿童家庭提供支持可能有助于提升流动儿童承受困难的能力，从而提高他们的主观幸福感和社会适应能力。

二、定性访谈

近年来，定性研究方法（qualitative research methods）在我国越来越

多地被应用于卫生服务研究领域。定性研究是研究社会现象的一种广泛采用的方法和手段，收集的资料形式通常是文字、声音及图像等，而不是数字形式。定性研究方法强调在自然情境下进行研究，更重视研究者与研究对象之间的关系，可以解决定量研究无法解决的一些问题。定性研究可以与定量研究相结合，从多个角度阐述问题，完善研究结果。目前，对于流动儿童的定性研究较少，本研究拟通过访谈研究，更深入了解该群体的心理与行为，探索促进该群体心理健康的方法。

(一) 访谈对象的基本情况

采用方便抽样方法，在上海市松江区、普陀区、宝山区、浦东新区的 3 所小学和 3 所初中，从小学 4～5 年级、初中预备班～2 年级共选取 48 名学生进行焦点组访谈，其中 12 名进行个人访谈。本研究还选取 2 名教师进行访谈。

本次焦点组访谈调查对象，男生 21 名，女生 27 名，其中为流动儿童的男生 14 名，女生 19 名。小学生 17 名，其中流动儿童 10 名；初中生 31 名，其中流动儿童 23 名。6 所学校中，有 1 所小学、1 所初中仅招收进城务工人员随迁子女。在焦点组访谈的 33 名流动儿童中，有 19 名自己有手机；在个人访谈的 9 名流动儿童中，有 7 名自己有手机，见表 14－6。

表 14－6 访谈对象基本情况

变量	焦点组访谈		个人访谈	
	人数	构成比/%	人数	构成比/%
性别				
男	21	43.8	7	58.3
女	27	56.3	5	41.7
户籍				
外地	33	68.8	9	75.0
上海	15	31.3	3	25.0
学段				
小学	17	35.4	4	33.3
初中	31	64.6	8	66.7
学校类型				
公办	35	72.9	8	66.7
民办	13	27.1	4	33.3
自有手机				
有	25	52.1	8	66.7
无	23	47.9	4	33.3

在查阅前期文献的基础上，根据调查目的设计定性访谈提纲。在2016年11月～12月，分别开展7组焦点组访谈，12例个人访谈；个人访谈中9例为流动儿童。访谈提纲问题见表14－7。

表14－7　访谈提纲问题列表

访谈类型	维度	问　　题
小组访谈	幸福观	在你们的心中，幸福是什么？什么时候你们会感到幸福？
	未来规划	长大以后希望成为什么样的人？以后想回老家生活吗（外地户籍学生）？
个人访谈	人际交往	你在学校里和老师、同学的关系怎么样？和老家亲人平时联系吗，怎么联系？
	亲子关系	你和家长的关系怎么样？
	问题应对	你在生活、学习中遇到困难时，一般会怎样处理？

（二）访谈结果与分析

1. 社会适应　在18名回答来沪时间的随迁子女中，有3名是出生后就在上海，有3名是3～6岁来沪，9名是在7岁以后来沪。关于来沪体会，有回答“环境不同。上海有高楼大厦，比较开心。1年级之前与外公外婆在老家。上海的课业任务与老家差不多。本地人有些傲气，没什么问题。”“以前放假宅在家里，现在可以和同学出去玩。”

对在学校与老师、同学相处情况，访谈对象的回答为“还行”“可以”或“挺好”。当问及与本地人相处时，“我们楼上的7楼的住户是本地人，我们和他们相处得挺好的。”“我们跟他们学上海话。在小区本地的小朋友和我们交流，一块玩。他们有时候去我家，因为我们都是同龄的。”“有本地人，但没有同龄的本地朋友。”有在公办小学就读的流动儿童提到：“外地的要交社保，然后上海的有些活动，外地的不能参加，只有本地才能参加。”“对，学校里就是免费套餐，然后上海的就是免费，外地的就要交费。”“就是免费的。交100元可以什么时候都不用交钱，外地的就没有这样的待遇。”后经向学校老师确认，该同学指的是具有本市户籍的中小学生可登记参加上海市城乡居民基本医疗保险。

研究还对个别本地户籍儿童进行个人访谈，当问及作为在上海生长的孩子，和那些外地来的孩子，是否存在优越感时，回答为：“没有。大家都是好朋友，好同学。上海、外地都是一样的。只要自己学习成绩好一点，拼得出来的，大家都是一样的，没有什么上面下面之分的。”对于外地人的看法，“有些人是好的，有些人到处乱丢垃圾，然后霸道。”

总体上，流动儿童能够适应上海的生活环境与学习环境，在对上海的印象、学校师生关系和同伴关系均比较积极，部分流动儿童已能融入居住环境，但也能感知到受户籍制度影响的社会福利差异。本地儿童对流动儿童也能以公平的态度看待。

2. 社会支持　亲子关系方面，大多学生说与家长相处很好，有的形容为像朋友一样。“我爸爸妈妈对我，就好像朋友一样，关系特别好。星期六星期天陪我，有时候还会带我出去玩，几乎每天都能陪伴我。”有些流动儿童的家长平时因为忙于生计，常让学生独自在家，但这并不肯定影响亲子关系。“周一到周五，我爸妈都不在家。我妈妈接完我后，就把我自己放在家里……我和爸爸妈妈的关系很好，我爸爸就把我当朋友一样看待，然后回来第一时间就把我抱在怀里。”1 名 6 年级女生说：“我爸妈都不管我，我宁愿待在学校里也不愿待在家里。因为家里没东西玩，没人陪我……如果平时遇到不开心，我爸会哄我。”

流动儿童因为在上海上学，一般都只在长假、寒暑假时才会回老家。与老家的亲人联系主要是通过网络聊天，有的会与同辈的表亲联系，有的与在老家的祖辈联系。若有亲戚同在上海生活，甚至与表兄弟在同一所学校就读，这些表亲也是平时比较好的玩伴。

关于问题应对方面，在遇到学习上的困难时，不同户籍学生均回答为问同学、家长或姐姐、上网查。在遇到生活上的困难时均选择求助家长。遇到不开心的事情，流动儿童的处理做法有：打篮球、踢足球、到小区健身器材上玩，找父母倾诉，找朋友、同学玩，写日记、哭，听音乐，看书，看作文书，买吃的，睡觉、发闷等。

综合来看，流动儿童社会支持的来源与本地儿童差异不大。互联网的跨时空属性，使得随父母来到城市的流动儿童，能够通过聊天功能与留在户籍地的亲人经常联络，获取更多的社会支持。

3. 心理发展

(1) 对幸福的看法：不同户籍的学生对幸福比较一致的看法是家人平安、和睦相处。在进城务工人员随迁子女初中，有女生说：“有人管着

(父母管)很幸福,之前只有过年的时候见面。""(幸福)体现在细微的事情上。比如,很累的时候有人来关心。"有男生说:"有好多人陪着你,朋友、父母及亲人。"2名公办初中的流动儿童男生的回答是:"我是跟朋友一起玩,然后让父母多陪陪我。平时父母陪我的时间很少,我爸接一下我,然后我就一个人在家写作业。""我的话就是平时不用父母担心,父母忙的时候帮父母干点事就是挺幸福的。"

(2) 未来规划:多数流动儿童表示以后不愿回老家,理由包括:不习惯老家的生活;在老家很难找工作,在上海有发展;爸爸妈妈不回去,老家没有朋友。在进城务工人员随迁子女小学,1名6岁来沪的安徽籍女生说:"我会工作在上海,但是我会不间断地回去,因为那是我与朋友最真挚的地方。"1名出生在上海的江西籍女生说:"我不喜欢回老家生活,因为我喜欢在上海生活,我在老家生活也不久,在上海生活了好几年,老家的路也不认识。在上海习惯了,从小在这生活。我觉得自己以后会生活在上海或江苏,但我不会回老家。"

由于上海的异地中考政策限定,部分流动儿童为了高考升学,在初中阶段会面对是继续留在上海,还是转学回老家或其他省份参加中考的选择。对于那些学习成绩较好、父母给予学业期望较高的流动儿童,如果不具备在上海参加中等学校高中阶段招生报名条件,更多会选择转学。有的为了更好地与参加中考地的教学衔接,在初中阶段就会转学。前段的2名进城务工人员随迁子女小学女生,前者说:"我初中是回老家读,因为我们家在学校旁边买了房子。"后者说:"我初中会去江苏,江苏是离上海比较近,而且我家在那边也买了房子。我爸爸会在上海,因为他在这边熟人比较多。我妈妈就和我在江苏,我初中就会去江苏读书。"1名安徽籍的小学2年级来沪的6年级(预备班)男生说:"我不想回去,但下学期转回去后由爷爷奶奶管。"1名河北籍的公办初中男生说:"我爸想让我上国际高中。我觉得自己挺羡慕上海的同学。因为他们能在上海考高中。我就是有点怕自己考不上,我自己是想回去念高中。"

对于人生理想,多数流动儿童都说出了自己的理想职业和事业目标,如成为实业家、语文教师、医生、科学家、音乐家及篮球足球明星,有名初中流动儿童女生说:"看一步,走一步,希望自己将来能给父母一个稳定的生活环境。"有1名初中流动儿童男生说:"不知道,我以后去深圳表哥(大五六岁)那里,就是想去找哥哥,和他关系很好。”

综合来看,流动儿童对幸福有比较积极的认知,在他们的心中,与父母在一起生活也成为他们对幸福认知的一部分。相比户籍地的生活,流动儿童大多更喜欢在上海的生活环境。因此,在未来规划中,大多不愿回到户籍地。部分对未来有较高规划而又不满足上海中考政策的要求的流动儿童,不得不选择回户籍地继续就学,成为“返回儿童”。

4. 来自教师的观点　受访的进城务工人员随迁子女民办小学保健老师从2010年开始在该校任职,她说没有发现学生的心理问题,认为流动儿童家庭经济条件,近年来出现了改善,“刚来时差距大,父母年纪大,穿得破旧,有些可能还不识字。现在表现越来越好,家长年轻化,学生是独生子女或者有弟弟妹妹,一年比一年好。”

一名仅招收进城务工人员随迁子女的初中教务主任在受访时分析了部分流动儿童出现行为偏差的原因,“生活居住环境差,对孩子成长不利。上海住房成本高,因此外来打工人员常租一小间,一家4口住在一间出租房里。孩子的活动空间少于当地孩子,没有自己的空间,对学习影响大,不像当地孩子学习环境单一。学习上家庭教育缺失。有些家庭租住的是农民房,租套房的少。因为农民房群租违章严重,拆迁较多,租房成本提高,以前700～800元月租,现在要1 500元左右租单间。家庭收入低,夫妻月收入5 000～6 000元,1 500元房租难以承受。除去生活开支,没有剩余多少钱。套房无法承租,家长的生活压力更大,境遇拮据。”

“孩子出现行为偏差,并不是孩子本身的错,不能怪孩子,有社会和家庭的原因。上初中了,和父母挤在十几平方米的房子,连踏进家门的兴趣都没有,没有家的归属感。对比差距太大,容易产生仇恨、极端及不满情绪。”

“不想回去,对城市有留恋。双面性格,既喜欢城市,但又不满自我的处境。在国际性都市,可以感受城市的变化,即使在城市边缘地带。回到家中的落差巨大,心理难以承受。当孩子大一点,8、9年级时落差更大且8、9年级的孩子也不好管理。学习环境保证了,但家庭环境没有。”

他还分析了流动人口家庭面临的处境和抉择。“第一,拆迁太多,生活成本提高,有的举家回去。第二,做点小生意的,可能搬迁其他地方。有的先把孩子放回老家。在这虽然生活艰辛,但不想放弃这边收入。孩子先回去，省一点。第三，（孩子）无法在上海参加中高考，不能连贯学习。”

两位老师都提到进城务工人员随迁子女学校的教师待遇较公办学校低，师资来源存在差异，教师继续教育机会较少，硬件、软件比公办学校差，课时任务较重。

总体来看，流动儿童家庭经济状况近年来有所改善，但部分流动儿童仍需面对生活的逆境，拮据的家庭环境影响着他们的心理健康。需要关注“返回儿童”现象，帮助他们解决重新适应的困难。户籍政策不仅需要保障流动儿童的继续入学教育机会，还需考虑到家长的陪伴，更有利于为流动儿童创造一个稳定的学习、生活环境。

第三节　政策建议

根据研究结果，从公共卫生和积极心理学的视角，提出以下建议。

1. 行政管理部门切实加强对学校心理健康教育的管理　建议加强中小学校心理健康教育教师队伍建设，完善中小学校心理健康教育课程设置。对进城务工人员随迁子女学校的心理健康教育予以重视，纳入对学校评估考核指标。有关专业指导机构对学校心理健康教育专兼职教师和班主任等相关人员进行有计划、有步骤的心理健康教育专题培训，为教师、家长和社区提供专业指导和心理咨询服务；为学生提供心理发展、预防、干预及转介等专业服务。

2. 通过学校群体干预提升儿童青少年的积极心理品质　基于积极心理学视角，在培养学生发展核心素养时，关注儿童青少年健全人格的培养。通过开设幸福力训练课程，培养儿童的微笑力（调控情绪的能力）、专注力（专注投入的能力）、乐群力（与人交往的能力）、选择力（认识自己、合理规划的能力）和抗压力（学生压力管理的能力），从而营造学校班级的良好心理氛围，促进个体的幸福力提升。

3. 提高流动人口家庭教育技能，提升流动人口家庭功能　依托学校、社区、工作场所、医院等各种组织网络，多层面地开展流动人口家庭教育指导。在健康教育方式上，通过开办“家长学校”培训，传播家庭教育知识，帮助流动人口家长认识良好的家庭教育方法对孩子健康成长的重要性，还可借助社区亲子文化活动、家庭教育视频等形式来提升流动人口家长家庭教育素养。

4. 建立学校-家庭-社区三位一体的心理健康教育与健康促进网络

综合学校、家庭、社区和社会各方的力量，建立学校-家庭-社区三位一体的儿童心理健康教育与健康促进网络。"自上而下"和"自下而上"双向联动，政策上将儿童青少年心理健康促进工作列为重要的发展目标，确立积极发展等心理健康促进的目标，在实践中依托学校、家庭、社区一体化所构建的心理健康教育与促进体系，帮助流动儿童及家庭提升有关素养，促进流动儿童的健康发展。

（王剑）

参考文献

[1] 蔡华俭，林永佳，伍秋萍，等. 网络测验和纸笔测验的测量不变性研究——以生活满意度量表为例[J]. 心理学报，2008，40(02)：228－239.

[2] 戴晓阳. 常用心理评估量表手册[M]. 北京：人民军医出版社，2010.

[3] 丁新华，王极盛. 青少年主观幸福感研究述评[J]. 心理科学进展，2004，12(1)：59－66.

[4] 段成荣，吕利丹，王宗萍，等. 我国流动儿童生存和发展：问题与对策——基于2010年第六次全国人口普查数据的分析[J]. 南方人口，2013，28(4)：44－55.

[5] 国家卫生和计划生育委员会流动人口司. 中国流动人口发展报告(2016)[M]. 北京：中国人口出版社，2016.

[6] 国家卫生和计划生育委员会流动人口司. 中国流动人口发展报告2017[R]. 北京：中国人口出版社，2017.

[7] 核心素养研究课题组. 中国学生发展核心素养[J]. 中国教育学刊，2016(10)：1－3.

[8] 林丹华. 积极青少年发展视角下的心理健康预防与促进[J]. 中国学校卫生，2018，39(06)：801－804.

[9] 刘晓云，严非，詹绍康. 卫生服务研究中的定性研究方法[J]. 上海预防医学，2003，15(11)：535－536.

[10] 刘欣，师保国，肖敏敏. 流动儿童的自尊与幸福感——不同学校类型的作用[J]. 贵州师范大学学报(自然科学版)，2012，30(4)：44－48.

[11] 吕繁，顾湲. 家庭APGAR问卷及其临床应用[J]. 国外医学(医院管理分册)，1995(02)：56－59.

[12] 马惠霞，白学军，刘璐，等. 个人幸福指数-中小学生版（PWI－SC）在中国的适用性—兼与澳洲中学生比较[J]. 心理与行为研究，2013，11(4)：522－528.

[13] 潘婷婷，丁雪辰，桑标，等. 正负性情感量表儿童版（PANAS－C）的信效度初探[J]. 中国临床心理学杂志，2015，23(3)：397－400.

[14] 孙晓红，韩布新. 国内外流动儿童青少年心理健康状况研究：基于 CiteSpace 的可视化分析[J]. 中国青年研究，2018(12)：67－73.

[15] 汪传艳. 国内流动儿童研究二十年：基本概况、热点领域及前沿演进——基于1997—2016 年 CSSCI 文献的可视化分析[J]. 基础教育研究，2018，(21)：10－15.

[16] 王剑，傅华，宋迪文，等. 儿童青少年静态行为与主观幸福感的相关性[J]. 中国学校卫生，2018，39(10)：1495－1498.

[17] 王瑞敏，邹泓. 北京市流动儿童主观幸福感的特点[J]. 中国心理卫生杂志，2010，24(02)：131－134.

[18] 中国健康教育中心. 学校健康促进实践案例精选[M]. 北京：人民卫生出版社，2018.

[19] 中华人民共和国教育部. 2019 年全国教育事业发展统计公报[EB/OL]. http://www.moe.gov.cn/jyb_sjzl/sjzl_fztjgb/202005/t20200520_456751.html，2021－03－12.

[20] CARD N A，STUCKY B D，SAWALANI G M，et al. Direct and indirect aggression during childhood and adolescence：a Meta-Analytic review of gender differences，intercorrelations，and relations to maladjustment [J]. Child Dev，2008，79(5)：1185－1229.

[21] CARLO G，MESTRE M V，MCGINLEY M M，et al. The protective role of prosocial behaviors on antisocial behaviors：the mediating effects of deviant peer affiliation [J]. J Adolescence，2014，37(4)：359－366.

[22] DAVIS A N，CARLO G. The roles of parenting practices，sociocognitive/emotive traits，and prosocial behaviors in low-income adolescents [J]. J Adolescence，2018，62：140－150.

[23] DIENER E，HEINTZELMAN S J，KUSHLEV K，et al. Findings all psychologists should know from the new science on subjective well-being [J]. Can Psychol，2017，58(2)：87－104.

[24] DIENER E. Subjective well-being [J]. Psychol Bull，1984，95(3)：542－75.

[25] FU X，PADILLA-WALKER L M，BROWN M N. Longitudinal relations between adolescents' self-esteem and prosocial behavior toward strangers，friends and family [J]. J Adolescence，2017，57：90－98.

[26] HUGHES E K，GULLONE E. Internalizing symptoms and disorders in families of adolescents：A review of family systems literature [J]. Clin Psychol Rev，2008，28(1)：92－117.

[27] MATTHEWS N, KILGOUR L, CHRISTIAN P, et al. Understanding, Evidencing and promoting adolescent wellbeing: an emerging agenda for schools [J]. Youth Soc, 2015,47(5): 659 - 683.
[28] SHEK D T L. Paternal and maternal influences on the psychological well-being, substance abuse, and delinquency of Chinese adolescents experiencing economic disadvantage [J]. J Clin Psychol, 2005,61(3): 219 - 34.
[29] TUR-PORCAR A M, DOMÉNECH A, MESTRE V. Family linkages and social inclusion. Predictors of prosocial behavior in childhood [J]. An Psicol, 2018,34(2): 340 - 348.
[30] WONG D F K, CHANG Y, HE X, et al. The protective functions of relationships, social support and self-esteem in the life satisfaction of children of migrant workers in Shanghai, China [J]. Int J Soc Psychiatr, 2010, 56 (2): 143 - 157.
[31] World Health Organization. The world health report 2001 — Mental Health: New Understanding, New Hope [EB/OL]. https://www. who. int/whr/2001/en/whr01_en. pdf? ua=1 [Accessed 12 January 2019].
[32] YEN C F, YANG P, WU Y Y, et al. The relation between family adversity and social anxiety among adolescents in Taiwan: effects of family function and self-esteem [J]. J Nerv Ment Dis, 2013,201(11): 964 - 970.
[33] ZHANG J. Comparative study of life quality between migrant children and local students in small and medium-sized cities in China [J]. Child Adolesc Social Work J, 2018,35(6): 649 - 655.
[34] ZHAO X, CHEN J, CHEN M C, et al. Left-behind children in rural China experience higher levels of anxiety and poorer living conditions [J]. Acta Paediatr, 2014,103(6): 665 - 670.

第十五章

工作场所健康促进对外来员工心理健康影响研究

外出务工是大部分流动人口的目的，其中有相当一部分流动人口是在中大型城市的企业务工。本研究聚焦于这部分企业的外来务工人员，从公共卫生的视角，探讨工作场所健康促进对外来务工人员心理健康的影响。

第一节　工作场所健康促进的基本概念

一、工作场所心理健康

从全生命周期来看，成人阶段的大部分时间都是使用在工作上，包括处于工作场所的工作时间以及工作场所以外的工作时间。而员工所处的社会心理工作环境能够对其心理健康状况产生一定的影响，社会心理工作环境包括企业中的组织文化以及态度、价值观、信仰和日常实践，这些都会影响员工的身心健康。可能导致员工产生心理压力的因素则被称为工作场所的压力源，又称“应激源”，这些因素包括但不限于以下几个方面。

1. 不良的工作组织　如：工作要求，时间压力，决策自由，奖励和表彰，主管的支持，工作清晰度，工作设计，沟通不畅。

2. 企业(组织)文化　如：缺乏有关所有员工尊严或尊重的政策和做法，骚扰和欺凌，性别歧视，因艾滋病感染引起的污名化，对种族或宗教多样性的低包容度，缺乏对健康生活方式的支持。

3. *内部控制管理方式* 如：缺乏协商、谈判和双向沟通，建设性反馈意见和绩效管理理念的缺失。

4. *对员工提供的服务和支持* 如缺乏对员工保持工作与生活平衡的支持；及担心由兼并、收购、重组或劳动力市场/经济而造成的失业。

对员工来说，患有心理健康问题或精神疾病的状态也是导致其工作效率低下的主要原因之一。在此情况下，即使员工感觉到身体不适，但仍坚持工作，最终造成生产力的下降，这种现象通常被称为隐性缺勤。工作场所的心理健康问题不仅对个人，而且对企业或单位的生产力和竞争力，甚至对整个经济和社会产生严重的影响。首先，员工的心理健康状况会影响其工作表现、患病率、旷工率和员工流失率；其次，因病缺勤会导致巨大的生产力损失，提前退休、因工作压力和心理健康问题而被排除在劳动市场之外，长远来说这会造成社会福利的巨大浪费。以英国为例，员工因心理健康问题而造成企业的总花费估计每年达 260 亿英镑，相当于每名员工 1 035 英镑。此外，每年由于因病缺勤而造成的损失达 84 亿英镑，由于工作生产力下降而造成的损失达 151 亿英镑，由于心理疾病而进行人员变动所造成的损失达 24 亿英镑。在 2008 年，英国健康工作和福利项目中的报告指出，与心理健康问题相关的症状（如睡眠问题、疲劳、易怒和担忧等）在任何时候都影响着英国 1/6 的工作年龄人群，并能损害员工正常工作的能力。此外，有一项荟萃分析旨在探究工作相关的社会心理应激源与心理健康问题的关系，发现高工作要求、低自主决策能力、高付出和低回报经常导致工作压力的产生，并与常见的心理健康问题相关联。职业人群的心理健康状况受到工作场所不同环境因素的影响，也能反过来影响员工在日常工作中的表现，倡导员工全面健康的理念，制订并执行工作场所健康促进的相关项目，才能防止“危险因素-心理健康问题-工作效率低下”这类恶性循环的产生。

想要全面提升员工的心理健康水平，并达到可持续发展的目标，健康工作场所的建设和普及则是大势所趋。为了创造一个健康的工作场所，企业需要考虑可以采取行动的最佳方案和可能带来的影响，需要涉及的资源或领域，以及能够帮助雇主和员工共同协作的最有效流程。根据世界卫生组织的倡导，健康工作场所的有关提议及项目需要动员或影响 4 个关键领域：传统的物理工作环境、社会心理工作环境、员工个人的健康资源及企业对员工-单位共同体的投入。

二、健康工作场所

(一) 健康工作场所的概念

WHO将健康的工作场所定义为：健康工作场所是指劳动者和管理层采取共同合作及持续改善流程，保护与促进全体劳动者的健康、安全与幸福，及工作场所持久经营的环境。工作场所健康促进是实现健康工作场所的重要手段。在实施工作场所健康促进时应该考虑以下要素。

(1) 传统的职业健康和安全范畴的物质环境。

(2) 包含健康、安全和幸福范畴在内的社会心理环境，包括工作组织、工作压力与职场文化。

(3) 职场中的个人健康资源(来自雇主的有关健康生活方式的支持和鼓励)。

(4) 企业参与到社区活动中，以改善劳动者及其家人与社区其他成员健康。

(二) 实施健康工作场所创建的要点

为实现健康工作场所，在实施工作场所健康促进时，需要考虑如下要点。

1. 管理层承诺和参与

(1) 动员和获得主要利益相关者(如决策层领导、工会领导)的承诺，将健康工作场所纳入企业的经营目标和价值观中。

(2) 获得必要的承诺、资源和支持。

(3) 通过制定和采取一套完整的政策为这些承诺提供重要的证据，这些政策必须由企业最高权力层签署，并且明确地表明倡导健康工作场所是本组织经营战略的一部分。

2. 劳动者及其代表参与

(1) 劳动者及其代表不应该仅仅是简单地“被咨询”或“被通知”，而应该主动地让他们参与到计划—评估这一过程中的每一个环节，并认真地考虑他们的意见和想法；

(2) 鉴于劳动者和管理者两者的内在动态关系，至关重要的一点是劳动者必须有一些集体表达意见的途径，因为集体表达要比个人意见的表达要更为有力。参与工会或通过地方性劳动者代表代理可以帮助这种声音的建立。

3. 商业伦理与合法性

(1) 一条被广泛接受的伦理原则之一是对他人"无害"，并确保员工的健康和安全。

(2) 坚持把劳动者的社会和伦理规范作为他们在更广泛社区角色中的一部分。

(3) 强化职业卫生法律法规的执行。

(4) 对劳动者及其家庭和大众负责，避免不当的风险和人类的灾难。

4. 使用系统综合的流程以确保有效和持续的改进

(1) 对健康工作场所要有战略性的承诺。

(2) 整合所需的资源。

(3) 评估现状和预期目标。

(4) 确定优先项目。

(5) 通过向他人学习，制定一项全面的总体计划和具体项目行动计划。例如，咨询当地大学的专家，或询问有经验的工会领导人、参观其他企业，或通过网络向世界各地征询意见。

(6) 执行计划。

(7) 验收和评估计划的有效性。

(8) 及时地对计划流程进行改进。

5. 可持续性发展和整合一体化

(1) 获得高层的承诺，在做任何决定时要将健康、安全和福祉作为"过滤器"。

(2) 将倡导健康工作场所这一目标整合到企业的总体战略经营计划中。

(3) 使用跨职能团队或交叉沟通的形式来减少工作团队的隔阂，建立健康和安全委员会和工作场所健康委员会。

(4) 评估和不断地改进。

(5) 不仅评估财务业绩，还评估客户知识、内部经营流程、员工学习和成长情况，使企业获得长远的成功。

(6) 对工作场所健康和安全保持一种全面综合的看法，审查所有方面以找出更多有效的解决办法。

(7) 考虑外部影响，例如社区中缺乏基层医疗保健资源。

(8) 通过设定行为准则和产出目标的绩效管理系统，强化所需要的行动。

三、工作场所健康促进的内容

工作场所健康促进近年来正向综合健康管理演变。从控制传统的职业有害因素预防法定职业病，转化为控制各种疾病的危险因素，增进员工健康水平，降低各种疾病风险，以提高员工生产效率。这使得工作场所的健康促进内容得到了不断扩展，主要内容包括：

(1) 工作环境中职业有害因素的控制与个体防护。

(2) 行为危险因素的控制，如吸烟、饮酒、超重与肥胖、体力活动不足等。

(3) 工作相关因素的防控，缓解工作压力与职业紧张、心理健康与员工援助计划、体检与疾病管理、旅行健康安全预防等。

近年来，美国国家职业安全健康研究所(NIOSH)提出了一个新理念，即员工全面健康(total worker health, TWH)。员工全面健康是用健康促进来整合职业安全/健康保护的一体化策略，以预防工人的伤害，提升其健康水平和幸福感。

许多企业内部涉及到工人健康的部门有多个，如人力资源部(HR)、环境健康安全部(EHS)、职业健康服务(OHS)或保健站(clinic)等。而且相对于企业生产而言，这些都是保障部门，需要将有限资源进行整合，避免重复与低效，以达到工作效率的最大。

员工全面健康(TWH)策略实施的内容可分为3个层级，分别是用人单位、工作场所和个体。每个层级下再设定若干相关的分支，详见表15-1。

员工全面健康(TWH)策略的实施是对健康促进提出的更高要求。目前，在美国正在全面推进中，成立了以哈佛大学公共卫生学院、麻省大学与康省大学的新英格兰健康促进中心、爱荷华大学等4个合作中心进行先期试验，试验已经开展3年，积累的相关经验正在推广中。

表 15-1 员工全面健康策略实施的主要内容

层级	实 施 内 容
用人单位	适应经济全球化的新雇佣安排 福利制度 健康、生产力和伤残管理 伤残补偿法规 退休相关社会政策的转变
工人(个体)	多代制员工：老年员工的生产效率、青年员工的受教育水平与技能 特定群体的关注：伤残人的就业、军人转业 慢性病与健康状况的关注：肥胖、关节炎，高血压/脑血管疾病，糖尿病、高血脂、抑郁与焦虑、紧张、睡眠与疲劳 健康促进：控烟、膳食与营养、体力活动、紧张管理与抗挫折力的专题干预项目
工作场所	风险/挑战：持续与新现职业有害因素的风险评估、回归工作 机会—提升安全与环境：安全文化、安全决策制定、增加职业性有害因素的认知 提升健康与满意度的文化：领导支持、工人参与、所有决策中关注健康 改进工作的组织

四、上海健康单位建设

在我国，健康工作场所又惯称为“健康单位”(healthy organization/unit)，将健康单位可定义为：用人单位不仅要控制已知的职业性有害因素(导致法定职业病的常见因素并由《职业病防治法》所规定)，还需有持续的保护与增进员工生理与心理健康的政策、项目和行动，通过员工与管理者的共同参与，以提升单位内所有员工的健康水平，并为其带来心理幸福感(福祉)的单位。

上海的健康单位建设既与国际接轨，具有明显的地方特色，主要有两种不同的途径去推进，以行政与社会第三方认证相结合。

其一是由行政主导的，由健康城市行动指导办公室(上海市爱国卫生运动委员会)具体负责，组织培训与评估；由区、街道(镇)健康办进行动员，有意愿参加健康单位建设的机构，必须有单位主要领导的书面承诺，有相应的人力资源与专项经费安排，除常规的职业卫生安全达标外，还应有具体的健康促进项目，并进行效果评估。考虑健康单位创建单位常缺乏专业人员，在建设之初即对组织各单位相关人员进行专题培训，学习健康促进项目的选择、实施与评估，健康促进项目以合理营养（健康食堂）、控烟、限酒、体力活动和压力管理为主要内容，同时鼓励各单位建立健康自管小组；通过志愿者小组活动去影响慢性病人群。单位内部进行政策调整，鼓励员工自觉参与健康促进活动。每2年为一个建设周期，由健康办组织专家进行评估签收，选择确实取得建设成效的单位予以健康单位命名。取得命名后，每2年进行一次复审，复审合格后继续保留，复审不合格者给一次整改机会。健康单位不仅局限于企业，还包括学校、医院、社区等，累计已有200余家单位通过评审，获得授牌。但由于依托的区、街镇的发动，目前主要是中小企业和单位。

其二是社会第三方机构认证，评估标准公开，依托网络平台，单位自愿参与，介绍本单位在员工健康促进方面完成的具体内容，主要包括：控烟政策，限酒制度，增加体力活动，倡导合理营养、鼓励蔬菜水果摄入，健康体检制度，压力管理与心理健康提升等健康促进的内容。除常规服务的支持外，要有专门的项目和行动来促进员工关注健康，促进健康生活方式的养成。同时传统的职业健康安全以通过第三方认证为基础，来控制《职业病防治法》中规定的职业卫生内容。以自评为主，同时邀请由第三方专家组成评估小组，实施现场评估。目前，第三方机构认定的单位主要是外资公司的中国分公司和一些大型单位，同时取得认证单位，2年后进行复评。由于公司本身的特点，主要是医药类公司和相关单位。虽然总量不大，但公司规模大，在社会上已经形成一定影响。

第二节　健康单位建设对外来员工抑郁与幸福感影响的实证研究

在健康中国建设的时代背景下，健康单位建设已经成为共识。外来员工是相对脆弱人群，外来员工心理健康的影响是值得关注的主题；通过比较健康单位建设获得授牌单位与未开展建设单位的本地职工和外来员工抑郁和幸福感差异，可从侧面反映健康单位建设对员工心理健康的影响。

一、研究对象与方法

（一）抽样与研究对象

本研究于2017年7月至8月间开展，采用横断面调查，作为评估上海健康城市建设项目中健康单位评估的一部分。上海位于中国东部的长江入海口，国内经济最富庶的长三角地区的龙头，2015年流动人口约为980万，占全市2400万人口的很大比例。而“外来员工”是指16岁以上、在上海已居住6个月及以上且没有城市户口的人员，即在上海以外地区有户口的人员；而本地员工，则与外来员工相对应，出生并居住在上海，而且拥有当地户口。

采用多阶段抽样方案，研究招募覆盖了全市16个区，每个区选择2家单位，其中一家为健康单位授牌，一家为未通过健康单位评估的单位，采用随机抽样抽取工作单位以代表上海市的职业人群。纳入32家不同类型的工作单位，包括公司、医院、工厂、政府部门、研究所和服务行业，按照其户籍性质可两类人群：从农村到城市的外来员工和城市的本地员工。为了客观地反映外来员工的真实情况，抽样时不考虑研究对象属于何种类型，问卷中仅设一个条目来区分其户籍所在地；分析比较时将本地员工限定为与外来员工在同一单位或企业的人，而不是从一般城市人口中抽样，最终获得有效应答问卷的样本量为3286份。

（二）测评工具

通过自拟调查问卷和通用问卷相结合来形成本次调查专用问卷以收集必要的信息，包括调查对象的基本情况，即社会人口学特征，生活和工作条件的相关指标；自评健康状况（SRH）以及健康相关行为。研究对象回答的问题为：“总的来说，你对自己的总体身体健康状况如何评价?”，评分范围从1～5，分别表示“非常差”“差”“一般”“好”和“非常好”。而受教育程度、婚姻状况、吸烟行为、饮酒、每周工作时间、工作满意度和健康单位建设等因素则作为分类变量纳入问卷。

心理健康状况评估考虑了积极和消极2个不同的方向，即幸福感和抑郁。幸福感使用主观幸福感量表（WHO subjective wellbeing index,

WHO－5)来测评，研究对象根据过去4周内自身的情况作出选择，备选答案按Likert 6级赋值，从“从不”(0分)到“一直”(5分)，总分0～25分，低于13分则认为心理健康状况不良。WHO－5已被证明是一种具有良好信效度和筛查灵敏度的心理健康量表，并在中国人群中使用过。本研究中WHO－5的克朗巴哈α系数为0.939。运用美国精神病医师学会和家庭医生学会共同推荐的病人健康问卷(patient health questionnaire-9, PHQ－9)来测量抑郁情绪。PHQ－9量表在中国人群中也被证明是有效且可靠的，研究对象对其过去2周内的抑郁状态进行评分，从“一点也不”(0分)到“几乎每天”(3分)，总分0到27。以9分作为截断值(PHQ－9评分≥10)，PHQ－9与结构化精神访谈相比，测出抑郁的灵敏度为88%，特异度为88%。本研究中PHQ－9的克朗巴哈α系数为0.903。

(三) 统计分析

WHO－5得分按照已建立的评分算法，得分越高表明心理健康状况越好，而PHQ－9的得分则相反，得分越高表明抑郁越严重。我们首先比较外来员工和本地员工间的差异，使用皮尔逊卡方检验比较两者的社会人口学特征及其他指标。对于心理健康结局，我们使用相同的方法比较两类人群间的差异。此外，采用多元Logistic回归分析的方法，以不良心理健康和抑郁分别作为因变量，户籍为自变量拟合回归模型，评估外来员工心理健康结局与户籍状态的关系，并探究相关的危险因素。最终得出优势比(*OR*)及95%置信区间(*CI*)，*P*值$<$0.05表示具有统计学意义。所有的数据分析都是基于SPSS软件(Windows版本22.0)执行。

(四) 伦理

在对研究目的进行详细说明后，获得所有研究对象的知情同意。本研究经复旦大学公共卫生学院伦理审查委员会(IRB)批准，IRB批准号为：2015－12－0574。

二、主要结果简介

(一) 外来员工与本地员工基本情况比较

在本次研究对象中，男性占51.5%，女性占48.5%；29.4%为外来员工，70.6%为本地员工。如预期，非流动工人受教育程度高于流动工人(*P*$<$0.001)，超过半数流动工人(54.7%)受教育程度不超过高中。按照中

国劳动法，大约3/4的参与者每周的标准工作时间≤44小时，但外来员工长时间工作的患病率显著高于非移民工人。非流动工人(63.5%)对现有工作的满意程度或非常满意程度略高于流动工人(59.4%)(表15-2)。

表15-2 研究对象的社会人口学特征

变量	外来员工 $n/\%$	本地员工 $n/\%$	χ^2	df
性别*			4.5	1
男性	482(30.8)	1082(69.2)		
女性	404(27.3)	1074(72.7)		
年龄组** 2988			333.9	3
<25岁	163(53.4)	142(46.6)		
25～34岁	454(40.7)	661(59.3)		
35～44岁	183(19.5)	757(80.5)		
≥45岁	54(8.6)	574(91.4)		
受教育程度**			163.5	3
初中及以下学历	176(44.9)	216(55.1)		
高中	310(41.2)	442(58.8)		
大学	139(18.8)	600(81.2)		
本科及以上	264(22.5)	908(77.5)		
婚姻状况**			35.7	1
未结婚	269(38.3)	434(61.7)		
已婚	634(26.6)	1749(73.4)		
吸烟*			5.7	1
否	644(28.0)	1656(72.0)		
是	240(32.6)	496(67.4)		
酒精使用**			17.5	1
否	656(27.3)	1744(72.7)		
是	214(36.0)	380(64.0)		
自评健康状况**			75.6	4
非常差的	3(42.9)	4(57.1)		
差的	16(23.5)	52(76.5)		
一般	268(21.4)	984(78.6)		
好的	515(33.9)	1004(66.1)		

（续表）

变量	外来员工 $n/\%$	本地员工 $n/\%$	χ^2	df
非常好的	90(43.7)	116(56.3)		
每周工作时间**			155.8	1
≤44 小时	300(18.7)	1 304(81.3)		
＞44 小时	256(45.4)	308(54.6)		
工作满意度			5.5	4
非常不满意	8(33.3)	16(66.7)		
不满意	24(36.4)	42(63.6)		
一般	330(31.1)	731(68.9)		
满意	433(28.0)	1 116(72.0)		
非常满意	95(27.2)	254(72.8)		
健康单位**			17.0	1
否	386(33.5)	766(66.5)		
是	513(26.5)	1 421(73.5)		

*表示 $P<0.05$；**表示 $P<0.001$。

在心理健康方面，PHQ－9 和 WHO－5 的平均得分分别为 5.49（$SD=4.68$）和 17.71（$SD=5.28$）。然而，在两组人群中，两种工具的平均得分没有显著差异（表 15－3）。研究对象中，抑郁患病率为 12.8%，心理健康状况较差者为 14.8%。外来员工的这一比例分别为 15.3%和 14.5%，本地员工的这一比例分别为 12.0%和 15.3%。在所有年龄组中，我们发现外来员工和本地员工在抑郁方面有显著差异，但在心理健康状况不佳方面没有差异。然而，在年龄≥45 岁时，其心理健康状况呈现出两个相反的结果（表 15－4）。

表 15－3　两组员工心理测评的得分

分组	PHQ－9#	WHO－5#
外来员工	5.57±4.60	17.59±5.06
本地员工	5.53±4.74	17.69±5.36

注：#表示不具有统计学差异。

表 15－4　两组员工中抑郁和不良心理健康(PMH)的患病率

分组	抑郁 $n/\%$		心理健康不良 $n/\%$	
	是	否	是	否
全年龄组				
外来	134(15.3)	740(84.7)	129(14.5)	759(85.5)
本地	256(12.0)	1882(88.0)	335(15.3)	1859(84.7)
P	0.013*		0.602	
≥45 岁年龄组				
外来	9(18.8)	39(81.2)	14(26.9)	38(73.1)
本地	56(10.2)	491(89.8)	67(11.7)	504(88.3)
P	0.070		0.002*	

注：* 表示 $P<0.05$；** 表示 $P<0.001$。

(二) 心理健康状况的相关因素

表 15－5 为 Logistic 回归模型的结果。根据单因素模型(模型Ⅰ)，所有年龄组中，移民状态与抑郁存在关联，尤其对于≥45 岁年龄组，移民状态与不良心理健康也存在关联，OR 值分别为 1.33(95% CI：1.06～1.67)和 2.77(95% CI：1.43～5.38)。而后对外来员工的性别、年龄、教育水平、婚姻状况和健康相关行为等因素进行校正后，得到多因素回归模型(模型Ⅱ)。在所有年龄组中，每周工作超过 44 小时(OR＝1.48，95% CI：1.08～2.03)，低自评健康状况(OR＝1.89，95%CI：1.41～2.55)，低工作满意度(OR＝2.86，95%CI：2.14～3.84)，非健康单位(OR＝1.42，95%CI：1.06～1.91)与抑郁有关联。然而，在≥45 岁年龄组中，每周工作时间未纳入该模型，与不良心理健康之间存在关联的因素为低工作满意度(OR＝2.92，95%CI：1.65～5.16)和非健康单位(OR＝1.80，95%CI：1.01～3.21)。

表 15－5　心理健康结局的相关因素

模型	因素	抑郁的 OR 值	心理健康不良的 OR 值
模型Ⅰ		所有年龄组	年龄≥45 岁
	户口状态		
	本市	对照	对照
	外省市	1.33* (1.06～1.67)	2.77* (1.43～5.38)

（续表）

模型	因素	抑郁的 *OR* 值	心理健康不良的 *OR* 值
模型Ⅱ		所有年龄组[a]	年龄≥45 岁[b]
	每周工作时间		▼
	≤44 小时	对照	—
	>44 小时	1.48*(1.08～2.03)	—
	自评健康状况		
	高	对照	对照
	低	1.89*(1.41～2.55)	1.50(0.84～2.67)
	工作满意度		
	高	对照	对照
	低	2.86*(2.14～3.84)	2.92*(1.65～5.16)
	健康单位		
	是	对照	对照
	否	1.42*(1.06～1.91)	1.80*(1.01～3.21)

注：模型Ⅰ，只包括户口状况的单因素 Logistic 模型。模型Ⅱ，多元 Logistic 模型，包括经卡方检验验证后有显著性意义的因素。[a] 校正性别、年龄、受教育程度、婚姻状况和健康相关行为。[b] 校正性别、受教育程度、婚姻状况和健康相关行为。 * $P<0.05$ 具有统计学意义。▼ 模型中不包含该因素。

三、分析与讨论

外来务工人员的迁移过程对流动人口心理健康的影响是复杂的，而且因文化而异。目前，探究中国外来务工人员迁移状态与其心理健康状况之间关系的现有数据是比较有限的。本研究调查了外来员工从农村向城市迁移的心理健康结局，并将这些结果与上海的本地员工进行比较，得出了几个重要的结果。

分析显示，与上海本地员工相比，外来员工的抑郁率稍高，该差异较小，但仍显著；然而，这种差异在 4 个不同的年龄组中均不存在统计学意义上的差异。当我们比较不同年龄组时发现，年龄>45 岁年龄组的心理健康不良时，情况恰好相反，外来员工的患病率又高于本地员工。而外来员工抑郁率高于本地员工的发现与北京、成都和深圳的研究结果一致。相比之下，广州和杭州开展的研究发现，外来员工的抑郁水平要低于本地员工。而另一项针对杭州和广州流动人口生活压力和工作压力的研究表明,流动人口的心理健康问题更为普遍。然而,正如我们在本研究中得出的结果,尚无研究表明≥45岁年龄组的外来员工心理健康不良状况的水平更高。分析产生差异的原因可能与方法的选取有关。两项研究使用了SF-36量表。该量表被认为是监测人群心理健康的有用工具,主要因为它监测的是临床实践和治疗效果。一项研究使用了CES-D量表,该量表具有很强的心理测量特性,可用于评估抑郁症的症状和辅助抑郁的诊断;而这些特征与其修订版类似,往往在青少年中使用时具有良好的信度和结构效度。一些研究使用了SCL-90量表,这是一种心理症状或痛苦的筛查工具,但不是心理幸福感量表,因为幸福感并不等同于没有相关的症状或困扰。在我们的研究中,应用了WHO-5量表测量心理健康不良,与PHQ-9或SF-36相比,它的问题主要针对积极的方面,而后两者提出的是有关负面影响的问题。一般而言,这些工具的不同心理测量属性可能导致研究结果之间存在差异。而不同城市的经济发展和工资水平也能影响流动人口的心理健康状况。截至2017年,上海在中国所有城市(包括成都和深圳)中平均工资排第2高,仅落后于北京。此外,与之前的研究相比,我们调查了更多的外来员工,并从更广泛的行业、不同的工作单位招募研究对象。这些外来员工可能来自不同地域的农村,有不同的家庭结构,或者他们的文化观念和习俗不同,因此导致各研究间的差异。

在本研究中,我们没有观察到可能存在的健康移民效应或鲑鱼偏倚假说。然而,我们发现年龄较大的外来员工的心理健康状况很差。我们推测,抑郁在两组人群之间微小,但仍显著的差异是来源于我们的大样本,这表明移民过程和较高的抑郁患病率之间存在一定关联。此外,最大年龄组外来员工中的差异可能是由于在中国新出现的老龄化问题下,他们对所处城市未来养老金的担忧。以往的研究表明,外出务工者中普遍存在社会保障不公、卫生服务不公和医疗报销不公的现象。该群体对未来养老金的担忧与其幸福感水平显著相关。一项针对中国西部农村-城市务工者的研究表明,老年农民工的心理孤独感和群体归属感存在显著差异,那些年龄较大的外来员工,特别是45岁以上者,更容易产生孤独感。2009年,CHIP调查(中国家庭收入项目)的一项附属研究发现,与年轻的农民工相比,年龄较大的务工者更有可能缺乏特定的技能、人际网络、体力和其他有利的能力,换句话说,其生活的中后期阶段会面临更大的失业和社会保障问题，从而导致心理健康水平显著降低。然而，这种不良的心理健康状态并不一定会恶化为抑郁，因为心理健康是由多种因素决定的，而且可能包含 6 个方面的积极功能。这意味着心理健康状况不佳的人不一定会罹患抑郁。

在 Logistic 回归模型中，长工时与抑郁风险增加有关联，这一发现与的其他研究结果一致。而长工时与低工作满意度的关联最强，与之前北京的一项研究结果相一致。这种关系表明，外来员工对工作的满意程度可能会影响其对所处城市的适应能力，并最终导致抑郁。研究还表明，非健康单位也与两种结局的高风险显著相关，尽管很少有研究关注健康单位建设对外来员工心理健康的影响。由"健康工作场所"概念演变而来的健康单位建设，近年来逐步由上海市政府所推广及倡导。相关的管理者曾评论说，强调支持性和可持续性工作环境的健康单位可以帮助员工在生理和心理两方面控制和管理自己的健康。此外，较低水平的自评健康状况也是外来员工抑郁的危险因素，这一发现与杭州和北京的研究结果一致；然而，后者认为自评健康状况是社会经济地位对抑郁产生影响的中介因素。一项纵向研究还表明，自评健康状况能够提供一种简单有效的方法，以预测和识别相关患者的长期抑郁变化。虽然该研究是针对患者而非外来员工，但其结论仍可能为我们的研究结果提供支持性证据。

本研究具有一定的局限性。首先，我们提到过社会经济地位、社会支持、社会污名化或歧视、城市适应能力和移民状态的持续时间等因素与流动人口的心理健康相关。但是，我们没有在调查问卷中收集到有关这些因素的完整信息，这可能会削弱研究结果的可靠性和准确性。其次，横断面研究无法建立自变量和结局间的时序关系。因此，我们不能确定移民过程与心理健康结局的因果关系。之前的一项研究表明，在移民的早期阶段，中国的内部移民更容易受到心理问题的困扰。而纵向研究能够更好地探究移民过程中的城市适应对流动人口心理健康的影响。第三，本研究使用自填式问卷，但某些问题需要研究对象追溯到前一个月或几周的相关信息，这可能会导致回忆偏倚。此外，可能会造成有效性的缺乏，尤其是在工作单位中涉及敏感话题（如抑郁症）时，参与者的回答可能更倾向于社会规范而非实际情况，因此表现出一种被称为"社会期望"的现象；即使在匿名和保密的前提下，患有抑郁的个体也可能不愿意承认自己的心理健康问题。最后，该研究是在上海开展的，所调查的外来员工可能比其他城市的移民更满意他们的工作条件、生活环境和薪资水平。因此，本研究的发现可能无法推广到中国其他的沿海或西部城市。

尽管存在这些局限性，但本研究有助于我们更好地了解中国外出务工人员的心理健康状况。相应的结果表明，就抑郁来说，所调查的外来员工比上海本地员工的患病率要高。此外，45 岁以上的外来员工更易产生心理健康问题。低工作满意度、非健康单位、自评健康状况差和长工时等因素与外来员工的抑郁有关联，而对 45 岁以上的移民劳工来说，前两个因素则与不良心理健康存在关联。由于不健康的工作场所和对退休养老问题的担忧可能会加剧外来员工的心理健康问题，所以我们认为，相关政策的制定者、企业管理层和卫生专业人员需要重点关注健康单位的建设，并完善移民劳工的社会保障制度，包括养老金和退休福利等。今后的研究应侧重于获取具有全国代表性的样本，并尽可能地纳入更多的因素。

通过对相对广泛的职业范围内的工作人群进行抽样，我们能够对比外来员工与本地员工的心理健康状况。研究结果表明，外来员工的抑郁患病率略高于本地员工，45 岁以上的外来员工更易产生心理健康问题。此外，低工作满意度和非健康单位是抑郁和不良心理健康的危险因素。虽然本研究并未纳入所有的相关因素，但仍能给出一定的建议：需要推广健康单位的建设和实施，并完善和健全的流动人口的养老保障制度，以更好地提升外来员工的心理健康状况。

第三节　外来务工人员心理健康促进的政策建议

近 30 年来，我国流动人口作为一类具有自身特点的弱势人群，在其数量逐年攀升的同时，也给整个社会的公共卫生服务和基础保障体系带来了巨大的压力和挑战。学术界和卫生部门已经越来越多的研究并关注该人群的短期和长期健康状况与生存现状，在此背景下对外出务工人员的心理健康状况开展调查研究是具有重要意义的。而既往研究表明，同城市人口相比，流动人口的心理健康状况可能更好，也可能更坏，但抛开学术研究本身的结果而言，提升他们的心理健康水平和个人福祉才是社会各界想要达到的共同目标。根据我们在上海范围内对所调研单位的分析结果显示，开展健康单位的建设、提升员工的工作满意度，并积极完善外来员工的养老保障体系，能够帮助外来员工提升心理健康水平，预防抑郁的发生及心理健康的恶化。

全世界范围内，工作场所健康促进、弱势人群健康促进和员工全面健康的概念已经得到越来越多的关注和认可。员工全面健康是健康单位建设的最终目标，各单位或企业应在最高领导层、各级管理者、企业员工的积极参与和协作下，从职业环境和社会环境等方面改善员工的整体福祉，使外来员工的生理和心理健康状况能够得到提升与改善。此外，对积极心理学——心理福祉或者心理幸福感而言，国内尚未深入学习和探讨与之相关的概念及应用，以心理福祉为中心的研究和实践在国内仍处于起步阶段。随着全面提升全人群的心理健康和福祉在全球范围内的倡导与推进，它将会带来不可小觑的社会正向反馈和健康福利。因此，未来可从积极心理学的角度来开展员工全面健康和工作场所健康促进的相关项目，为其在国内的实践、推广和应用提供更多的实证性依据。

（戴俊明）

参考文献

[1] 胡星辰，张迎黎，梁炜，等. 病人健康问卷抑郁量表（PHQ-9）在青少年中应用的信效度检验[J]. 四川精神卫生，2014，27(04)：357-360.

[2] 许璇. 新时期上海的外来人口与城市发展[J]. 上海党史与党建，2016，(09)：17-19.

[3] AMBRESIN G, CHONDROS P, DOWRICK C, et al. Self-rated health and long-term prognosis of depression [J]. Ann Fam Med, 2014, 12(1): 57-65.

[4] BRADLEY K L, BAGNELL A L, BRANNEN C L. Factorial validity of the Center for Epidemiological Studies Depression 10 in adolescents [J]. Issues Ment Health Nurs, 2010, 31(6): 408-412.

[5] CHEN J. Internal migration and health: re-examining the healthy migrant phenomenon in China [J]. Soc Sci Med, 2011, 72(8): 1294-1301.

[6] CUI X, ROCKETT I R, YANG T, et al. Work stress, life stress, and smoking among rural-urban migrant workers in China [J]. BMC Public Health, 2012, 12(1): 979-979.

[7] EDMONDSON O J, MACLEOD A K. Psychological well-Being and anticipated

positive personal events: their relationship to depression [J]. Clin Psychol Psychother, 2015,22(5): 418 - 425.

[8] GUAN M. Should the poor have no medicines to cure? A study on the association between social class and social security among the rural migrant workers in urban China [J]. Int J Equity Health, 2017,16(1): 193.

[9] HU Y K, CHEN G Y, TANG Z F, et al. To strengthen the development of healthy organizations, to establish green chemical brands [J]. Health Education Health Promotion, 2011,6(01):70 - 72+78.

[10] LAM K K, JOHNSTON J M. Depression and health-seeking behaviour among migrant workers in Shenzhen [J]. Int J Soc Psychiatry, 2015, 61 (4): 350 - 357.

[11] LELLIOTT P, TULLOCH S, BOARDMAN J, et al. Mental Health and Work [EB/OL]. [2021 - 09 - 30]. https://www.gov.uk/government/uploads/system/uploads/attachment_data/file/212266/hwwb-mental-health-and-work.pdf.

[12] LI J, CHANG S S, YIP P S, et al. Mental wellbeing amongst younger and older migrant workers in comparison to their urban counterparts in Guangzhou city, China: a cross-sectional study [J]. BMC Public Health, 2014,14: 1280.

[13] LI L, WANG H M, YE X J, et al. The mental health status of Chinese rural-urban migrant workers: comparison with permanent urban and rural dwellers [J]. Soc Psychiatry Psychiatr Epidemiol, 2007,42(9): 716 - 722.

[14] LI X, STANTON B, FANG X, et al. Mental health symptoms among rural-to-urban migrants in China: a comparison with their urban and rural counterparts [J]. World Health Population, 2009,11(4): 15 - 29.

[15] MCDOWELL I. Measures of self-perceived well-being [J]. J Psychosom Res, 2010,69(1): 69 - 79.

[16] MIN W U, DUAN C, ZHU X. Effect of social support on psychological well-being in elder rural-urban migrants [J]. Population J, 2016,38(04):93 - 102.

[17] PARK A, WANG D. Migration and Urban Poverty and Inequality in China [J]. Soc Sci Electro Publish,2010,3(1):19.

[18] PARSONAGE M, SAINI G. Mental Health at Work: Developing the business case [EB/OL]. (2007 - 12 - 01)[2021 - 09 - 30]. https://www.centreformentalhealth.org.uk/sites/default/files/2018-09/CentreforMentalHealth_Mental_health_problems_in_the_workplace.pdf.

[19] QIU P, CAINE E, YANG Y, et al. Depression and associated factors in internal migrant workers in China [J]. J Affect Disord, 2011,134(1 - 3): 198 - 207.

[20] SHEN Q, LU Y W, HU C Y, et al. A preliminary study of the mental health of young migrant workers in Shenzhen [J]. Psychiatry Clin Neurosci, 1998,52

(6):370 - 373.

[21] SJÖSTRÖM O, HOLST D. Validity of a questionnaire survey: response patterns in different subgroups and the effect of social desirability [J]. Acta Odontologica Scandinavica, 2009,60(3): 136 - 140.

[22] STANSFELD S, CANDY B. Psychosocial work environment and mental health — a meta-analytic review [J]. Scand J Work Environ Health, 2006,32(6): 443 - 462.

[23] WANG Z, BIAN Q. Reliability and validity of the World Health Organization Five-item Well-being Index for detecting depressive disorders in senior middle school students [J]. Chin Ment Health J, 2011,25: 279 - 283.

[24] WHO. Healthy workplaces: a model for action: for employers, workers, policy-makers and practitioners [EB/OL]. [2021 - 09 - 30]. https://www.who.int/occupational_health/publications/Healthy Workplaces_Template.pub (who.int)

[25] ZHONG B L, LIU T B, CHIU H, et al. Prevalence of psychological symptoms in contemporary Chinese rural-to-urban migrant workers: an exploratory meta-analysis of observational studies using the SCL - 90 - R [J]. Soc Psychiatry Psychiatr Epidemiol, 2013,48(10): 1569 - 1581.

图书在版编目(CIP)数据

中国超大城市流动人口心理健康研究/傅华,(英)尼克・曼宁(Nick Manning)主编. —上海:复旦大学出版社, 2023. 8
(复旦大学公共卫生与预防医学一流学科建设;健康中国研究院系列)
ISBN 978-7-309-16092-5

Ⅰ.①中… Ⅱ.①傅… ②尼… Ⅲ.①特大城市-城市人口-流动人口-心理健康-研究-中国
Ⅳ.①C924.24

中国版本图书馆 CIP 数据核字(2022)第 001808 号

中国超大城市流动人口心理健康研究
傅　华　[英]尼克・曼宁(Nick Manning)　主编
责任编辑/王　瀛

复旦大学出版社有限公司出版发行
上海市国权路 579 号　邮编: 200433
网址: fupnet@fudanpress.com　http://www.fudanpress.com
门市零售: 86-21-65102580　团体订购: 86-21-65104505
出版部电话: 86-21-65642845
上海四维数字图文有限公司

开本 787×1092　1/16　印张 22　字数 338 千
2023 年 8 月第 1 版
2023 年 8 月第 1 版第 1 次印刷

ISBN 978-7-309-16092-5/C・423
定价: 78.00 元